JN492807

Handbook of Standard Acupoints

표준경혈 핸드북

경락경혈학 교재편찬위원회

표준경혈핸드북

Copyright© 2022 Hansol medical book Co., Ltd

All right reserved. This book is protected by copyright.
No part of this book may be reproduced in any form or any means, including photocopying, or utilized by any information storage and retrieval system without written permission from the copyright owner.
본서의 내용 일부 혹은 전부를 무단으로 복제하는 것은 법으로 금지되어 있습니다.

표준경혈 핸드북(**Handbook of Standard Acupoints**)

인 쇄	2018년 3월 4일 제1판 1쇄 인쇄
	2022년 3월 10일 제1판 3쇄 인쇄
발 행	2018년 3월 6일 제1판 1쇄 발행
저 자	경락경혈학 교재편찬위원회
발행처	한솔의학(Hansol medical book Co Ltd)
주 소	서울시 마포구 성미산로 116 1층
전 화	02-3144-6788
정 가	30,000원

ISBN 978-89-94679-90-7

* 낙장이나 파본된 책은 교환하여 드립니다.

Handbook of Standard Acupoints

표준경혈 핸드북

경락경혈학 교재편찬위원회

가천대학교/ 김송이

경희대학교/ 박히준·이인선·이향숙·이혜정·임사비나·채윤병

대구한의대학교/ 이봉효

대전대학교/ 박지연

동국대학교/ 김승남

동신대학교/ 나창수·윤대환

동의대학교/ 송춘호

부산대학교 한의학전문대학원/ 구성태·김승태

상지대학교/ 박상균·여수정

세명대학교/ 김이화

우석대학교/ 이상룡

원광대학교/ 권오상·김재효

서문

경락과 경혈은 장기간의 의료 실천 과정을 통하여 터득된 경험 과학적 이론이다. 경락과 경혈을 물질적 실체라기보다는 관계적 실제로 파악한 경우도 없지 않지만, 여전히 경락과 경혈은 임상에 있어 구체적인 생명 현상 시스템으로 작동된다. 그러나 특정 경혈에 대한 혈위 논란과 임상적 특징에 대한 다양한 학설 등으로 인해 표준화에 대한 열망이 계속 제기되어 왔다.

이러한 학문적 배경에서 전국한의과대학 및 한의학전문대학원 교수들의 참여로 대학경락경혈학 공통 교재가 발간되어 학생들의 교재로 사용되어 왔으나, 학습자들의 편의를 위한 간략한 표준 경혈 핸드북에 대한 요구가 있어 본 교재를 출판하게 되었다.

이 교재는 대학경락경혈학 총론, 각론 및 실습 교재와 더불어 임상 실천에 있어 정경혈 361개와 WHO 코드가 있는 기혈 48개의 취혈 및 자침의 기준과 방법을 효율적으로 학습할 수 있도록 편집되었으며 임상 지침서로도 간편하게 활용할 수 있도록 하였다.

이 교재가 발간되기까지 수고하여 주신 전국한의과대학과 한의학전문대학원 경락경혈학 담당 교수들과 한솔출판사 관계자 여러분들께 감사의 뜻을 전한다.

전국한의과대학 · 한의학전문대학원 경락경혈학 교재편찬위원회

CONTENTS

목차

골도분촌(骨度分寸)

Bone proportional cun

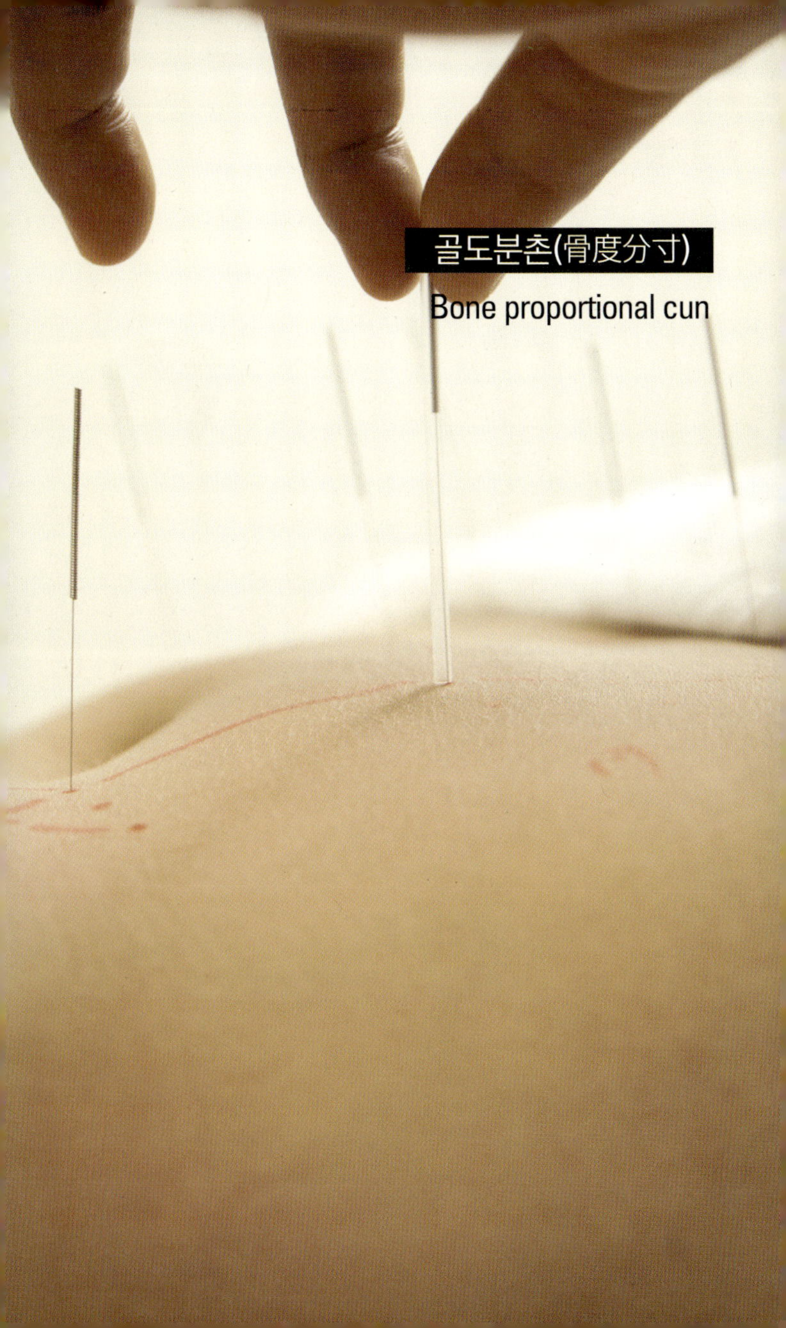

전신

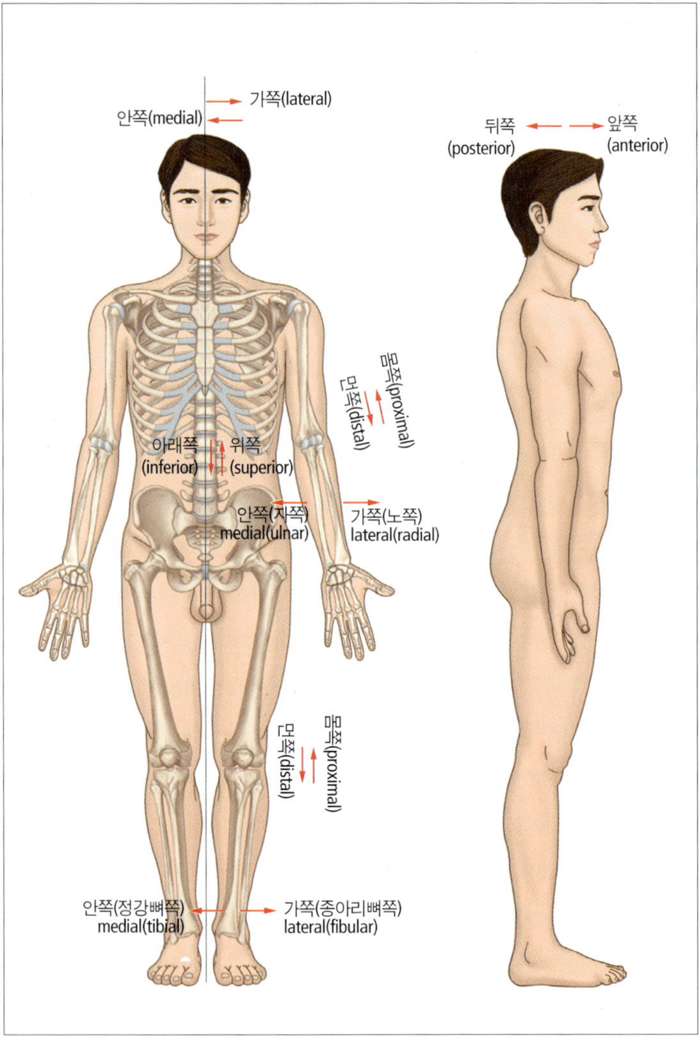
가쪽(lateral)
안쪽(medial)
뒤쪽
(posterior)
앞쪽
(anterior)
몸쪽(proximal)
먼쪽(distal)
아래쪽
(inferior)
위쪽
(superior)
안쪽(자쪽)
medial(ulnar)
가쪽(노쪽)
lateral(radial)
몸쪽(proximal)
먼쪽(distal)
안쪽(정강뼈쪽)
medial(tibial)
가쪽(종아리뼈쪽)
lateral(fibular)

머리

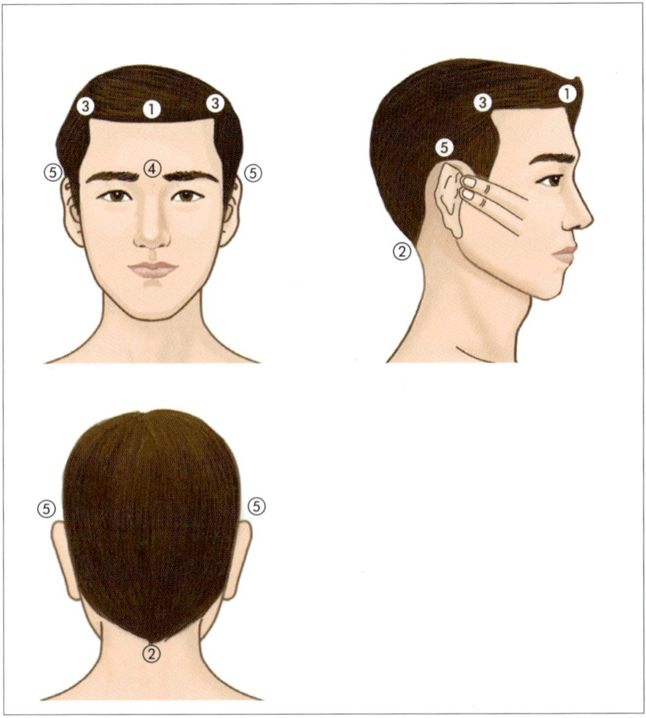

① 앞이마 머리카락 경계선 중점	앞이마 머리카락 경계선 중점
② 뒷목 머리카락 경계선 중점	뒷목 머리카락 경계선 중점
③ 이마 모서리	이마에서 앞이마 머리카락 경계선 가쪽 모서리
④ 미간	양 눈썹 사이 중점
⑤ 귓바퀴 꼭대기	귀를 앞으로 접었을 때 귓바퀴의 가장 높은 점

팔

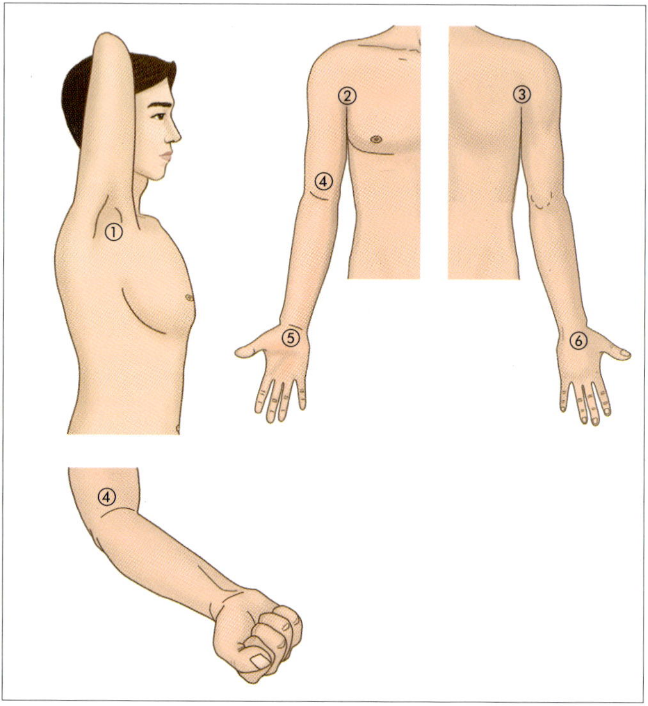

① 겨드랑 중앙	겨드랑 중앙
② 앞겨드랑주름	겨드랑주름의 앞쪽 끝
③ 뒤겨드랑주름	겨드랑주름의 뒤쪽 끝
④ 팔오금주름	팔꿈치를 90도 굽혔을 때 생기는 선
⑤ 손바닥쪽 손목주름	손목을 굽혔을 때 자뼈와 노뼈 붓돌기의 먼쪽 끝을 연결한 선
⑥ 손등쪽 손목주름	손목을 폈을 때 자뼈와 노뼈 붓돌기의 먼쪽 끝을 연결한 선

손

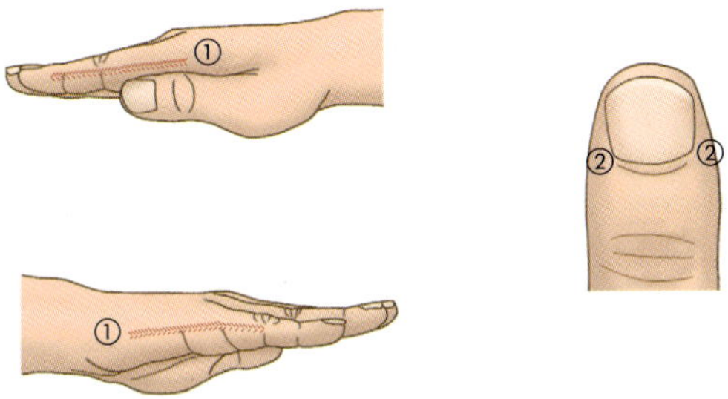

① 적백육제	손(발)바닥과 손(발)등 피부의 경계선. 피부의 감촉과 색이 차이나는 곳
② 손톱 뿌리각	손톱의 안쪽 또는 가쪽 경계선과 손톱 뿌리가 만나 이루는 각

다리

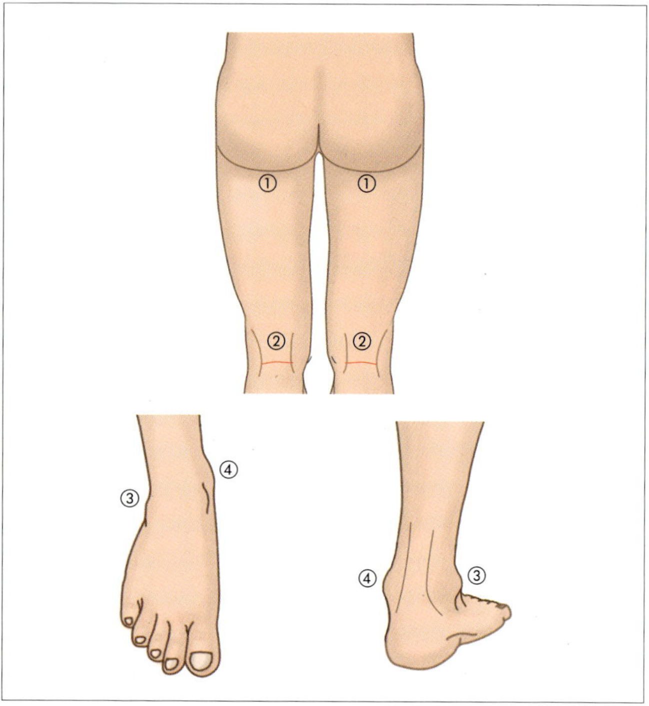

① 엉덩이주름	하지 뒤쪽의 엉덩이와 넓적다리 사이의 주름
② 다리 오금주름	다리오금에 있는 주름
③ 가쪽복사 융기	가쪽복사에서 가장 튀어나온 점
④ 안쪽복사 융기	안쪽복사에서 가장 튀어나온 점

기준경혈

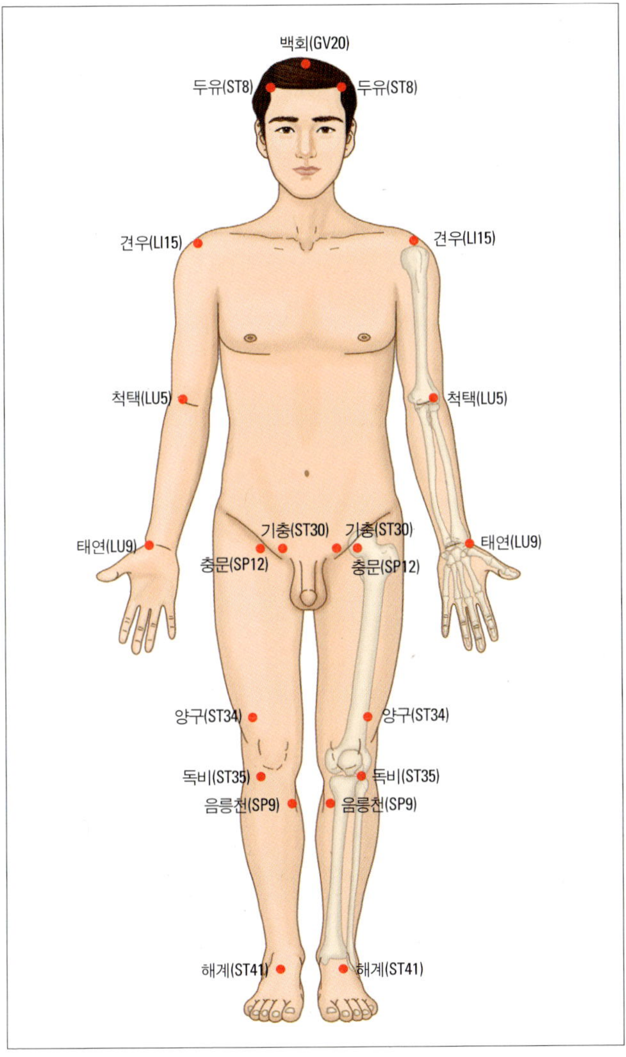
백회(GV20)
두유(ST8)
두유(ST8)
견우(LI15)
견우(LI15)
척택(LU5)
척택(LU5)
기충(ST30)
기충(ST30)
태연(LU9)
태연(LU9)
충문(SP12)
충문(SP12)
양구(ST34)
양구(ST34)
독비(ST35)
독비(ST35)
음릉천(SP9)
음릉천(SP9)
해계(ST41)
해계(ST41)

기준경혈

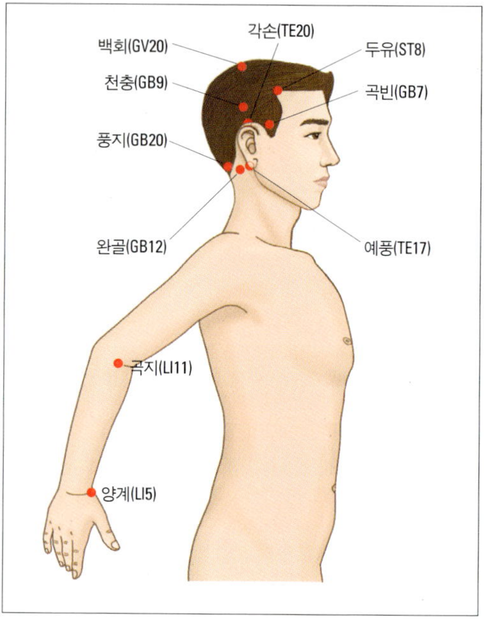
백회(GV20)
각손(TE20)
두유(ST8)
천충(GB9)
곡빈(GB7)
풍지(GB20)
완골(GB12)
예풍(TE17)
곡지(LI11)
양계(LI5)

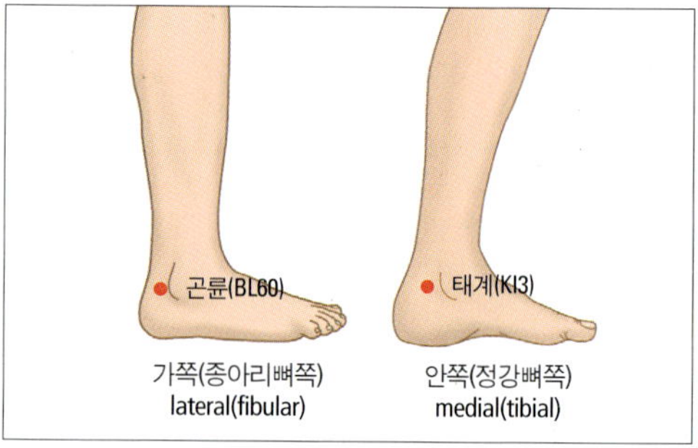
곤륜(BL60)
태계(KI3)
가쪽(종아리뼈쪽)
lateral(fibular)
안쪽(정강뼈쪽)
medial(tibial)

해부학적 지표

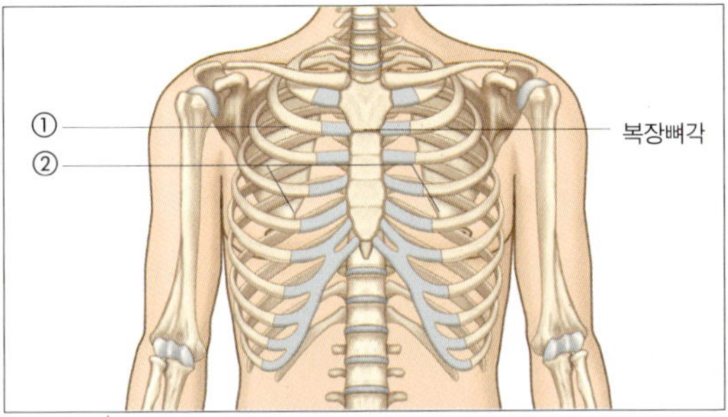

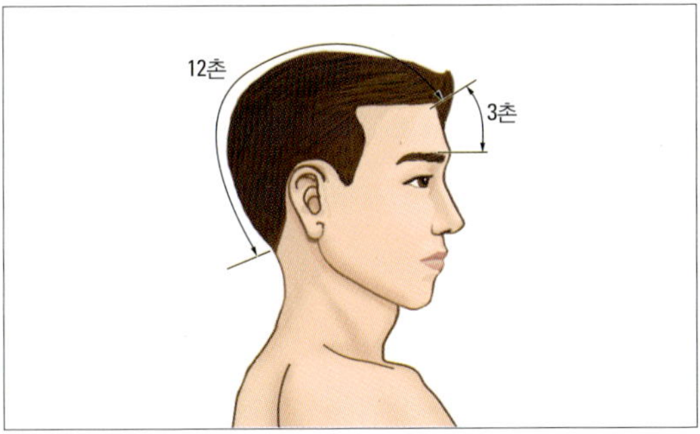

① 둘째 갈비뼈	복장뼈각과 같은 높이로 빗장뼈 아래에서 만져진다.
② 넷째 갈비사이공간	남성의 젖꼭지와 같은 높이

해부학적 지표

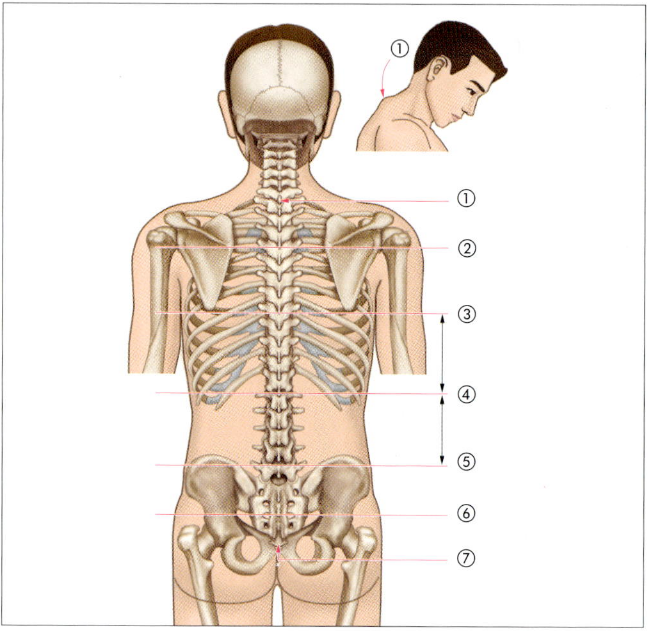

① 일곱째 목뼈 가시돌기	목 부위 뒤정중선에서 가장 높이 튀어나온 가시돌기로 머리가 움직일 때 함께 움직임.
② 셋째 등뼈 가시돌기	차렷 자세에서, 뒤정중선과 양쪽 어깨뼈 안쪽 모서리의 안쪽 끝을 연결하는 선이 만나는 지점
③ 일곱째 등뼈 가시돌기	차렷 자세에서, 뒤정중선과 양쪽 어깨뼈 아래각을 연결하는 선이 만나는 지점
④ 열두째 등뼈 가시돌기	차렷 자세에서, 뒤정중선에서 어깨뼈 아래각과 엉덩뼈능선의 가장 높은 점을 연결하는 선의 중점과 같은 높이
⑤ 넷째 허리뼈 가시돌기	뒤정중선과 양쪽 엉덩뼈능선의 가장 높은 점을 연결하는 선이 만나는 지점
⑥ 둘째 엉치뼈 가시돌기	뒤정중선과 양쪽 위뒤엉덩뼈가시의 아래쪽 모서리를 연결하는 선이 만나는 지점
⑦ 엉치뼈틈새	뒤정중선에서 고리뼈 위의 양쪽 엉치뼈뿔을 연결하는 선과 같은 높이

해부학적 지표

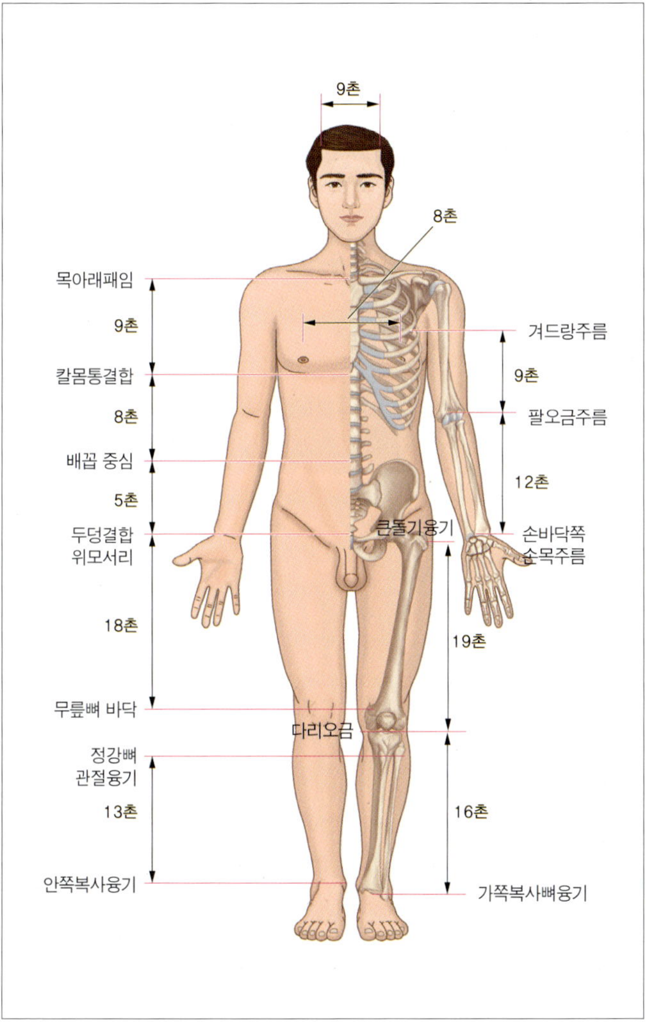
9촌
8촌
목아래패임
9촌
칼몸통결합
8촌
배꼽 중심
5촌
두덩결합
위모서리
18촌
무릎뼈 바닥
정강뼈
관절융기
13촌
안쪽복사융기
겨드랑주름
9촌
팔오금주름
12촌
손바닥쪽
손목주름
큰돌기융기
19촌
다리오금
16촌
가쪽복사뼈융기

해부학적 지표

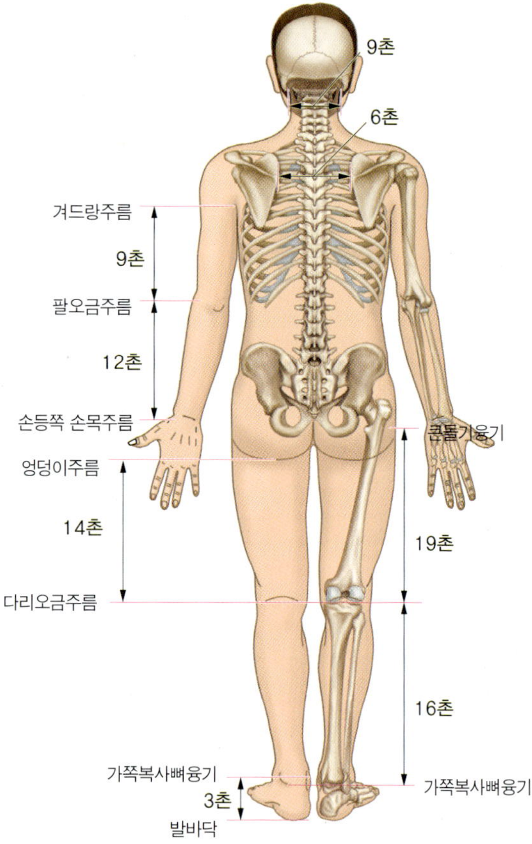
9촌
6촌
겨드랑주름
9촌
팔오금주름
12촌
손등쪽 손목주름
큰돌기융기
엉덩이주름
14촌
19촌
다리오금주름
16촌
가쪽복사뼈융기
3촌
발바닥
가쪽복사뼈융기

지촌법

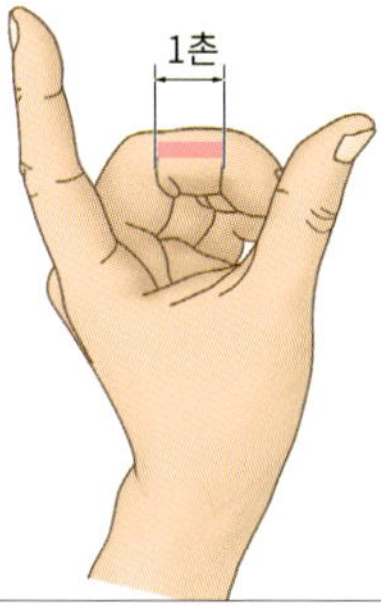

중지촌

엄지와 가운뎃손가락을 구부려 원모양을 만들 때 가운뎃손가락 손가락관절 노쪽 두 개의 주름 끝 사이의 길이를 1촌으로 한다.

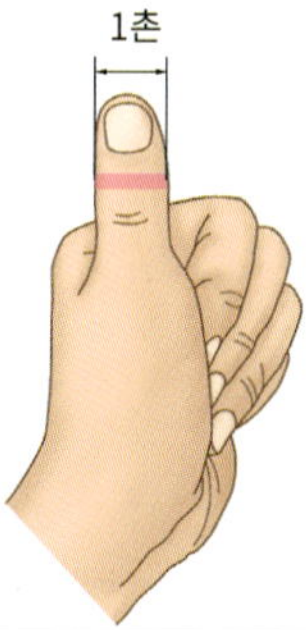

엄지를 이용한 지촌법

엄지손가락 관절의 폭을 1지촌으로 한다.

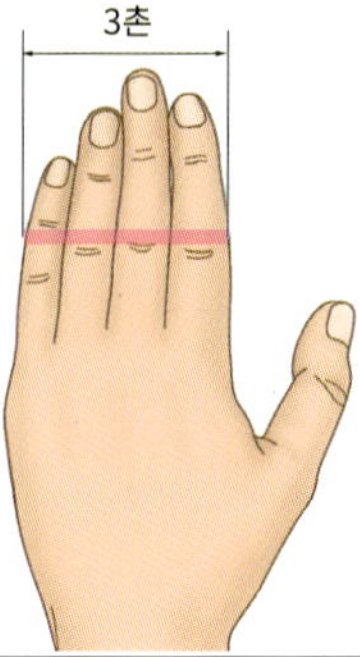

손가락 폭을 이용한 지촌법

집게손가락, 가운데손가락, 약손가락, 새끼손가락을 붙인채 폈을 때, 가운데손가락 손등의 몸쪽 손가락관절 주름에서 수평으로 네 개의 손가락폭을 3지촌으로 한다.

수태음폐경(手太陰肺經)

Lung Meridian (LU)

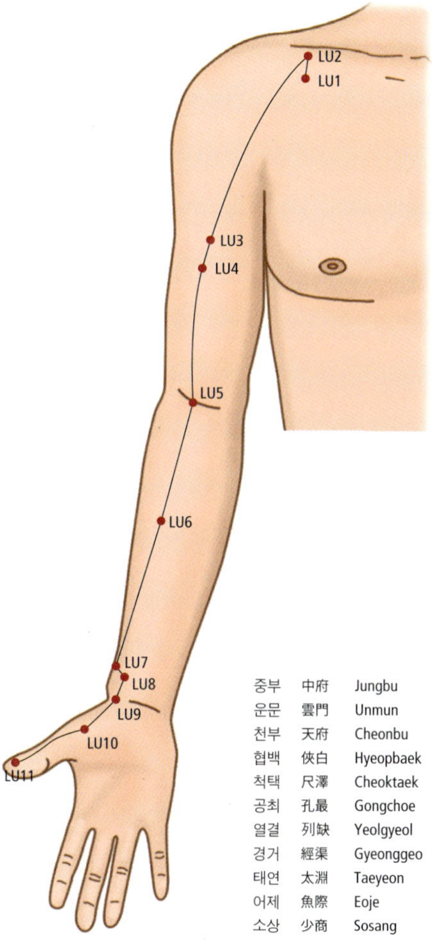

중부	中府	Jungbu	LU1
운문	雲門	Unmun	LU2
천부	天府	Cheonbu	LU3
협백	俠白	Hyeopbaek	LU4
척택	尺澤	Cheoktaek	LU5
공최	孔最	Gongchoe	LU6
열결	列缺	Yeolgyeol	LU7
경거	經渠	Gyeonggeo	LU8
태연	太淵	Taeyeon	LU9
어제	魚際	Eoje	LU10
소상	少商	Sosang	LU11

中府(LU1, 중부, Jungbu)

부위: 앞가슴부위, 첫째 갈비사이공간(intercostal space)과 같은 높이, 빗장아래오목(infraclavicular fossa)의 가쪽, 앞정중선에서 가쪽으로 6촌

취혈: 운문(雲門, LU2)을 먼저 정하고, 운문에서 아래 1촌에서 취혈. 고방(庫房, ST14), 욱중(彧中, KI26), 화개(華蓋, CV20), 중부(中府, LU1)는 첫째 갈비사이공간을 따라 나란히 위치

침법: 직자: 0.3~0.5촌, 사자: 0.5~1촌

☑ 폐를 피하기 위해 가슴우리(thoracic cage)의 위가쪽을 향해 자입(얕게 자입)

특성: 모혈(募穴), 기시혈(起始穴), 수태음폐경·족태음비경의 교회혈(交會穴)

雲門(LU2, 운문, Unmun)

부위: 앞가슴부위, 빗장아래오목의 오목한 곳. 어깨뼈 부리돌기(coracoid process) 안쪽, 앞정중선에서 가쪽으로 6촌

취혈: 저항을 준 상태에서 팔을 약간 굽히고 벌릴 때 나타나는 어깨세모-가슴근삼각(deltopectoral triangle) 중심에서 취혈. 기호(氣戶, ST13), 수부(兪府, KI27), 선기(琁璣, CV21), 운문(雲門, LU2)은 빗장뼈 아래선을 따라 가로선 위에 위치

침법: 직자: 0.3~0.5촌, 사자: 0.5~1촌

☑ 빗장아래동·정맥(infraclavicular artery & vein)이 지나는 부위이므로 깊게 자침 시 출혈에 주의

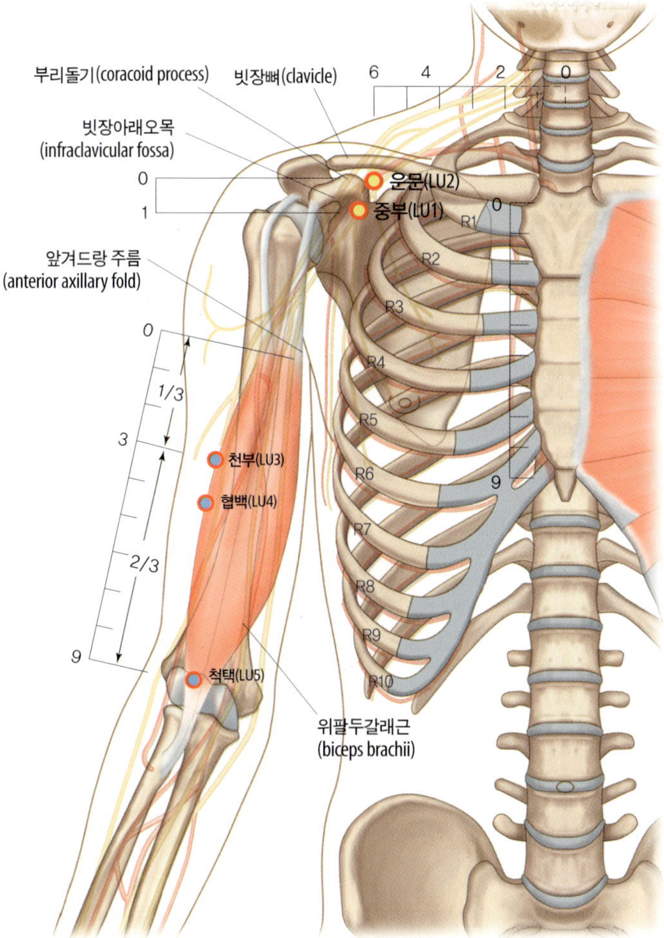

부리돌기(coracoid process)
빗장뼈(clavicle)
6
4
2
0
빗장아래오목
(infraclavicular fossa)
0
1
운문(LU2)
중부(LU1)
R1
0
앞겨드랑 주름
(anterior axillary fold)
R2
R3
0
R4
1/3
R5
3
천부(LU3)
R6
9
협백(LU4)
R7
2/3
R8
R9
9
척택(LU5)
R10
위팔두갈래근
(biceps brachii)

天府(LU3, 천부, Cheonbu)

부위: 위팔 앞가쪽면, 위팔두갈래근(biceps brachii muscle)의 가쪽 모서리 바로 가쪽. 앞겨드랑주름(anterior axillary fold)에서 아래로 3촌

취혈: 앞겨드랑주름과 척택(尺澤, LU5)을 연결하는 선에서 몸쪽으로부터 1/3과 먼쪽으로부터 2/3가 되는 지점

침법: 직자: 0.3~0.5촌, 사자: 1~1.5촌

俠白(LU4, 협백, Hyeopbaek)

부위: 위팔 앞가쪽면, 위팔두갈래근의 가쪽 모서리 바로 가쪽. 앞겨드랑주름에서 아래로 4촌

취혈: 앞겨드랑주름과 척택(尺澤, LU5)을 연결하는 선에서 몸쪽으로부터 1/3과 먼쪽으로부터 2/3가 되는 곳에서부터 먼쪽으로 1촌되는 지점

침법: 직자: 0.3~0.5촌, 사자: 1~1.5촌

尺澤(LU5, 척택, Cheoktaek)

부위: 팔꿈치 앞쪽면, 팔오금주름(cubital crease), 위팔두갈래근힘줄의 가쪽 오목한 곳

취혈: 팔꿈치를 굽힌 상태에서, 팔오금주름 위의 곡지(曲池, LI11)와 곡택(曲澤, PC3) 사이.

침법: 직자: 0.3~0.5촌, 사자: 0.5~1촌

☑ 팔굽관절을 지나는 신경과 혈관이 손상될 수 있으므로 주의

특성: 합수혈(合水穴), 자경사혈(自經瀉穴), 사만혈(四彎穴)

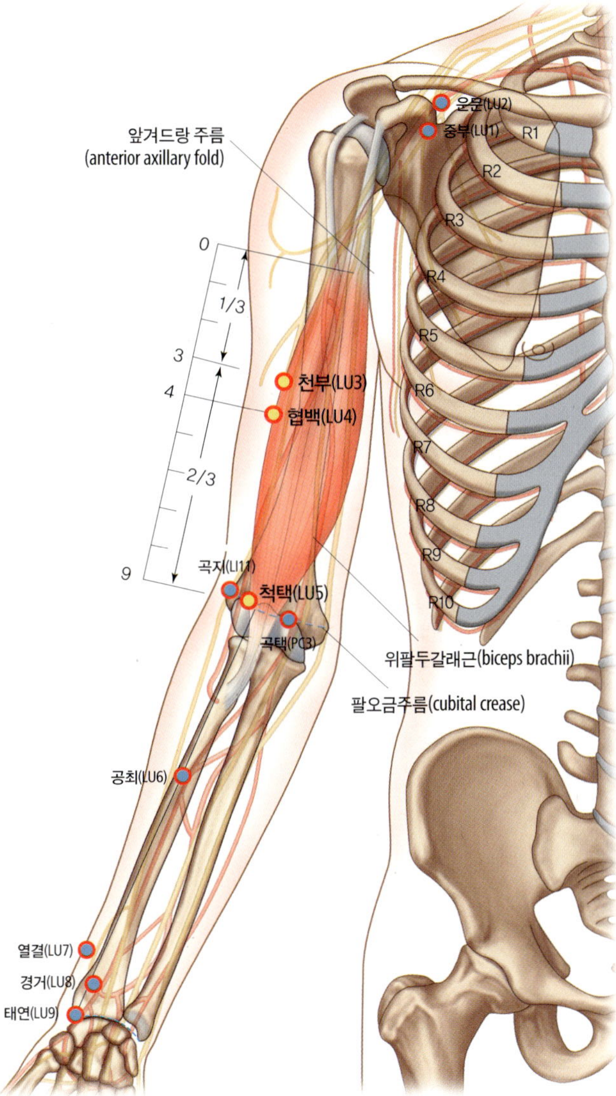
운문(LU2)
중부(LU1)
R1
R2
R3
R4
R5
R6
R7
R8
R9
R10
앞겨드랑 주름
(anterior axillary fold)
0
1/3
3
4
2/3
9
천부(LU3)
협백(LU4)
곡지(LI11)
척택(LU5)
곡택(PC3)
위팔두갈래근(biceps brachii)
팔오금주름(cubital crease)
공최(LU6)
열결(LU7)
경거(LU8)
태연(LU9)

孔最(LU6, 공최, Gongchoe)

부위: 아래팔 앞가쪽면, 척택(尺澤, LU5)과 태연(太淵, LU9)을 연결하는 선 위, 손바닥쪽 손목주름(palmar wrist crease)에서 위로 7촌

취혈: 척택(尺澤, LU5) 아래 5촌에 위치 하는데, 척택(尺澤, LU5)과 태연(太淵, LU9)을 연결한 선의 중점에서 몸쪽으로 1촌

침법: 직자: 0.3~0.5촌, 사자: 1~1.5촌

특성: 극혈(郄穴)

列缺(LU7, 열결, Yeolgyeol)

부위: 아래팔의 노쪽면, 긴엄지벌림근힘줄(abductor pollicis longus tendon)과 짧은 엄지폄근힘줄(extensor pollicis brevis tendon)의 사이, 긴엄지벌림근힘줄 고랑(groove for abductor pollicis longus tendon)의 오목한 곳, 손바닥쪽 손목주름에서 위로 1.5촌

취혈: 영도(靈道, HT4)와 같은 높이에서 취혈

침법: 직자: 0.2~0.3촌, 사자: 0.5~1촌(손목 방향으로 자입)

☑ 열결(列缺, LU7)은 수양명대장경쪽으로 치우쳐 있기 때문에 자침방향도 수태음폐경상의 다른 경혈과는 달리 노뼈의 바깥쪽으로 자침한다. 자침 시에 뼈와 뼈 사이에 자침하는 느낌이, 실제로는 노뼈에 밀착되어 있는 두 힘줄 사이의 공간에서 노뼈를 접하여 자침

특성: 락혈(絡穴), 사총혈(四總穴; 頭項), 팔맥교회혈(八脈交會穴; 임맥)

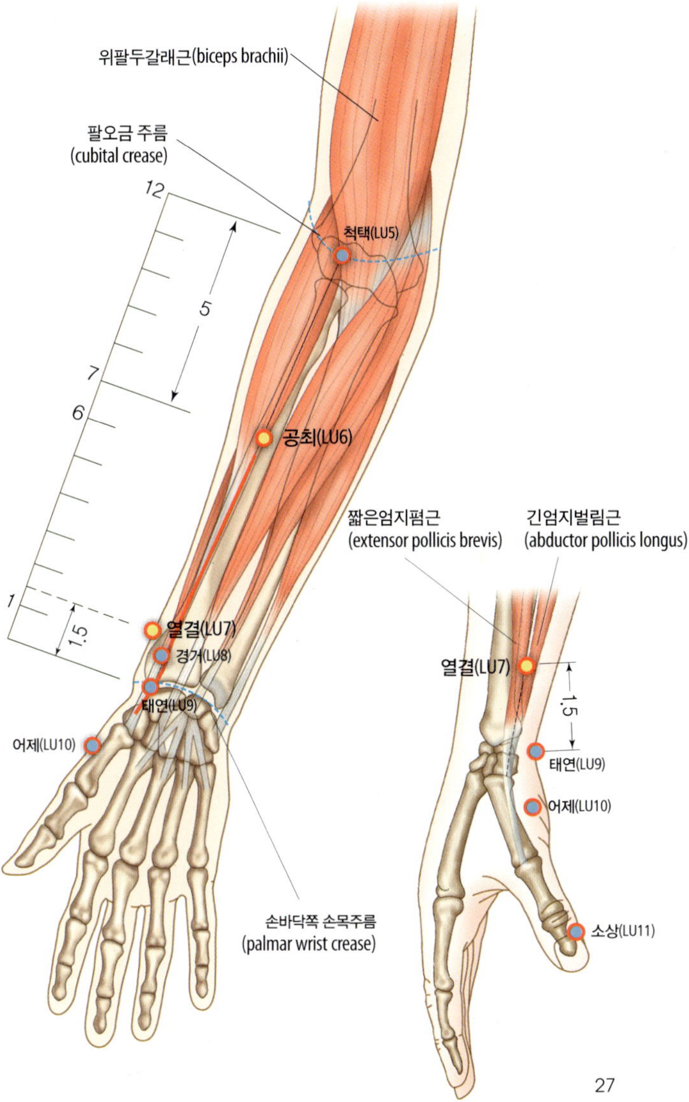
위팔두갈래근(biceps brachii)
팔오금 주름
(cubital crease)
12
5
7
6
1
1.5
척택(LU5)
공최(LU6)
열결(LU7)
경거(LU8)
태연(LU9)
어제(LU10)
손바닥쪽 손목주름
(palmar wrist crease)
짧은엄지폄근
(extensor pollicis brevis)
긴엄지벌림근
(abductor pollicis longus)
열결(LU7)
1.5
태연(LU9)
어제(LU10)
소상(LU11)

經渠(LU8, 경거, Gyeonggeo)

부위: 아래팔 앞가쪽면, 노뼈붓돌기(radial styloid process)와 노동맥(radial artery)의 사이, 손바닥쪽 손목주름(palmar wrist crease)에서 위로 1촌

취혈: 태연(太淵, LU9)에서 몸쪽으로 1촌, 통리(通里, HT5)와 같은 높이에서 취혈

침법: 직자: 0.2~0.3촌, 사자: 0.5~0.7촌
☑ 자침 시 노동맥을 피하여 자입

특성: 경금혈(經金穴), 자성혈(自性穴)

太淵(LU9, 태연, Taeyeon)

부위: 손목 앞가쪽면, 노뼈붓돌기(radial styloid process)와 손배뼈(scaphoid bone) 사이, 긴엄지벌림근힘줄(abductor pollicis longus tendon)의 자쪽 오목한 곳.

취혈: 손바닥쪽 손목주름(palmar wrist crease)의 노쪽, 노동맥 위

침법: 직자: 0.2~0.3촌(손바닥쪽에서 손등 쪽을 향해 자입)
사자: 0.3~0.5촌(노뼈와 노쪽곁인대(radial collateral ligament) 사이에 자침

특성: 수토혈(兪土穴), 원혈(原穴), 자경보혈(自經補穴), 팔회혈(八會穴; 맥회)

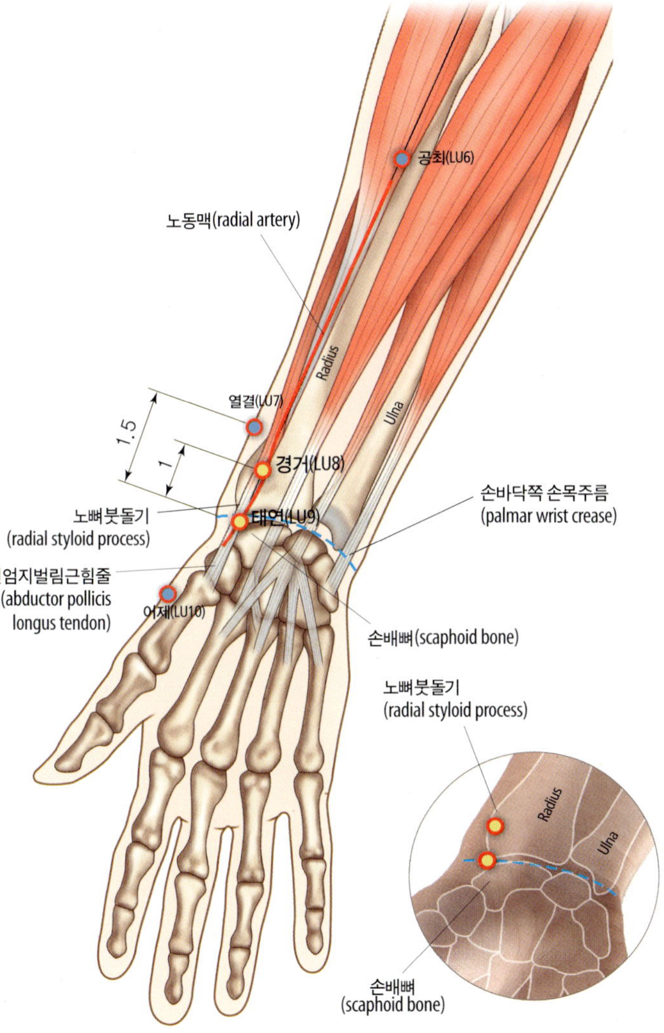
공최(LU6)
노동맥(radial artery)
Radius
Ulna
열결(LU7)
1.5
1
경거(LU8)
손바닥쪽 손목주름
(palmar wrist crease)
노뼈붓돌기
(radial styloid process)
태연(LU9)
긴엄지벌림근힘줄
(abductor pollicis
longus tendon)
어제(LU10)
손배뼈(scaphoid bone)
노뼈붓돌기
(radial styloid process)
Radius
Ulna
손배뼈
(scaphoid bone)

魚際(LU10, 어제, Eoje)

부위: 손바닥, 첫째 손허리뼈(1st metacarpal bone)의 노쪽 중점, 적백육제

침법: 직자: 0.3촌~5촌
사자: 0.5~1촌(침첨을 약간 비스듬하게하여 손바닥 내로 자입)

특성: 형화혈(滎火穴)

少商(LU11, 소상, Sosang)

부위: 엄지손가락, 끝마디뼈(distal phalanx)의 노쪽, 엄지손톱 노쪽 뿌리각(radial corner of thumb nail)에서 몸가쪽으로 0.1촌, 엄지손톱의 노쪽 모서리를 지나는 수직선과 엄지손톱뿌리를 지나는 수평선이 만나는 지점

침법: 직자: 0.1~0.2촌, 사자: 0.1~0.3촌(침첨을 몸쪽으로 향해 자입),
삼릉침으로 점자출혈

특성: 정목혈(井木穴), 종지혈(終止穴), 십삼귀혈(十三鬼穴)

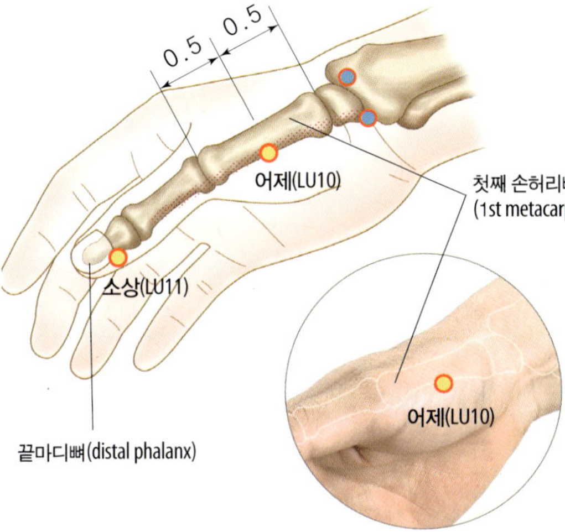
0.5
0.5
어제(LU10)
첫째 손허리뼈
(1st metacarpal bone)
소상(LU11)
끝마디뼈(distal phalanx)
어제(LU10)

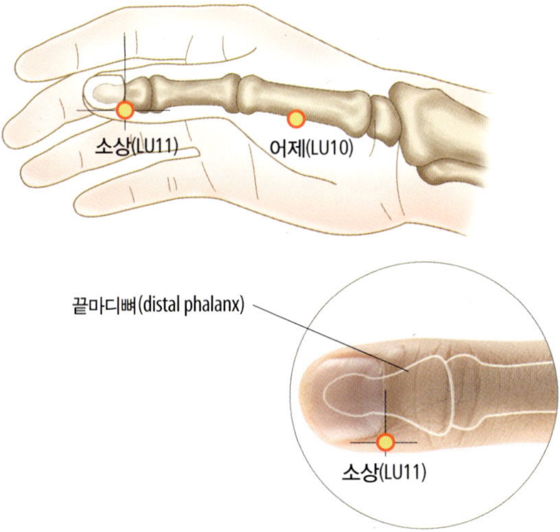
소상(LU11)
어제(LU10)
끝마디뼈(distal phalanx)
소상(LU11)

수양명대장경(手陽明大腸經)

Large Intestine Meridian (LI)

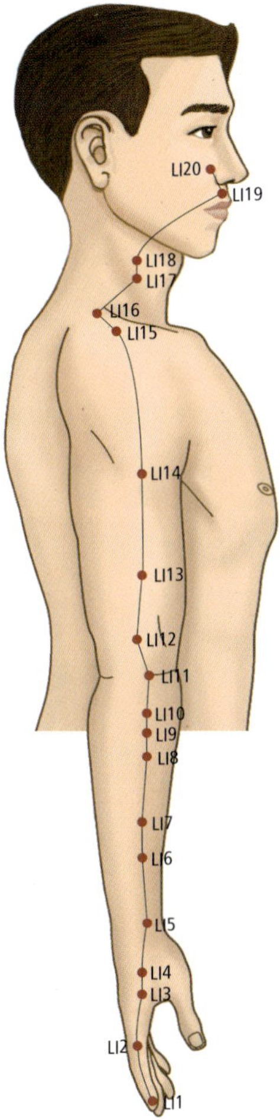

상양	商陽	Sangyang	LI1
이간	二間	Igan	LI2
삼간	三間	Samgan	LI3
합곡	合谷	Hapgok	LI4
양계	陽谿	Yanggye	LI5
편력	偏歷	Pyeollyeok	LI6
온류	溫溜	Ollyu	LI7
하렴	下廉	Haryeom	LI8
상렴	上廉	Sangnyeom	LI9
수삼리	手三里	Susamni	LI10
곡지	曲池	Gokji	LI11
주료	肘髎	Juryo	LI12
수오리	手五里	Suori	LI13
비노	臂臑	Bino	LI14
견우	肩髃	Gyeonu	LI15
거골	巨骨	Geogol	LI16
천정	天鼎	Cheonjeong	LI17
부돌	扶突	Budol	LI18
화료	禾髎	Hwaryo	LI19
영향	迎香	Yeonghyang	LI20

商陽(LI1, 상양, Sangyang)

부위: 집게손가락, 끝마디뼈(distal phalanx)의 노쪽, 집게손톱 노쪽 뿌리각(radial corner of index fingernail)에서 몸 가쪽으로 0.1촌

취혈: 집게손톱의 노쪽 모서리를 지나는 수직선과 집게손톱뿌리를 지나는 수평선이 만나는 지점

침법: 직자: 0.1촌, 삼릉침으로 점자출혈

특성: 정금혈(井金穴), 기시혈(起始穴), 자성혈(自性穴)

二間(LI2, 이간, Igan)

부위: 집게손가락, 둘째 손허리손가락관절(2nd metacarpophalangeal joint) 노쪽면의 먼쪽(distal) 오목한 곳, 적백육제

취혈: 주먹을 가볍게 쥐고 취혈

침법: 직자: 0.2~0.3촌(침첨을 노쪽에서 자쪽을 향해 자입)

특성: 형수혈(滎水穴), 자경사혈(自經瀉穴)

三間(LI3, 삼간, Samgan)

부위: 손등, 둘째 손허리손가락관절 노쪽 · 몸쪽(proximal) 오목한 곳

취혈: 주먹을 가볍게 쥐고 취혈

침법: 직자: 0.3~0.5촌(침첨을 노쪽에서 자쪽을 향해 자입)

침법: 수목혈(兪木穴)

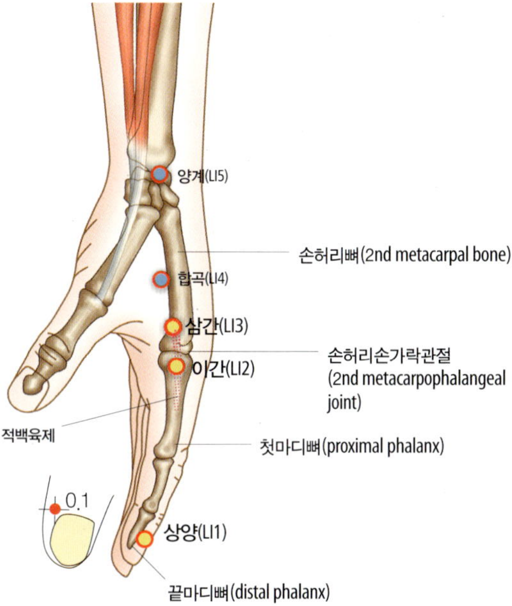
양계(LI5)
손허리뼈(2nd metacarpal bone)
합곡(LI4)
삼간(LI3)
손허리손가락관절
(2nd metacarpophalangeal joint)
이간(LI2)
적백육제
첫마디뼈(proximal phalanx)
0.1
상양(LI1)
끝마디뼈(distal phalanx)

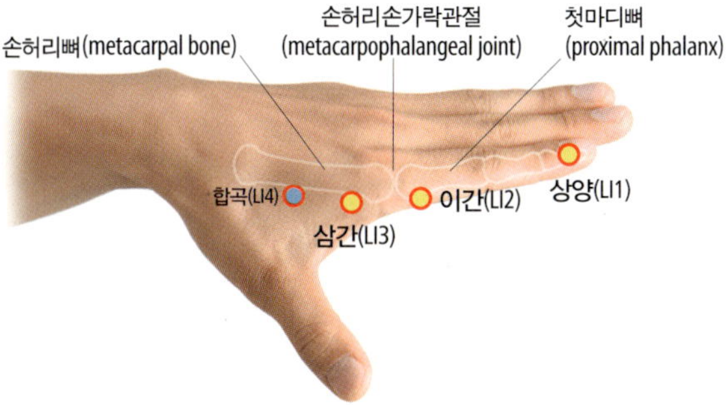
손허리뼈(metacarpal bone)
손허리손가락관절
(metacarpophalangeal joint)
첫마디뼈
(proximal phalanx)
합곡(LI4)
삼간(LI3)
이간(LI2)
상양(LI1)

合谷(LI4, 합곡, Hapgok)

부위: 손등, 둘째 손허리뼈(2nd metacarpal bone) 중점의 노쪽

침법: 직자: 0.5~1촌, 사자: 1~1.5촌
☑ 임신부는 신중히 사용

특성: 원혈(原穴), 사관혈(四關穴; 主氣), 음양이총혈(陰陽二總穴), 사총혈(四總穴; 口面), 회양구침혈(回陽九鍼穴)

陽谿(LI5, 양계, Yanggye)

부위: 손목 뒤가쪽면, 손등쪽 손목주름(dorsal wrist crease)의 노쪽, 노뼈붓돌기(styloid process of radius)에서 먼쪽(distal), 해부학적 코담배갑(anatomical snuffbox)의 오목한 곳

취혈: 엄지손가락을 최대한 벌리면서 쭉 폈을 때, 긴엄지폄근힘줄(extensor pollicis longus tendon)과 짧은엄지폄근힘줄(extensor policis brevis tendon) 사이에 해부학적 코담배갑의 오목한 곳이 형성. 양곡(陽谷, SI5), 양지(陽池, TE4)와 같은 높이에서 취혈

침법: 직자: 0.5~0.8촌

특성: 경화혈(經火穴)

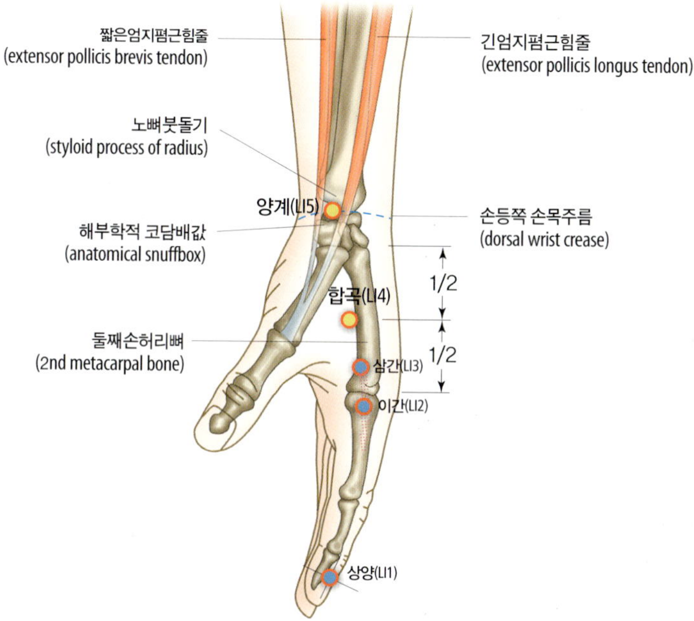
짧은엄지폄근힘줄
(extensor pollicis brevis tendon)
긴엄지폄근힘줄
(extensor pollicis longus tendon)
노뼈붓돌기
(styloid process of radius)
양계(LI5)
손등쪽 손목주름
(dorsal wrist crease)
해부학적 코담배갑
(anatomical snuffbox)
1/2
합곡(LI4)
둘째손허리뼈
(2nd metacarpal bone)
1/2
삼간(LI3)
이간(LI2)
상양(LI1)

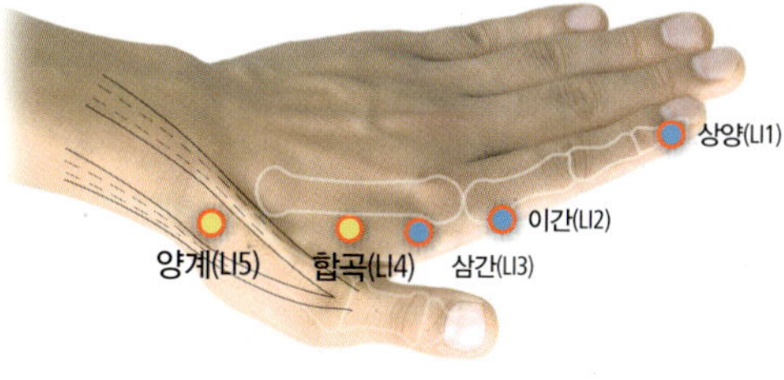
상양(LI1)
이간(LI2)
양계(LI5)
합곡(LI4)
삼간(LI3)

偏歷(LI6, 편력, Pyeollyeok)

부위: 아래팔 뒤가쪽면, 양계(陽谿, LI5)와 곡지(曲池, LI11)를 연결하는 선 위, 손등쪽 손목주름(dorsal wrist crease)에서 몸쪽으로 3촌

취혈: 양계(陽谿, LI5)와 곡지(曲池, LI11)를 연결하는 선에서 몸쪽으로부터 3/4, 아래쪽으로부터 1/4이 되는 지점에서 취혈

침법: 직자: 0.3~0.5촌, 사자: 0.5~1촌

특성: 락혈(絡穴)

溫溜(LI7, 온류, Ollyu)

부위: 아래팔 뒤가쪽면, 양계(陽谿, LI5)와 곡지(曲池, LI11)를 연결하는 선 위, 손등쪽 손목주름(dorsal wrist crease)에서 몸쪽으로 5촌

침법: 직자: 0.5~1촌

특성: 극혈(郄穴)

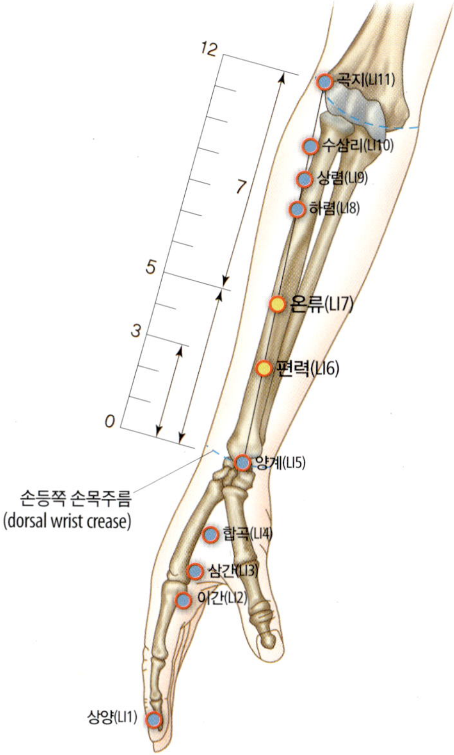
12
7
5
3
0
곡지(LI11)
수삼리(LI10)
상렴(LI9)
하렴(LI8)
온류(LI7)
편력(LI6)
양계(LI5)
손등쪽 손목주름
(dorsal wrist crease)
합곡(LI4)
삼간(LI3)
이간(LI2)
상양(LI1)

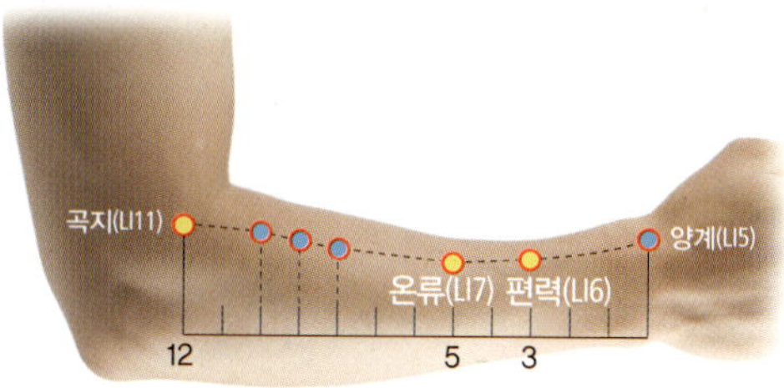
곡지(LI11)
양계(LI5)
온류(LI7) 편력(LI6)
12
5
3

下廉(LI8, 하렴, Haryeom)

부위: 아래팔 뒤가쪽면, 양계(陽谿, LI5)와 곡지(曲池, LI11)를 연결하는 선 위, 팔오금주름(cubital crease)에서 먼쪽으로 4촌

취혈: 양계(陽谿, LI5)와 곡지(曲池, LI11)를 연결하는 선에서 몸쪽으로부터 1/3과 먼쪽으로부터 2/3이 되는 지점에서 취혈

침법: 직자: 0.5~0.8촌, 사자: 1~2촌

上廉(LI9, 상렴, Sangnyeom)

부위: 아래팔 뒤가쪽면, 양계(陽谿, LI5)와 곡지(曲池, LI11)를 연결하는 선 위, 팔오금주름(cubital crease)에서 먼쪽으로 3촌

취혈: 양계(陽谿, LI5)와 곡지(曲池, LI11)를 연결하는 선에서 몸쪽으로부터 1/4과 먼쪽으로 부터 3/4되는 지점에서 취혈

침법: 직자: 0.5~1촌, 사자: 1~2촌

手三里(LI10, 수삼리, Susamni)

부위: 아래팔 뒤가쪽면, 양계(陽谿, LI5)와 곡지(曲池, LI11)를 연결하는 선 위, 팔오금주름에서 먼쪽으로 2촌

침법: 직자: 0.5~1.2촌, 사자: 1~2촌

曲池(LI11, 곡지, Gokji)

부위: 팔꿈치 가쪽면, 척택(尺澤, LU5)과 위팔뼈 가쪽위관절융기(lateral epicondyle of humerus)를 연결하는 선의 중점

취혈: 팔꿈치를 완전히 굽혀 손바닥을 반대편 가슴에 댔을때, 팔오금주름 가쪽 끝의 오목한 곳

침법: 직자: 0.8~1.5촌

특성: 합토혈(合土穴), 자경보혈(自經補穴), 십삼귀혈(十三鬼穴), 중풍칠처혈(中風七處穴)

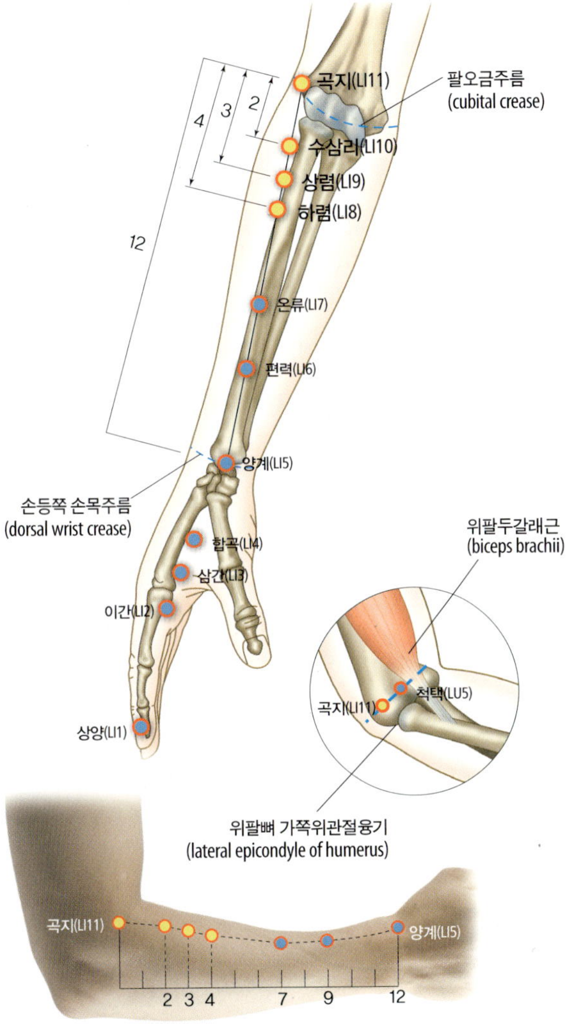
곡지(LI11)
팔오금주름
(cubital crease)
2
3
4
수삼리(LI10)
상렴(LI9)
하렴(LI8)
12
온류(LI7)
편력(LI6)
양계(LI5)
손등쪽 손목주름
(dorsal wrist crease)
합곡(LI4)
삼간(LI3)
이간(LI2)
상양(LI1)
위팔두갈래근
(biceps brachii)
척택(LU5)
곡지(LI11)
위팔뼈 가쪽위관절융기
(lateral epicondyle of humerus)
곡지(LI11)
양계(LI5)
2 3 4 7 9 12

肘髎(LI12, 주료, Juryo)

부위: 팔꿈치 뒤가쪽면, 위팔뼈 가쪽위관절융기(lateral epicondyle of humerus) 몸쪽, 가쪽위관절융기 윗능선(lateral supracondylar ridge) 앞쪽

침법: 직자: 0.3~0.7촌
사자: 1~1.5촌(침첨을 위팔뼈의 앞모서리를 따라 자입)

手五里(LI13, 수오리, Suori)

부위: 위팔 가쪽면, 곡지(曲池, LI11)와 견우(肩髃, LI15)를 연결하는 선 위, 팔오금주름(cubital crease)에서 몸쪽으로 3촌

취혈: 앞겨드랑주름(anterior axillary fold) 끝과 곡지(曲池, LI11)를 연결하는 선에서 몸쪽으로부터 2/3와 먼쪽으로부터 1/3이 되는 지점과 같은 높이에서 취혈

침법: 직자: 0.3~0.5촌
☑ 혈관에 주의

臂臑(LI14, 비노, Bino)

부위: 위팔 가쪽면, 어깨세모근(deltoid)의 앞모서리 바로 앞쪽, 곡지(曲池, LI11)에서 몸쪽으로 7촌

침법: 직자: 0.3~0.7촌, 사자: 1~1.5촌

침법: 수양명대장경 · 수태양소장경 · 족태양방광경 · 양유맥의 교회혈(交會穴)

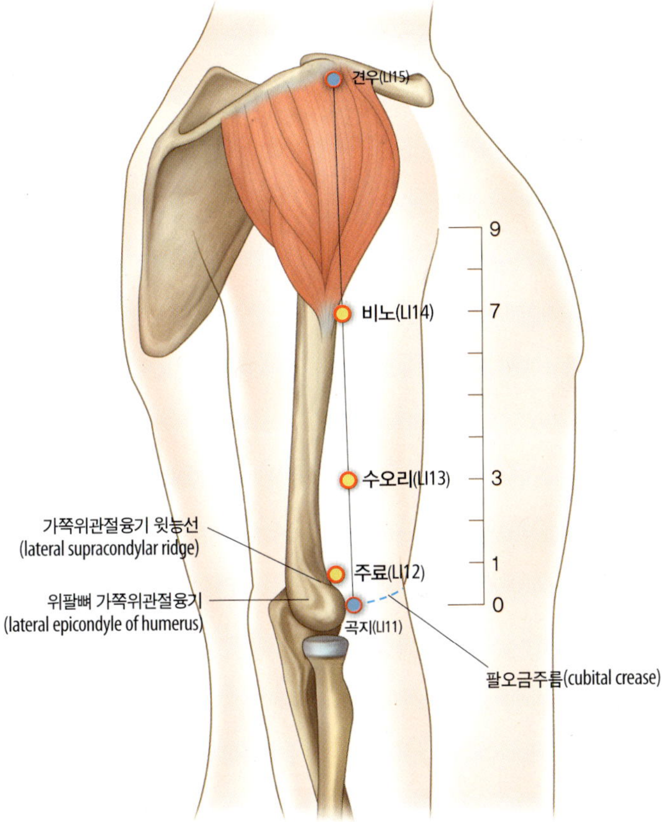
견우(LI15)
9
비노(LI14)
7
수오리(LI13)
3
가쪽위관절융기 윗능선
(lateral supracondylar ridge)
주료(LI12)
1
위팔뼈 가쪽위관절융기
(lateral epicondyle of humerus)
0
곡지(LI11)
팔오금주름(cubital crease)

肩髃(LI15, 견우, Gyeonu)

부위: 어깨이음구조(shoulder girdle), 어깨뼈봉우리(acromion) 가쪽모서리의 앞쪽 끝과 위팔뼈 큰결절(greater tubercle of humerus) 사이의 오목한 곳

취혈: 위팔을 외전할 때, 어깨뼈봉우리의 앞뒤로 두 개의 오목한 곳이 나타난다. 어깨뼈봉우리 앞쪽의 보다 더 오목한 곳에서 취혈. 견료(肩髎, TE14)는 뒤쪽 오목한 곳에 위치

침법: 직자: 0.5~1.2촌, 사자: 0.7~1.5촌.

☑ 팔을 아래로 내리고 위팔뼈를 축으로 하여 아래 방향으로 자입하거나 팔을 들고 극천(極泉, HT1)을 향해 2~3촌 자입

특성: 수양명대장경 · 수태양소장경 · 양교맥의 교회혈(交會穴)

巨骨(LI16, 거골, Geogol)

부위: 어깨이음구조, 빗장뼈 봉우리끝(acromial end of clavicle)과 어깨뼈가시(spine of scapula) 사이의 오목한 곳

취혈: 어깨뼈위오목(suprascapular fossa) 가쪽에 있는 두 뼈 사이의 오목한 곳

침법: 직자: 0.3~0.7촌, 사자: 0.5~1촌

☑ 침첨을 약간 외상방으로 향해 자입하고 흉강으로 침이 들어가는 것을 주의

☑ 자극이 강하면 침훈이 일어날수 있으므로 신중해야 함

특성: 수양명대장경·양교맥의 교회혈(交會穴)

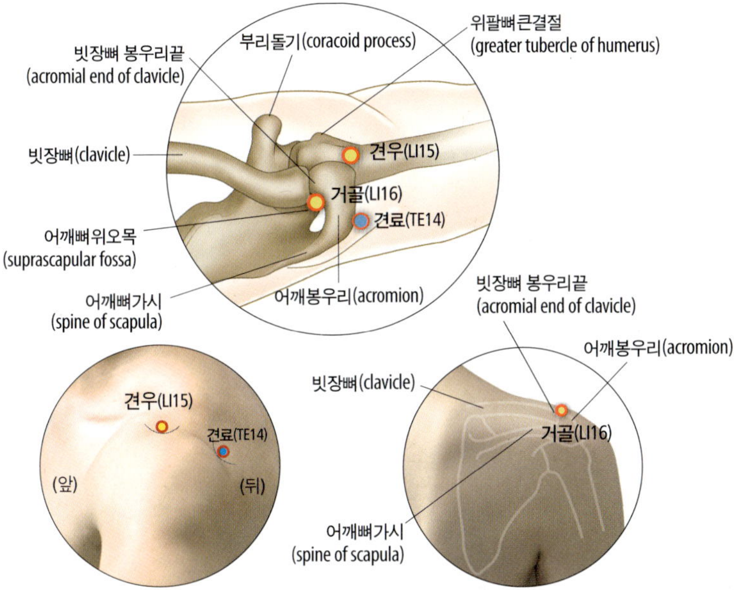
빗장뼈 봉우리끝
(acromial end of clavicle)
부리돌기(coracoid process)
위팔뼈큰결절
(greater tubercle of humerus)
빗장뼈(clavicle)
견우(LI15)
거골(LI16)
견료(TE14)
어깨뼈위오목
(suprascapular fossa)
어깨뼈가시
(spine of scapula)
어깨봉우리(acromion)
견우(LI15)
견료(TE14)
(앞)
(뒤)
빗장뼈 봉우리끝
(acromial end of clavicle)
어깨봉우리(acromion)
빗장뼈(clavicle)
거골(LI16)
어깨뼈가시
(spine of scapula)

天鼎(LI17, 천정, Cheonjeong)

부위: 목 앞부위, 반지연골(cricoid cartilage)과 같은 높이, 목빗근(sternocleidomastoid)의 뒤모서리 바로 뒤쪽

취혈: 부돌(扶突, LI18)에서 수직으로 아래, 수돌(水突, ST10)과 수평으로 만나는 지점에서 취혈

침법: 직자: 0.3~0.5촌, 사자: 0.5~1촌

扶突(LI18, 부돌, Budol)

부위: 목 앞부위, 방패연골(thyroid cartilage)위모서리와 같은 높이, 목빗근의 앞모서리와 뒤모서리의 사이

특성: 인영(人迎, ST9)과 같은 높이로, 남성의 경우 후두융기와도 같은 높이

침법: 직자: 0.3~0.5촌, 사자: 0.5~1촌

☑ 깊이 자침하지 말고, 염전, 제삽에 신중해야 함

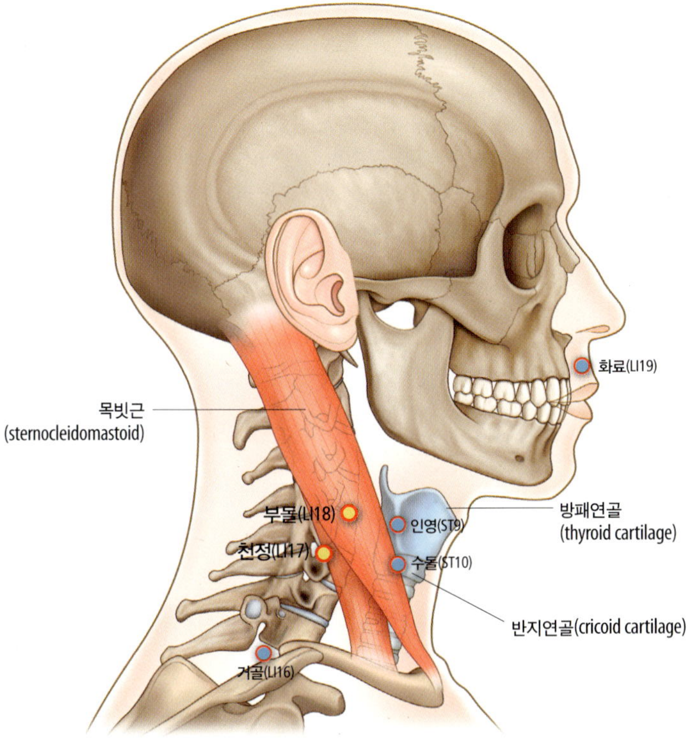
화료(LI19)
목빗근
(sternocleidomastoid)
방패연골
(thyroid cartilage)
부돌(LI18)
인영(ST9)
천정(LI17)
수돌(ST10)
반지연골(cricoid cartilage)
거골(LI16)

禾髎(LI19, 화료, Hwaryo)

부위: 얼굴, 인중 부위(philtrum)의 중점과 같은 높이, 콧구멍 가쪽모서리 아래쪽

취혈: 수구(水溝, GV26)에서 가쪽으로 0.5촌 지점

☑ 화료(禾髎, LI19)의 부위가 얼굴, 인중 부위에서 위쪽으로부터 1/3과 아래로부터 2/3가 되는 지점과 같은 높이, 콧구멍 가쪽모서리 아래쪽이라는 의견도 있음(**O**)

침법: 직자: 0.2~0.3촌, 사자: 0.3~0.5촌

迎香(LI20, 영향, Yeonghyang)

부위: 얼굴, 코입술고랑(nasolabial sulcus) 위, 콧방울(ala of nose) 가쪽모서리의 중점과 같은 높이

☑ 영향(迎香, LI20)의 위치가 얼굴, 코입술고랑 위, 콧방울 아래모서리와 같은 높이라는 의견도 있음(**O**)

침법: 직자: 0.2~0.3촌, 사자: 0.5~15촌(위쪽으로)

특성: 종지혈(終止穴), 수양명대장경 · 족양명위경의 교회혈(交會穴)

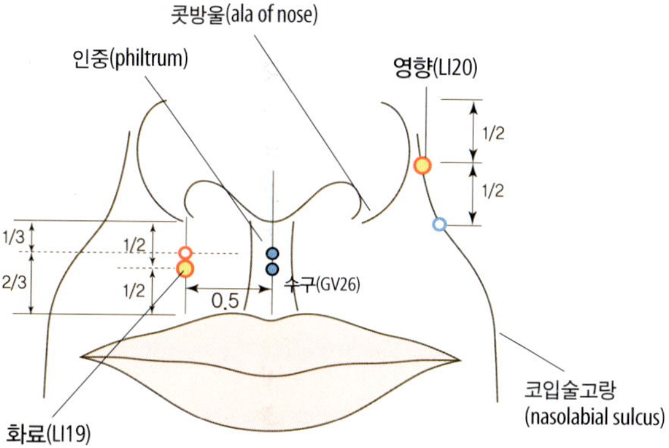
콧방울(ala of nose)
인중(philtrum)
영향(LI20)
1/2
1/2
1/3
2/3
1/2
1/2
0.5
수구(GV26)
화료(LI19)
코입술고랑
(nasolabial sulcus)

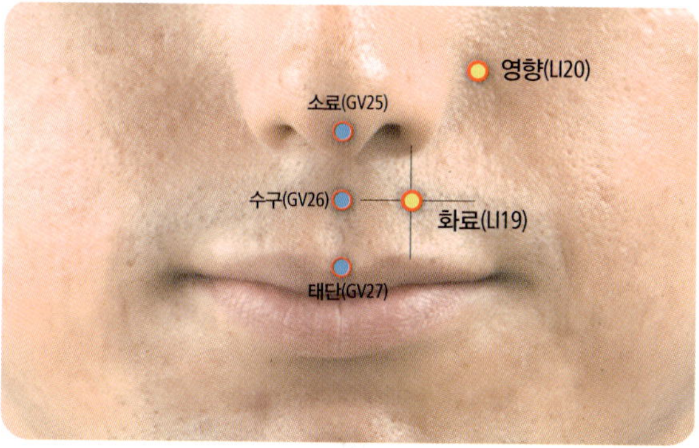
영향(LI20)
소료(GV25)
수구(GV26)
화료(LI19)
태단(GV27)

족양명위경(足陽明胃經)

Stomach Meridian (ST)

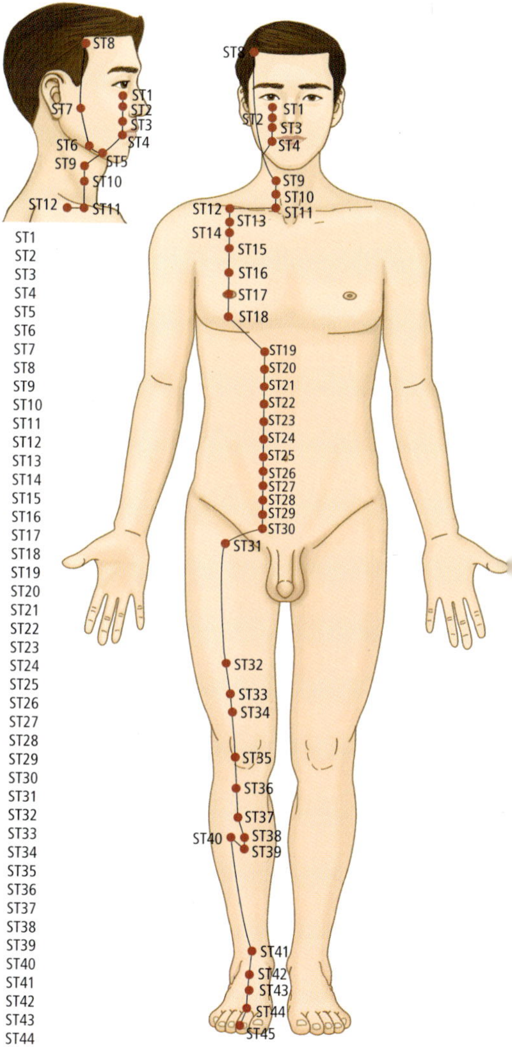

승읍	承泣	Seungeup	ST1
사백	四白	Sabaek	ST2
거료	巨髎	Georyo	ST3
지창	地倉	Jichang	ST4
대영	大迎	Daeyeong	ST5
협거	頰車	Hyeopgeo	ST6
하관	下關	Hagwan	ST7
두유	頭維	Duyu	ST8
인영	人迎	Inyeong	ST9
수돌	水突	Sudol	ST10
기사	氣舍	Gisa	ST11
결분	缺盆	Gyeolbun	ST12
기호	氣戶	Giho	ST13
고방	庫房	Gobang	ST14
옥예	屋翳	Ogye	ST15
응창	膺窗	Eungchang	ST16
유중	乳中	Yujung	ST17
유근	乳根	Yugeun	ST18
불용	不容	Buryong	ST19
승만	承滿	Seungman	ST20
양문	梁門	Yangmun	ST21
관문	關門	Gwanmun	ST22
태을	太乙	Taeeul	ST23
활육문	滑肉門	Hwaryungmun	ST24
천추	天樞	Cheonchu	ST25
외릉	外陵	Oereung	ST26
대거	大巨	Daju	ST27
수도	水道	Sudo	ST28
귀래	歸來	Gwirae	ST29
기충	氣衝	Gichung	ST30
비관	髀關	Bigwan	ST31
복토	伏兎	Bokto	ST32
음시	陰市	Eumsi	ST33
양구	梁丘	Yanggu	ST34
독비	犢鼻	Dokbi	ST35
족삼리	足三里	Joksamni	ST36
상거허	上巨虛	Sanggeoheo	ST37
조구	條口	Jogu	ST38
하거허	下巨虛	Hageoheo	ST39
풍륭	豊隆	Pungnyung	ST40
해계	解谿	Haegye	ST41
충양	衝陽	Chungyang	ST42
함곡	陷谷	Hamgok	ST43
내정	內庭	Naejeong	ST44
여태	厲兌	Yeotae	ST45

承泣(ST1, 승읍, Seungeup)

부위: 얼굴, 동공(pupil)에서 수직으로 아래쪽, 안구(eyeball)와 눈확아래모서리(infraorbital margin)의 사이

침법: 직자: 0.2~0.3촌

특성: 기시혈(起始穴), 족양명위경 · 양교맥 · 임맥의 교회혈(交會穴)

四白(ST2, 사백, Sabaek)

부위: 얼굴, 눈확아래구멍(infraorbital foramen)

취혈: 눈확아래구멍(infraorbital foramen)은 동공에서 수직으로 아래쪽에서 촉지

침법: 직자: 0.2~0.3촌

巨髎(ST3, 거료, Georyo)

부위: 얼굴, 동공에서 수직으로 아래쪽, 콧방울(ala of nose) 아래모서리와 같은 높이

취혈: 고개를 들고 앞을 바로 볼 때, 동공을 지나는 수직선과 콧방울 아래모서리를 지나는 수평선이 만나는 지점

침법: 직자: 0.3~0.5촌, 사자: 0.5~1촌

地倉(ST4, 지창, Jichang)

부위: 얼굴, 입꼬리(oral angle)에서 가쪽으로 0.4촌

취혈: 입꼬리 옆쪽, 코입술고랑(nasolabial sulcus) 위 혹은 코입술고랑의 연장선상에서 취혈

침법: 직자: 0.3~0.5촌, 횡자 1~1.5촌

특성: 수양명대장경·족양명위경·양교맥의 교회혈(交會穴)

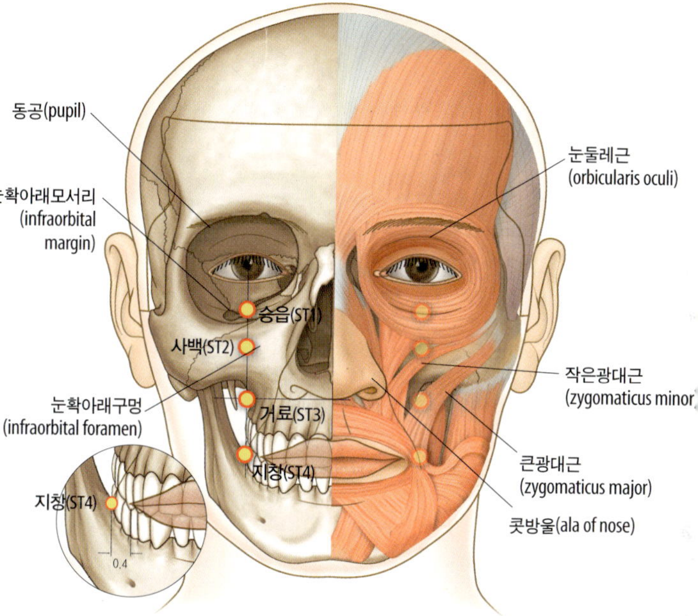
동공(pupil)
눈확아래모서리
(infraorbital
margin)
눈둘레근
(orbicularis oculi)
승읍(ST1)
사백(ST2)
작은광대근
(zygomaticus minor)
눈확아래구멍
(infraorbital foramen)
거료(ST3)
지창(ST4)
지창(ST4)
0.4
큰광대근
(zygomaticus major)
콧방울(ala of nose)

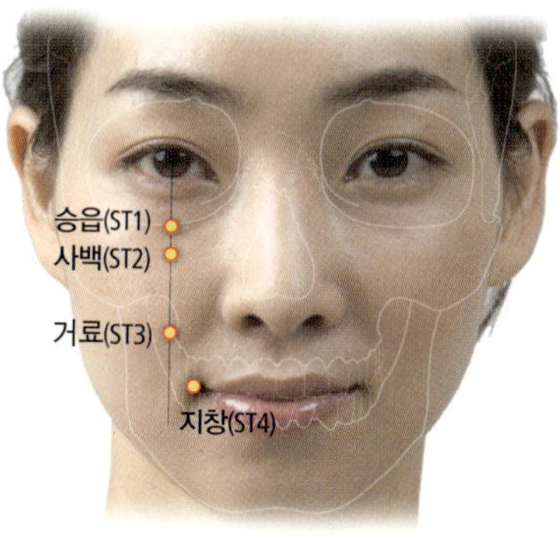
승읍(ST1)
사백(ST2)
거료(ST3)
지창(ST4)

大迎(ST5, 대영, Daeyeong)

부위: 얼굴, 아래턱뼈뿔(angle of mandible) 앞쪽, 깨물근(masseter) 부착 부분의 앞쪽 오목한 곳, 얼굴동맥(facial artery)이 뛰는 곳

취혈: 입을 다물고, 입안에 공기를 채울 때 턱뼈각 아래앞쪽에 나타나는 도랑처럼 패인 오목한 곳에서 취혈

침법: 직자: 0.2~0.3촌, 사자: 0.5~1촌, 횡자: 0.5~1.2촌

특성: 수양명대장경 · 족양명위경의 교회혈(交會穴)

頰車(ST6, 협거, Hyeopgeo)

부위: 얼굴, 아래턱뼈뿔에서 위 앞쪽으로 1촌

취혈: 아래턱뼈뿔의 이등분선 위, 입과 치아를 굳게 다물면 깨물근이 융기되고, 굳게 다물었던 치아를 놓으면 오목하게 느껴지는 곳에서 취혈

침법: 직자: 0.3~0.5촌, 사자: 0.5~1촌
횡자시(안면신경마비) 지창(地倉, ST4)을 향해 투자하되 2~3촌 자입

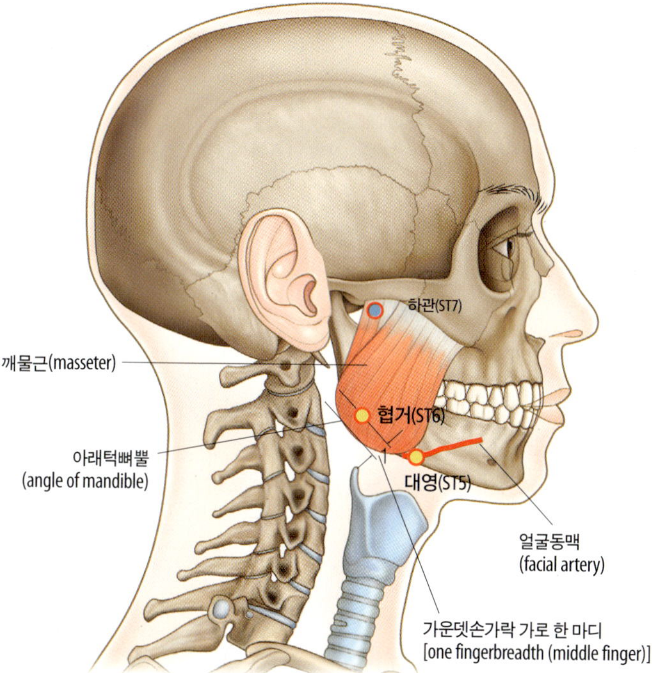
하관(ST7)
깨물근(masseter)
협거(ST6)
아래턱뼈뿔
(angle of mandible)
대영(ST5)
얼굴동맥
(facial artery)
가운뎃손가락 가로 한 마디
[one fingerbreadth (middle finger)]

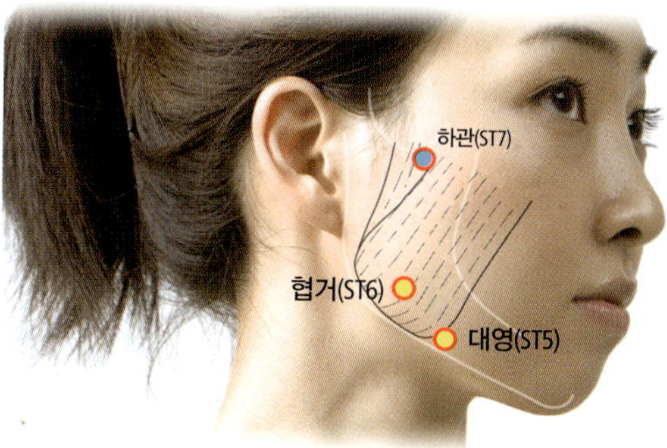
하관(ST7)
협거(ST6)
대영(ST5)

下關(ST7, 하관, Hagwan)

부위: 얼굴, 광대활(zygomatic arch) 아래모서리의 중점과 턱뼈패임(mandibular notch) 사이의 오목한 곳

취혈: 입을 다물고, 상관(上關, GB3)에서 수직으로 아래쪽, 광대활 아래쪽의 오목한 곳에서 취혈

침법: 직자: 0.3~0.5촌, 사자: 0.8~1.5촌, 횡자 1.5~2촌

특성: 족양명위경 · 족소양담경의 교회혈(交會穴)

頭維(ST8, 두유, Duyu)

부위: 머리, 이마각(corner of forehead) 앞이마 머리카락 경계선(anterior hairline)에서 수직으로 위쪽으로 0.5촌, 앞정중선에서 가쪽으로 4.5촌

침법: 횡자시 침첨을 아래, 위 또는 뒤를 향해 피하를 따라 0.5~1촌 투자

특성: 족양명위경 · 족소양담경의 교회혈(交會穴)

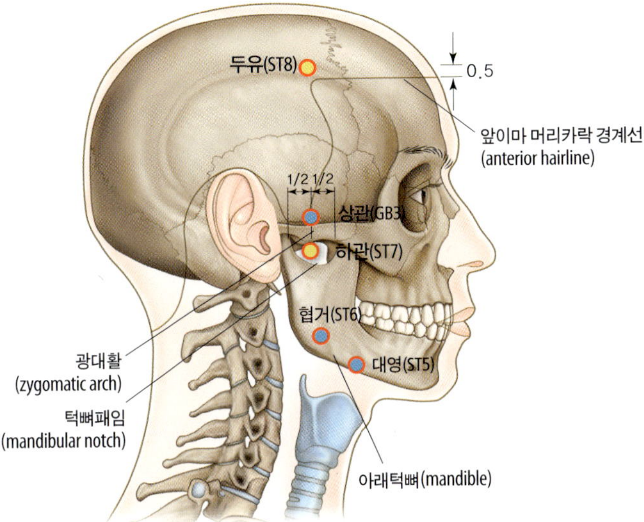
두유(ST8)
0.5
앞이마 머리카락 경계선
(anterior hairline)
1/2 1/2
상관(GB3)
하관(ST7)
협거(ST6)
대영(ST5)
광대활
(zygomatic arch)
턱뼈패임
(mandibular notch)
아래턱뼈(mandible)

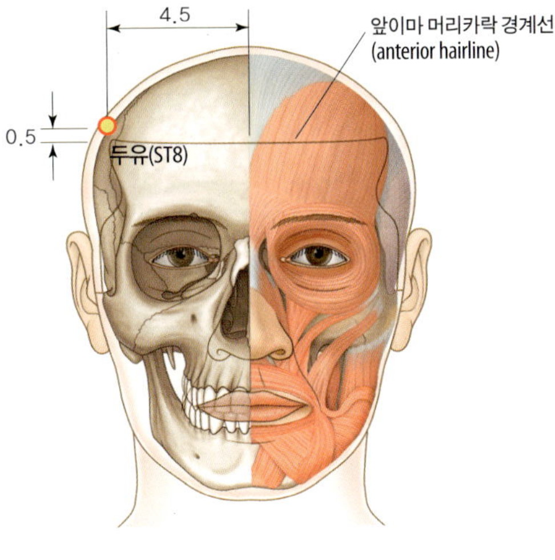
4.5
앞이마 머리카락 경계선
(anterior hairline)
0.5
두유(ST8)

人迎(ST9, 인영, Inyeong)

부위: 목 앞부위, 방패연골(thyroid cartilage) 위모서리와 같은 높이, 목빗근(sternocleidomastoid) 앞쪽, 온목동맥(common carotid artery) 뛰는 곳

취혈: 목빗근에 저항을 주며 머리를 반대편으로 돌리면 목빗근이 뚜렷하게 나타남. 부돌(扶突, LI8), 천창(天窓, SI16)과 함께 방패연골 위모서리와 같은 높이에 있으며 목빗근 앞쪽에서 취혈.

침법: 직자: 0.2~0.3촌(금침 혹은 깊게 자침하지 않음), 사자: 0.3~0.7촌

☑ 자침 시 목빗근을 향해 자입하되 왼손의 엄지손가락이나 검지손가락을 사용하여 온목동맥을 상하지 않도록 주의

특성: 족양명위경 · 족소양담경의 교회혈(交會穴)

水突(ST10, 수돌, Sudol)

부위: 목 앞부위, 반지연골(cricoid cartilage)과 같은 높이, 목빗근 앞모서리 바로 앞쪽

침법: 직자: 0.3~0.4촌, 사자: 0.3~0.5촌(바깥에서 안쪽으로 자입)

☑ 자침 시 온목동맥에 주의

氣舍(ST11, 기사, Gisa)

부위: 목 앞부위, 작은빗장위오목(lesser supraclavicular fossa), 빗장뼈복장끝(sternal end of clavicle)의 위쪽, 목빗근의 빗장뼈갈래(clavicular head)와 복장뼈갈래(sternal head)의 사이 오목한 곳

취혈: 빗장뼈 위쪽, 인영(人迎, ST9) 아래쪽, 천돌(天突, CV22)과 같은 높이에 위치

침법: 직자: 0.3~0.5촌 (훈침 주의)

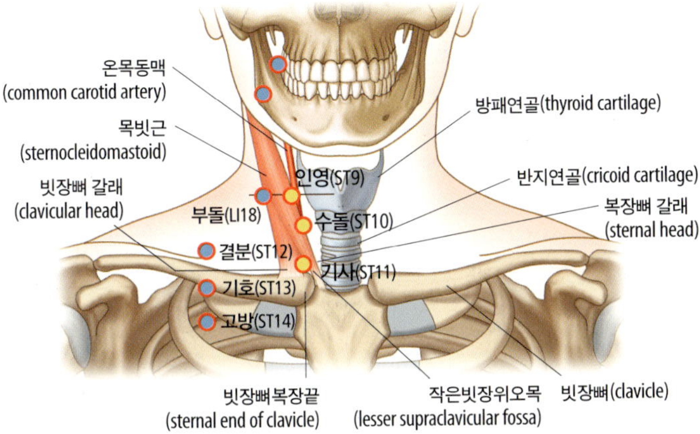
온목동맥
(common carotid artery)
목빗근
(sternocleidomastoid)
빗장뼈 갈래
(clavicular head)
방패연골(thyroid cartilage)
반지연골(cricoid cartilage)
복장뼈 갈래
(sternal head)
인영(ST9)
부돌(LI18)
수돌(ST10)
결분(ST12)
기사(ST11)
기호(ST13)
고방(ST14)
빗장뼈복장끝
(sternal end of clavicle)
작은빗장위오목
(lesser supraclavicular fossa)
빗장뼈(clavicle)

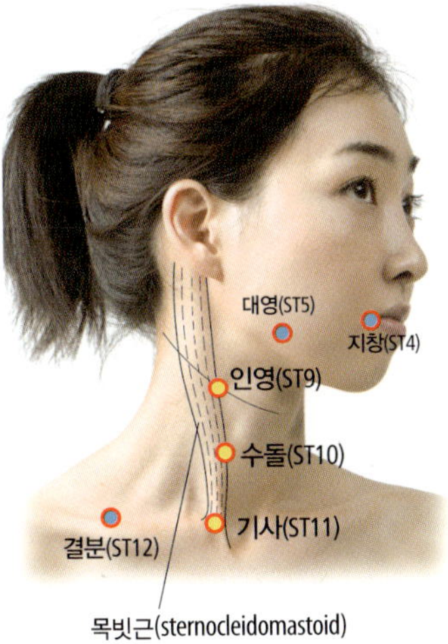
대영(ST5)
지창(ST4)
인영(ST9)
수돌(ST10)
결분(ST12)
기사(ST11)
목빗근(sternocleidomastoid)

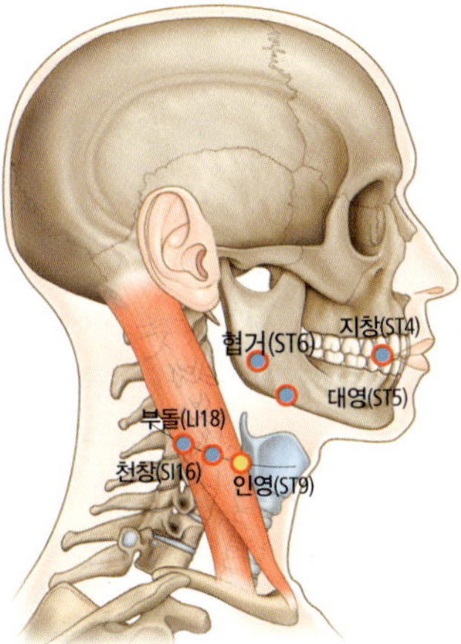
협거(ST6)
지창(ST4)
대영(ST5)
부돌(LI18)
천창(SI16)
인영(ST9)

缺盆(ST12, 결분, Gyeolbun)

부위: 목 앞부위, 큰빗장위오목(greater supraclavicular fossa), 앞정중선(anterior median line)에서 가쪽으로 4촌, 빗장뼈(clavicle) 위쪽 오목한 곳

침법: 직자: 0.3~0.5촌

氣戶(ST13, 기호, Giho)

부위: 앞가슴부위, 빗장뼈(clavicle) 아래쪽, 앞정중선[선기(璇璣, CV21)]에서 가쪽으로 4촌. 수부(兪府, KI27), 운문(雲門, LU2)과 나란히 취혈

침법: 직자: 0.2~0.3촌, 사자: 0.3~0.5촌(깊게 자침하지 않음)

庫房(ST14, 고방, Gobang)

부위: 앞가슴부위, 첫째 갈비사이공간, 앞정중선[화개(華蓋, CV20)]에서 가쪽으로 4촌, 욱중(彧中, KI26), 중부(中府, LU1)와 나란히 취혈

침법: 직자: 0.2~0.3촌, 사자: 0.3~0.5촌(깊게 자침하지 않음)

屋翳(ST15, 옥예, Ogye)

부위: 앞가슴부위, 둘째 갈비사이공간, 앞정중선에서 가쪽으로 4촌

취혈: 먼저 복장뼈각(sternal angle)과 같은 높이에서 둘째 갈비뼈를 찾으면, 그 아래가 둘째 갈비사이공간임. 남성의 경우는 젖꼭지에서 위쪽으로 갈비뼈 2개만큼 올라와도 됨. 본래 갈비뼈가 활모양으로 휘었기 때문에, 옥예(屋翳, ST15)는 자궁(紫宮, CV19), 신장(神藏, KI25)보다 약간 위쪽에 위치

침법: 직자: 0.2~0.3촌, 사자: 0.3~0.5촌(깊게 자침하지 않음)

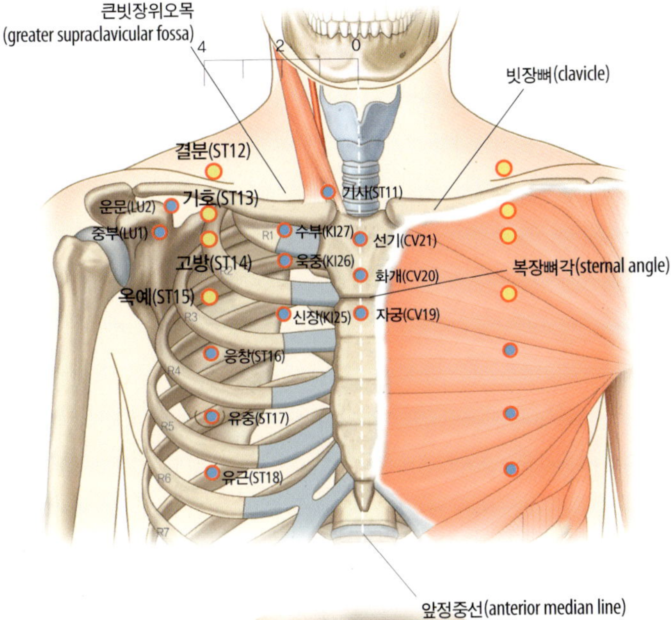
큰빗장위오목
(greater supraclavicular fossa)
4
2
0
빗장뼈(clavicle)
결분(ST12)
기사(ST11)
운문(LU2)
기호(ST13)
중부(LU1)
수부(KI27)
선기(CV21)
고방(ST14)
욱중(KI26)
화개(CV20)
복장뼈각(sternal angle)
옥예(ST15)
신장(KI25)
자궁(CV19)
응창(ST16)
유중(ST17)
유근(ST18)
앞정중선(anterior median line)

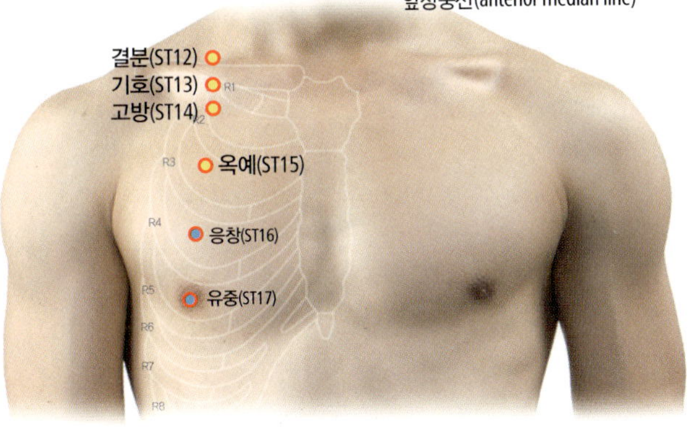
결분(ST12)
기호(ST13)
고방(ST14)
옥예(ST15)
응창(ST16)
유중(ST17)

膺窓(ST16, 응창, Eungchang)

부위: 앞가슴부위, 셋째 갈비사이공간, 앞정중선(anterior median line)[옥당(玉堂, CV18)]에서 가쪽으로 4촌

취혈: 영허(靈墟, KI24), 흉향(胸鄕, SP19)과 나란히 취혈

침법: 직자: 0.2~0.3촌, 사자: 0.3~0.5촌(깊게 자침하지 않음)

乳中(ST17, 유중, Yujung)

부위: 앞가슴부위, 젖꼭지의 중심.

취혈: 남성의 경우, 넷째 갈비사이공간에 젖꼭지의 중심이 위치, 단중(膻中, CV17), 신봉(神封, KI23), 천계(天谿, SP18), 천지(天池, PC1)와 나란히 취혈

침법: 금침

乳根(ST18, 유근, Yugeun)

부위: 앞가슴부위, 다섯째 갈비사이공간, 앞정중선에서 가쪽으로 4촌, 중정(中庭, CV16), 보랑(步廊, KI22), 식두(食竇, SP17)와 나란히 위치

취혈: 남성의 경우, 젖꼭지를 지나는 수직선과 다섯째 갈비사이공간이 만나는 지점에서 취혈, 여성의 경우 젖아래주름(inferior crease of breast)의 중점에서 취혈

침법: 직자: 0.2~0.3촌, 사자: 0.3~0.5촌(깊게 자침하지 않음)

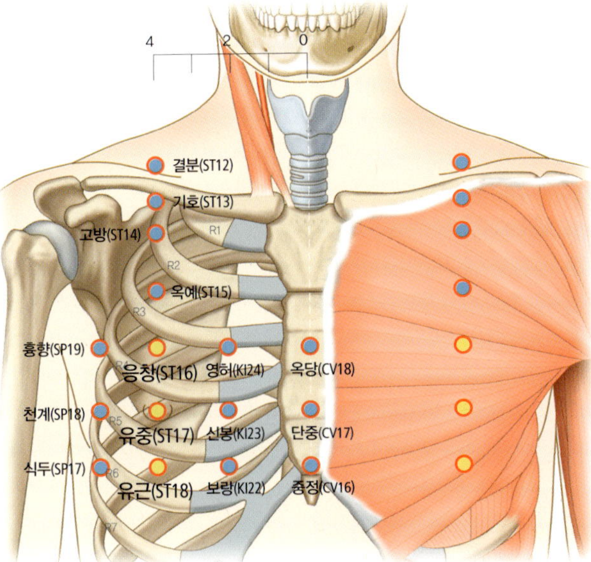
4
2
0
결분(ST12)
기호(ST13)
고방(ST14)
R1
R2
옥예(ST15)
R3
흉향(SP19)
응창(ST16)
영허(KI24)
옥당(CV18)
천계(SP18)
R5
유중(ST17)
신봉(KI23)
단중(CV17)
식두(SP17)
R6
유근(ST18)
보랑(KI22)
중정(CV16)
R7

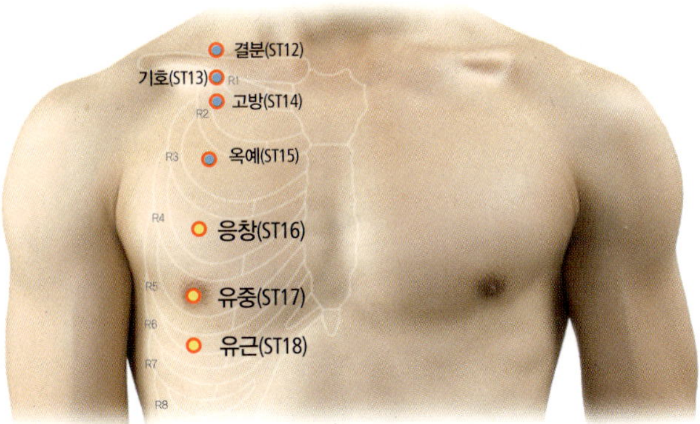
결분(ST12)
기호(ST13)
R1
고방(ST14)
R2
R3
옥예(ST15)
R4
응창(ST16)
R5
유중(ST17)
R6
유근(ST18)
R7
R8

不容(ST19, 불용, Buryong)

부위: 윗배, 배꼽 중심에서 위쪽으로 6촌, 앞정중선(anterior median line)에서 가쪽으로 2촌

취혈: 거궐(巨闕, CV14)에서 가쪽으로 2촌, 갈비뼈각(costal angle) 아래에서 취혈. 만일 명치각이 너무 좁아 거궐 가쪽 2촌 부위가 갈비뼈각 위에 위치하는 경우에는 앞정중선 가쪽 2촌 세로선을 따라 내려와 갈비뼈 아래에서 사자하여 불용(不容, ST19)에 이르도록 함. 유문(幽門, KI21)과 같은 높이에 위치

침법: 직자: 0.5~0.8촌, 사자: 0.5~1촌

承滿(ST20, 승만, Seungman)

부위: 윗배, 배꼽 중심에서 위쪽으로 5촌, 앞정중선에서 가쪽으로 2촌

취혈: 천추(天樞, ST25)에서 위쪽으로 5촌, 불용(不容, ST19)에서 아래쪽으로 1촌, 상완(上脘, CV13)에서 가쪽으로 2촌으로, 갈비뼈각 아래 위치. 복통곡(腹痛谷, KI20)과 같은 높이에 위치

침법: 직자: 0.5~1촌, 사자: 0.5~1.5촌

梁門(ST21, 양문, Yangmun)

부위: 윗배, 배꼽 중심에서 위쪽으로 4촌, 앞정중선에서 가쪽으로 2촌

취혈: 천추(天樞, ST25)에서 위쪽으로 4촌, 승만(承滿, ST20)에서 아래쪽으로 1촌, 중완(中脘, CV12)에서 가쪽으로 2촌에 위치. 음도(陰都, KI19)와 같은 높이에 위치

침법: 직자: 0.5~1촌, 사자: 0.5~1촌

關門(ST22, 관문, Gwanmun)

부위: 윗배, 배꼽 중심에서 위쪽으로 3촌, 앞정중선에서 가쪽으로 2촌

취혈: 양문(梁門, ST21)에서 아래쪽으로 1촌, 건리(建里, CV11)에서 가쪽으로 2촌, 석관(石關, KI18), 복애(腹哀, SP16)과 같은 높이에 위치

침법: 직자: 0.5~1촌, 사자: 0.8~1.5촌

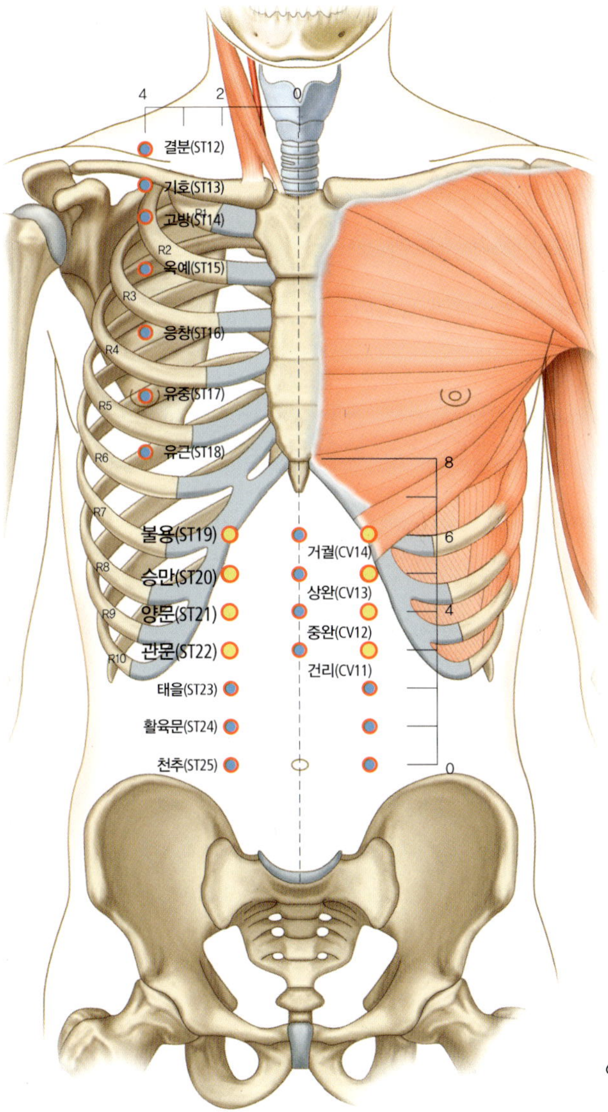

4
2
0
결분(ST12)
기호(ST13)
고방(ST14)
옥예(ST15)
응창(ST16)
유중(ST17)
유근(ST18)
R1
R2
R3
R4
R5
R6
R7
R8
R9
R10
불용(ST19)
승만(ST20)
양문(ST21)
관문(ST22)
태을(ST23)
활육문(ST24)
천추(ST25)
거궐(CV14)
상완(CV13)
중완(CV12)
건리(CV11)
8
6
4
0

太乙(ST23, 태을, Taeeul)

부위: 윗배, 배꼽 중심에서 위쪽으로 2촌, 앞정중선(anterior median line)에서 가쪽으로 2촌

취혈: 관문(關門, ST22) 아래쪽으로 1촌, 하완(下脘, CV10) 가쪽으로 2촌, 상곡(商曲, KI17)과 같은 높이에 위치

침법: 직자: 0.5~1촌, 사자: 0.5~1촌

滑肉門(ST24, 활육문, Hwaryungmun)

부위: 윗배, 배꼽 중심에서 위쪽으로 1촌, 앞정중선에서 가쪽으로 2촌

취혈: 태을(太乙, ST23) 아래쪽으로 1촌, 수분(水分, CV9)의 가쪽으로 2촌에 위치

침법: 직자: 0.5~1촌, 사자: 0.5~1촌

天樞(ST25, 천추, Cheonchu)

부위: 윗배, 배꼽의 중심에서 가쪽으로 2촌, 신궐(神闕, CV8), 황수(肓兪, KI16), 대횡(大橫, SP15)과 같은 높이에서 취혈

침법: 직자: 0.5~1촌, 사자: 0.8~1.5촌, 임신부는 금침

특성: 대장의 복모혈(腹募穴), 삼부혈(三部穴; 중부)

外陵(ST26, 외릉, Oereung)

부위: 아랫배, 배꼽 중심에서 아래쪽으로 1촌, 앞정중선에서 가쪽으로 2촌

취혈: 중주(中注, KI15)와 음교(陰交, CV7)의 가쪽, 같은 높이에 위치

침법: 직자: 0.5~1촌, 사자: 0.8~1.5촌

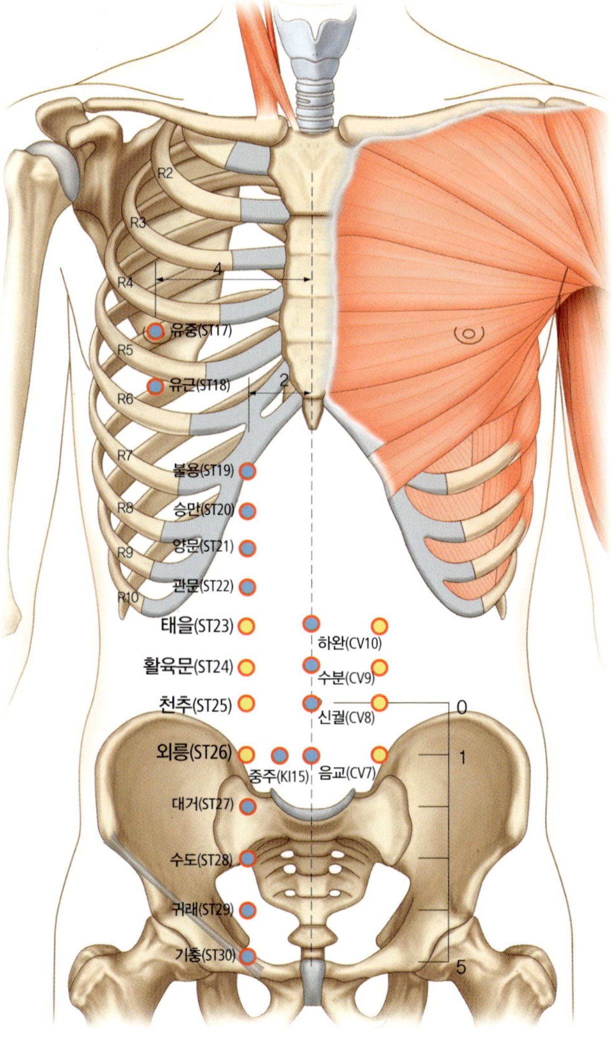
R2
R3
4
R4
유중(ST17)
R5
2
유근(ST18)
R6
R7
불용(ST19)
R8
승만(ST20)
양문(ST21)
R9
관문(ST22)
R10
태을(ST23)
하완(CV10)
활육문(ST24)
수분(CV9)
천추(ST25)
신궐(CV8)
0
외릉(ST26)
1
중주(KI15)
음교(CV7)
대거(ST27)
수도(ST28)
귀래(ST29)
기충(ST30)
5

大巨(ST27, 대거, Daegeo)

부위: 아랫배, 배꼽 중심에서 아래쪽으로 2촌, 앞정중선(anterior median line)에서 가쪽으로 2촌

취혈: 사만(四滿, KI14)과 석문(石門, CV5)의 가쪽, 같은 높이에 위치

침법: 직자: 0.5~1촌, 사자: 0.8~1.5촌

水道(ST28, 수도, Sudo)

부위: 아랫배, 배꼽중심에서 아래쪽으로 3촌, 앞정중선에서 가쪽으로 2촌

취혈: 천추(天樞, ST25)에서 아래쪽으로 3촌, 대거(大巨, ST27)에서 아래쪽으로 1촌, 관원(關元, CV4)에서 가쪽으로 2촌에서 취혈

침법: 직자: 0.5~1촌, 사자: 0.8~1.5촌

歸來(ST29, 귀래, Gwirae)

부위: 아랫배, 배꼽중심에서 아래쪽으로 4촌, 앞정중선에서 가쪽으로 2촌

취혈: 천추(天樞, ST25)에서 아래쪽으로 4촌, 수도(水道, ST28)에서 아래쪽으로 1촌, 중극(中極, CV3)에서 가쪽으로 2촌에 위치

침법: 직자: 0.5~1촌, 사자: 0.9~1.5촌

氣衝(ST30, 기충, Gichung)

부위: 샅부위(groin region), 두덩결합(pubic symphysis) 위모서리(superior border)와 같은 높이, 앞정중선에서 가쪽으로 2촌, 넙다리동맥(femoral artery)이 뛰는 곳

취혈: 천추(天樞, ST25)에서 아래쪽으로 5촌, 곡골(曲骨, CV2)에서 가쪽으로 2촌

침법: 직자 0.3~0.5촌, 사자: 0.5~1촌(침첨을 외음부를 향해 자입, 동맥손상 주의)

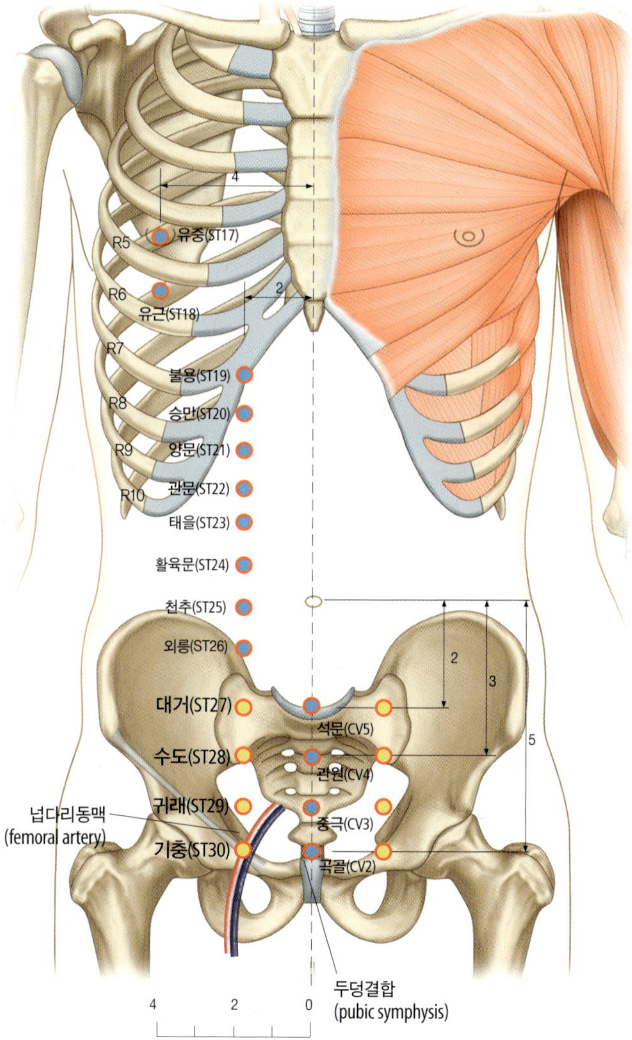
4
2
유중(ST17)
유근(ST18)
R5
R6
R7
R8
R9
R10
불용(ST19)
승만(ST20)
양문(ST21)
관문(ST22)
태을(ST23)
활육문(ST24)
천추(ST25)
외릉(ST26)
대거(ST27)
수도(ST28)
귀래(ST29)
기충(ST30)
석문(CV5)
관원(CV4)
중극(CV3)
곡골(CV2)
2
3
5
넙다리동맥
(femoral artery)
두덩결합
(pubic symphysis)
4 2 0

髀關(ST31, 비관, Bigwan)

부위: 넓적다리 앞쪽면, 넙다리곧은근(rectus femoris) 몸쪽끝, 넙다리빗근(sartorius), 넙다리근막긴장근(tensor fasciae latae)의 세 근육 사이의 오목한 곳

취혈: 엉덩이와 무릎을 약간 굽히고, 넓적다리 앞 안쪽에 저항을 주며 다리를 살짝 외전시키면 세모꼴의 오목한 부위가 나타남. 넙다리 곧은근 몸쪽끝은 안쪽의 넙다리빗근과 가쪽의 넙다리근막긴장근 사이의 오목한 곳에서 찾음. 비관(髀關; ST31)은 이 세모의 꼭지점아래 가장 오목한 곳에 위치

무릎뼈바닥 가쪽끝(lateral end of base of patella)과 위앞엉덩뼈가시(anterior superior iliac spine)를 연결하는 선과 두덩결합(pubic symphysis)의 아래모서리(inferior border)를 지나는 수평선이 만나는 곳에 위치

침법: 직자: 0.8~1.5촌, 사자: 1.5~2촌

伏兎(ST32, 복토, Bokto)

부위: 넓적다리 앞가쪽면, 위앞엉덩뼈가시와 무릎뼈바닥 가쪽끝을 연결하는 선 위, 무릎뼈바닥에서 몸쪽으로 6촌

침법: 0.5~1촌, 사자: 1~1.5촌

陰市(ST33, 음시, Eumsi)

부위: 넓적다리 앞가쪽면, 넙다리곧은근힘줄(rectus femoris tendon) 가쪽, 무릎뼈바닥(base of patella)에서 몸쪽으로 3촌

취혈: 복토(伏兎, ST32)와 무릎뼈바닥 가쪽끝을 연결하는 선의 중점에서 취혈

침법: 직자: 0.5~0.7촌, 사자: 0.7~1촌

梁丘(ST34, 양구, Yanggu)

부위: 넓적다리 앞가쪽면, 가쪽넓은근(vastus lateralis)과 넙다리곧은근힘줄 가쪽모서리 사이, 무릎뼈바닥에서 몸쪽으로 2촌

취혈: 넓적다리 근육에 힘을 주면, 넙다리곧은근힘줄과 가쪽넓은근이 현저하게 드러남. 근육과 힘줄 사이, 음시(陰市, ST33)에서 수직으로 아래쪽 1촌

침법: 0.5~1촌, 사자: 1~1.5촌

특성: 극혈(郄穴)

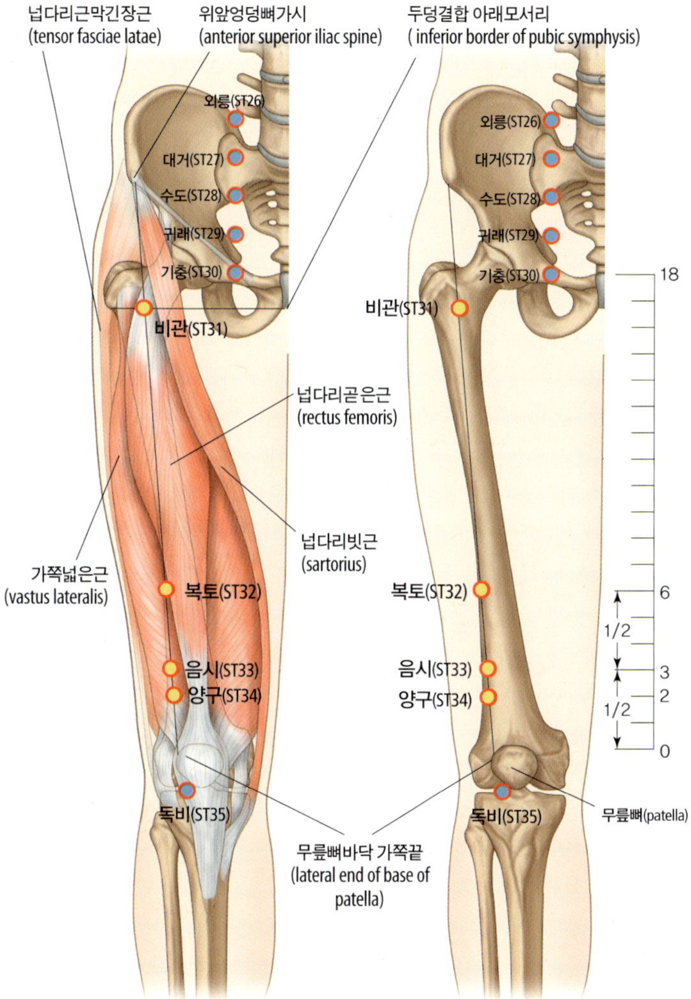
넙다리근막긴장근
(tensor fasciae latae)
위앞엉덩뼈가시
(anterior superior iliac spine)
두덩결합 아래모서리
(inferior border of pubic symphysis)
외릉(ST26)
대거(ST27)
수도(ST28)
귀래(ST29)
기충(ST30)
비관(ST31)
넙다리곧은근
(rectus femoris)
넙다리빗근
(sartorius)
가쪽넓은근
(vastus lateralis)
복토(ST32)
음시(ST33)
양구(ST34)
독비(ST35)
무릎뼈바닥 가쪽끝
(lateral end of base of patella)
무릎뼈(patella)
18
6
1/2
3
2
1/2
0

犢鼻(ST35, 독비 Dokbi)

부위: 무릎 앞쪽면, 무릎뼈인대(patella ligament)의 가쪽 오목한 곳

취혈: 무릎을 굽혔을 때, 무릎뼈 아래 가쪽 오목한 곳에서 취혈

침법: 직자: 0.3~0.5촌, 사자: 0.7~1촌, 내슬안(內膝眼)으로 2~2.5촌 투자

특성: 각기팔처혈(脚氣八處穴)

足三里(ST36, 족삼리, Joksamni)

부위: 종아리 앞쪽면, 독비(犢鼻, ST35)와 해계(解谿, ST41)를 연결하는 선 위, 독비(犢鼻, ST35)에서 먼쪽으로 3촌

취혈: 앉은 자세에서 발목에 힘을 빼거나, 또는 바로 누워 무릎을 굽힌 자세에서, 독비(犢鼻, ST35)에서 먼쪽으로 3촌에서 취혈, 정강뼈거친면(tuberosity of tibia), 종아리뼈머리(head of fibula), 족삼리(足三里, ST36)가 정삼각형 모양을 이루도록 취혈. 앞정강근(tibialis anterior) 위에 위치

침법: 직자: 0.5-1.5촌, 사자: 1~2촌

특성: 합토혈(合土穴), 자성혈(自性穴), 육부하합혈(六腑下合穴; 위), 사총혈(四總穴; 두복), 중풍칠처혈(中風七處穴), 회양구침혈(回陽九鍼穴), 각기팔처혈(脚氣八處穴)

上巨虛(ST37, 상거허, Sanggeoheo)

부위: 종아리 앞쪽면, 독비(犢鼻, ST35)와 해계(解谿, ST41)를 연결하는 선 위, 독비(犢鼻, ST35)에서 먼쪽으로 6촌

취혈: 앉은 자세에서 발목에 힘을 빼거나, 또는 바로 누워 무릎을 굽힌 자세에서 취혈, 앞정강근 위에 위치

침법: 직자: 0.5~1.5촌, 사자: 1~2촌

특성: 육부하합혈(六腑下合穴; 대장), 각기팔처혈(脚氣八處穴)

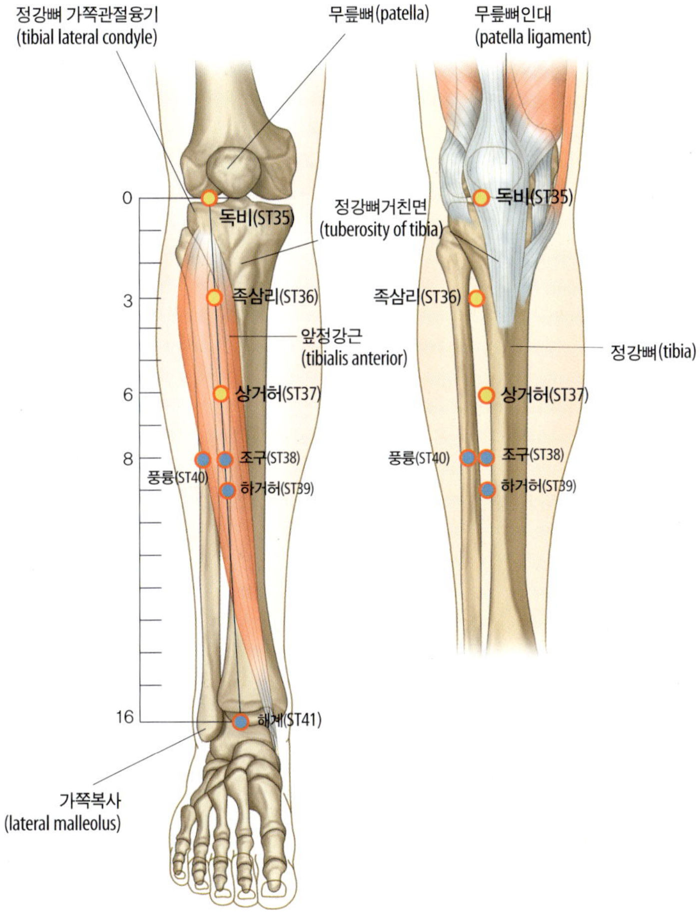

정강뼈 가쪽관절융기
(tibial lateral condyle)
무릎뼈(patella)
무릎뼈인대
(patella ligament)
0
독비(ST35)
정강뼈거친면
(tuberosity of tibia)
독비(ST35)
3
족삼리(ST36)
족삼리(ST36)
앞정강근
(tibialis anterior)
정강뼈(tibia)
6
상거허(ST37)
상거허(ST37)
8
조구(ST38)
풍륭(ST40)
하거허(ST39)
풍륭(ST40)
조구(ST38)
하거허(ST39)
16
해계(ST41)
가쪽복사
(lateral malleolus)

條口(ST38, 조구, Jogu)

부위: 종아리 앞쪽면, 독비(犢鼻, ST35)와 해계(解谿, ST41)를 연결하는 선 위, 독비(犢鼻, ST35)에서 먼쪽으로 8촌

취혈: 앞정강근(tibialis anterior) 위, 풍륭(豊隆, ST40)과 같은 높이에서 취혈

침법: 직자: 0.5~1촌, 사자: 1~1.5촌

下巨虛(ST39, 하거허, Hageoheo)

부위: 종아리 앞쪽면, 독비(犢鼻, ST35)와 해계(解谿, ST41)를 연결하는 선 위, 독비(犢鼻, ST35)에서 먼쪽으로 9촌

취혈: 앞정강근 위, 양교(陽交, GB35), 외구(外丘, GB36)와 같은 높이에서 취혈

침법: 직자: 0.5~1촌, 사자: 1~1.5촌

특성: 육부하합혈(六腑下合穴; 소장), 각기팔처혈(脚氣八處穴)

豊隆(ST40, 풍륭, Pungnyung)

부위: 종아리 앞가쪽면, 앞정강근의 가쪽모서리, 가쪽복사 융기(prominence of lateral malleolus)에서 몸쪽으로 8촌

취혈: 조구(條口, ST38)에서 가쪽으로 1촌에서 취혈

침법: 직자: 0.5~1촌, 사자: 1~1.5촌(침첨을 약간 안쪽으로 향해 자입)

특성: 락혈(絡穴)

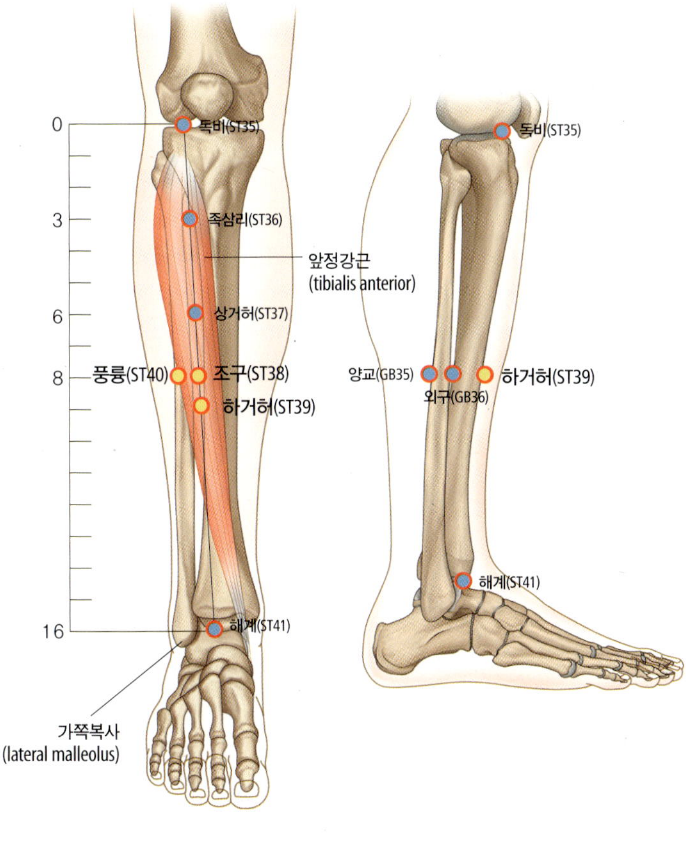
0
3
6
8
16
독비(ST35)
족삼리(ST36)
앞정강근
(tibialis anterior)
상거허(ST37)
풍륭(ST40)
조구(ST38)
하거허(ST39)
해계(ST41)
가쪽복사
(lateral malleolus)
독비(ST35)
양교(GB35)
외구(GB36)
하거허(ST39)
해계(ST41)

解谿(ST41, 해계, Haegye)

부위: 발목 앞쪽면, 발목관절 앞면 중앙부위, 긴엄지폄근힘줄(extensor hallucis longus tendon)과 긴발가락폄근힘줄(extensor digitorum longus tendon) 사이 오목한 곳

취혈: 발목을 발등쪽으로 굽혔을 때 발등에서 더욱 도드라지는 두 개의 힘줄사이에서 취혈. 가쪽 복사융기(prominence of lateral malleolus)와 안쪽 복사융기(prominence of medial malleolus)를 연결하는 선의 중점에서 취혈

침법: 직자: 0.3~0.8촌(침첨을 발꿈치로 향하여 자입)

특성: 경화혈(經火穴), 자경보혈(自經補穴)

衝陽(ST42, 충양, Chungyang)

부위: 발등, 둘째 발허리뼈(2nd metatarsal bone) 바닥과 중간쐐기뼈(intermediate cuneiform bone)의 관절부위, 발등동맥(dorsalis pedis artery)이 뛰는 곳

침법: 직자: 0.2~0.3촌, 직자: 0.3~0.5촌

☑ 발등동맥·정맥을 피하여 침첨을 발등에서 발바닥을 향해 자입

특성: 원혈(原穴)

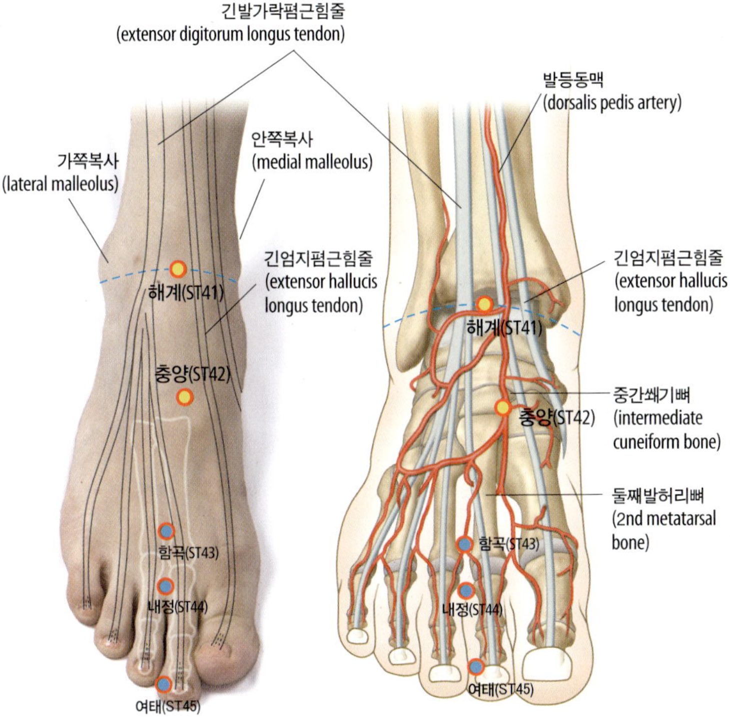
긴발가락폄근힘줄
(extensor digitorum longus tendon)
가쪽복사
(lateral malleolus)
안쪽복사
(medial malleolus)
긴엄지폄근힘줄
(extensor hallucis
longus tendon)
해계(ST41)
충양(ST42)
함곡(ST43)
내정(ST44)
여태(ST45)
발등동맥
(dorsalis pedis artery)
긴엄지폄근힘줄
(extensor hallucis
longus tendon)
해계(ST41)
중간쐐기뼈
(intermediate
cuneiform bone)
충양(ST42)
둘째발허리뼈
(2nd metatarsal
bone)
함곡(ST43)
내정(ST44)
여태(ST45)

陷谷(ST43, 함곡, Hamgok)

부위: 발등, 둘째와 셋째 발허리뼈(2nd and 3rd metatarsal bones)의 사이, 둘째발허리발가락관절(2nd metatarsophalangeal joint)의 몸쪽 오목한 곳

침법: 직자: 0.3~0.5촌, 사자: 0.5~1촌

특성: 수목혈(兪木穴)

內庭(ST44, 내정, Naejeong)

부위: 발등 부위, 둘째와 셋째 발가락(2nd and 3rd toes) 사이, 발샅 가장자리(web margin) 뒤쪽, 적백육제

침법: 직자: 0.3~0.5촌, 사자: 0.5~1촌(침첨을 위로 자입)

특성: 형수혈(滎水穴)

厲兌(ST45, 여태, Yeotae)

부위: 둘째발가락, 끝마디뼈(distal phalanx) 가쪽, 둘째발톱 가쪽 뿌리각(lateral corner of 2nd toenail)에서 몸가쪽으로 0.1촌

취혈: 둘째발톱의 가쪽모서리를 지나는 수직선과 발톱뿌리를 지나는 수평선이 만나는 지점에서 취혈

침법: 직자 및 사자: 0.1~0.2촌

특성: 정금혈(井金穴), 종지혈(終止穴), 자경사혈(自經瀉穴)

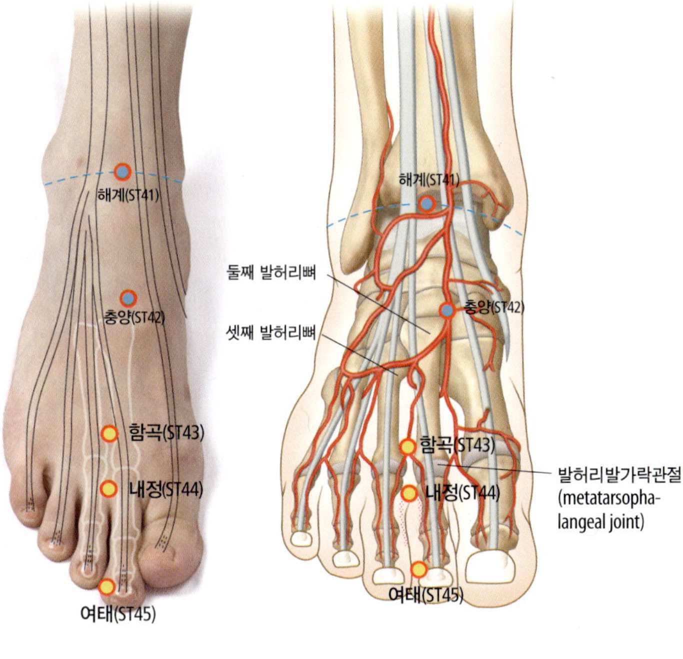
해계(ST41)
충양(ST42)
함곡(ST43)
내정(ST44)
여태(ST45)
해계(ST41)
둘째 발허리뼈
충양(ST42)
셋째 발허리뼈
함곡(ST43)
발허리발가락관절
(metatarsophalangeal joint)
내정(ST44)
여태(ST45)

족태음비경(足太陰脾經)

Spleen Meridian (SP)

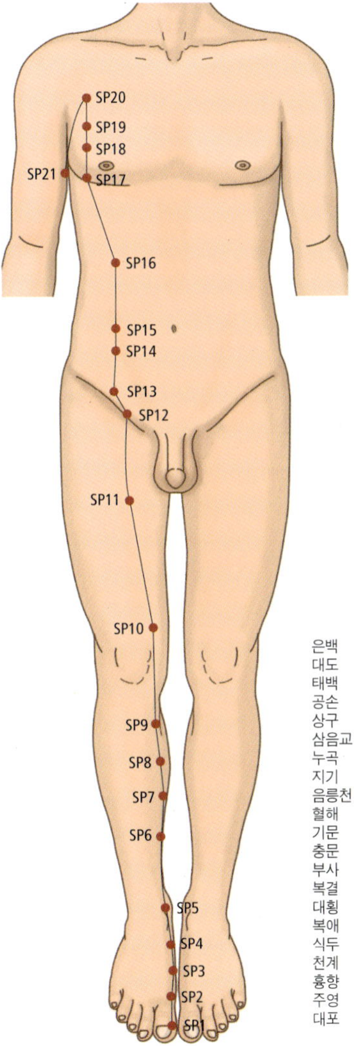

은백	隱白	Eunbaek	SP1
대도	大都	Daedo	SP2
태백	太白	Taebaek	SP3
공손	公孫	Gongson	SP4
상구	商丘	Sanggu	SP5
삼음교	三陰交	Sameumgyo	SP6
누곡	漏谷	Nugok	SP7
지기	地機	Jigi	SP8
음릉천	陰陵泉	Eumneungcheon	SP9
혈해	血海	Hyeolhae	SP10
기문	箕門	Gimun	SP11
충문	衝門	Chungmun	SP12
부사	府舍	Busa	SP13
복결	腹結	Bokgyeol	SP14
대횡	大橫	Daehoeng	SP15
복애	腹哀	Bogae	SP16
식두	食竇	Sikdu	SP17
천계	天谿	Cheongye	SP18
흉향	胸鄉	Hyunghyang	SP19
주영	周榮	Juyeong	SP20
대포	大包	Daepo	SP21

隱白(SP1, 은백, Eunbaek)

부위: 엄지발가락, 끝마디뼈(distal phalanx) 안쪽, 엄지발톱 안쪽 뿌리각(medial corner of toenail)에서 몸안쪽으로 0.1촌

취혈: 엄지발톱의 안쪽 모서리를 지나는 수직선과 발톱뿌리를 지나는 수평선이 만나는 지점에서 취혈

침법: 직자: 0.1촌. 삼릉침으로 점자출혈

특성: 정목혈(井木穴), 기시혈(起始穴), 십삼귀혈(十三鬼穴)

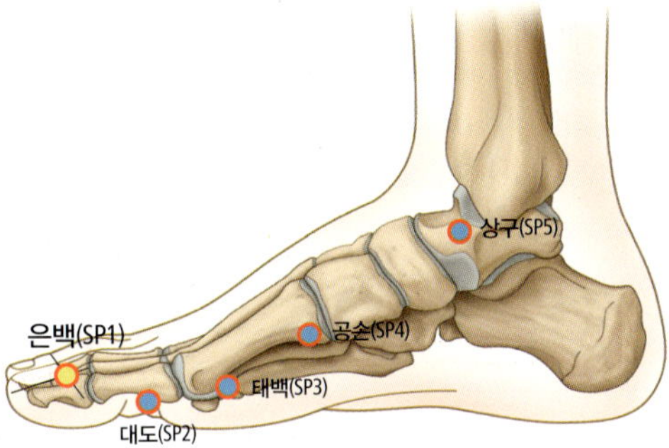
상구(SP5)
은백(SP1)
공손(SP4)
태백(SP3)
대도(SP2)

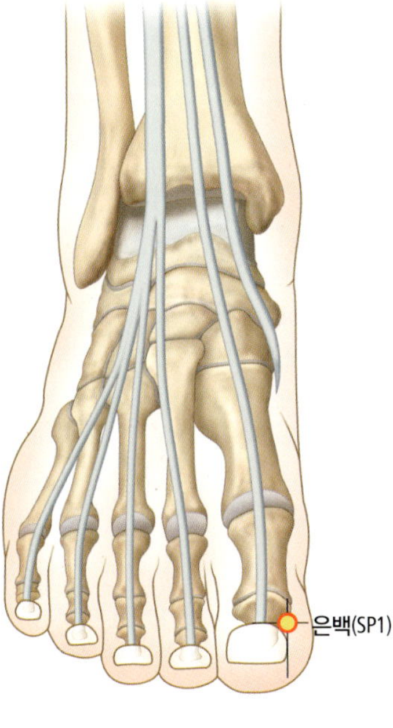
은백(SP1)

大都(SP2, 대도, Daedo)

부위: 엄지발가락, 첫째 발허리발가락관절(1st metatarsophalangeal joint)에서 먼쪽 오목한 곳, 적백육제

침법: 직자: 0.2~0.3촌

특성: 형화혈(滎火穴), 자경보혈(自經補穴)

太白(SP3, 태백, Taebaek)

부위: 발 안쪽면, 첫째 발허리발가락관절 몸쪽 오목한 곳, 적백육제

침법: 직자: 0.3~0.5촌

특성: 수토혈(兪土穴), 원혈(原穴), 자성혈(自性穴)

公孫(SP4, 공손, Gongson)

부위: 발 안쪽면, 첫째 발허리뼈바닥(base of 1st metatarsal bone)의 아래앞쪽, 적백육제

취혈: 손가락을 태백(太白, SP3)에서부터 몸쪽으로 움직이면, 첫째 발허리뼈바닥 먼쪽에서 촉지되는 오목한 곳에서 취혈

침법: 직자: 0.5~1촌

특성: 락혈(絡穴), 팔맥교회혈(八脈交會穴; 충맥)

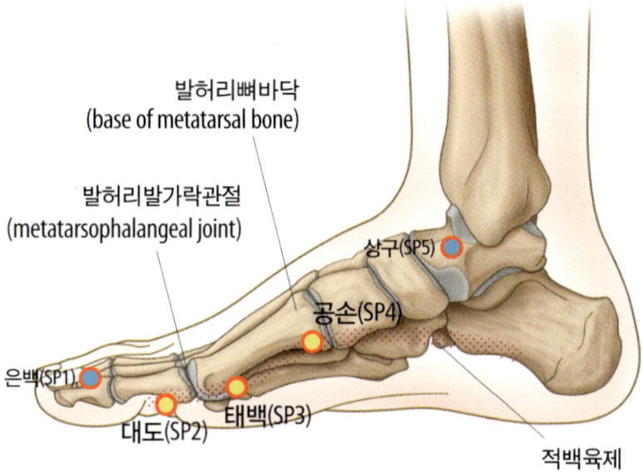
발허리뼈바닥
(base of metatarsal bone)
발허리발가락관절
(metatarsophalangeal joint)
상구(SP5)
공손(SP4)
은백(SP1)
태백(SP3)
대도(SP2)
적백육제

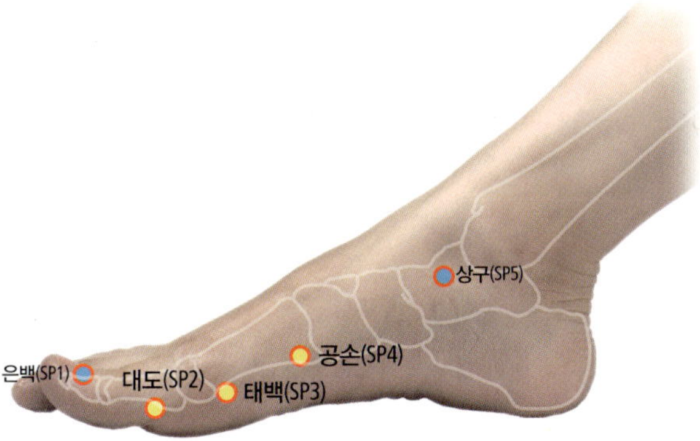
상구(SP5)
공손(SP4)
은백(SP1)
대도(SP2)
태백(SP3)

商丘(SP5, 상구, Sanggu)

부위: 발 안쪽면, 안쪽복사(medial malleolus) 아래앞쪽, 발배뼈거친면(tuberosity of navicular bone)과 안쪽복사 융기(prominence of medial malleolus)를 연결하는 선 중간의 오목한 곳

☑ 중봉(中封, LR4)의 뒤쪽, 조해(照海, KI6)의 앞쪽에 위치

취혈: 안쪽복사 앞모서리를 지나는 수직선과 아래모서리를 지나는 수평선이 만나는 지점에서 취혈

침법: 직자: 0.3~0.5촌. 사자: 0.5~0.7촌

특성: 경금혈(經金穴), 자경사혈(自經瀉穴)

三陰交(SP6, 삼음교, Sameumgyo)

부위: 종아리 정강뼈면, 정강뼈 안쪽모서리(medial border of tibia) 뒤쪽, 안쪽복사 융기에서 몸쪽으로 3촌

☑ 교신(交信, KI8)에서 몸쪽으로 1촌 지점에 위치

침법: 직자: 1~1.5촌, 사자: 1~2촌

특성: 음양이총혈(陰陽二總穴; 主陰), 회양구침혈(回陽九鍼穴), 족궐음간경·족태음비경·족소음신경의 교회혈(交會穴)

漏谷(SP7, 누곡, Nugok)

부위: 종아리 정강뼈면, 정강뼈 안쪽모서리 뒤쪽, 안쪽복사 융기에서 위쪽으로 6촌

☑ 삼음교(三陰交, SP6)에서 몸쪽으로 3촌 지점에 위치

침법: 직자: 0.5~1촌, 사자: 1~1.5촌

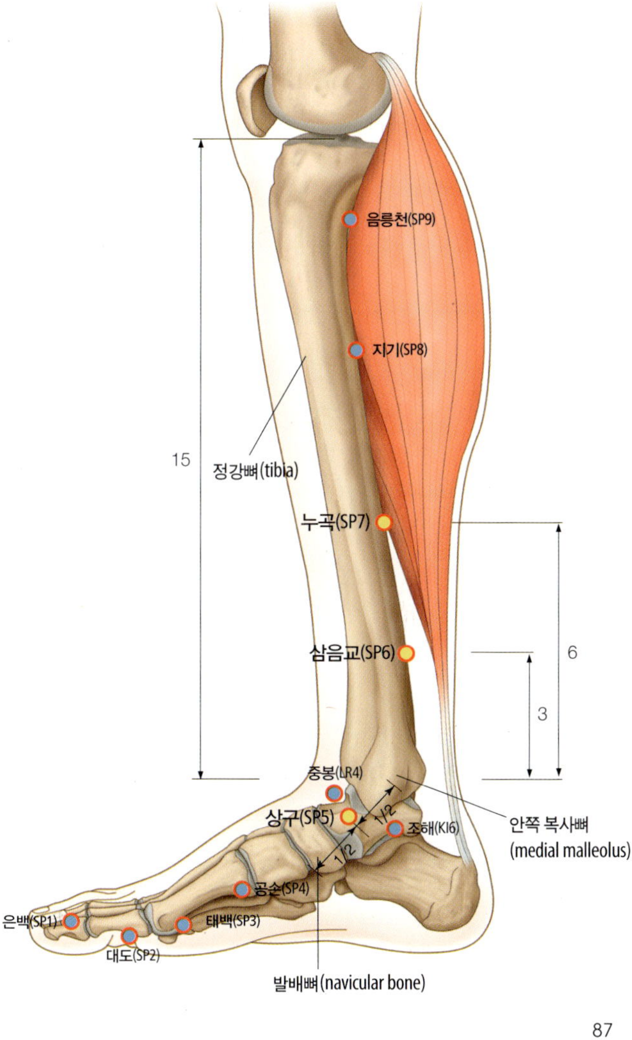
음릉천(SP9)
지기(SP8)
15
정강뼈(tibia)
누곡(SP7)
삼음교(SP6)
6
3
중봉(LR4)
상구(SP5)
1/2
1/2
조해(KI6)
안쪽 복사뼈
(medial malleolus)
공손(SP4)
은백(SP1)
태백(SP3)
대도(SP2)
발배뼈(navicular bone)

地機(SP8, 지기, Jigi)

부위: 종아리 정강뼈면, 정강뼈 안쪽모서리(medial border of tibia) 뒤쪽, 음릉천(陰陵泉, SP9)에서 먼쪽으로 3촌

취혈: 무릎뼈꼭지(apex of patella)와 안쪽복사 융기(prominence of medial malleolus)를 연결하는 선 위에서 몸쪽으로부터 1/3과 먼쪽으로부터 2/3가 되는 지점에서 취혈

침법: 직자: 0.5~1촌, 사자: 1~2촌

특성: 극혈(郄穴), 삼부혈(三部穴; 하부)

陰陵泉(SP9, 음릉천, Eumneungcheon)

부위: 종아리 정강뼈면, 정강뼈 안쪽관절융기(medial condyle of tibia) 아래모서리와 정강뼈 안쪽모서리 사이의 오목한 곳

취혈: 손가락을 정강뼈 안쪽모서리를 따라서 몸쪽으로 움직이면 무릎관절 아래에 오목한 곳이 느껴짐. 정강뼈 안쪽관절융기의 아래모서리와 정강뼈 뒤모서리로 이루어진 각의 오목한 곳에서 취혈

침법: 직자: 0.5~1촌, 사자: 1~1.5촌, 양릉천(陽陵泉, GB34)으로 투자.
☑ 깊게 자입 시 뒤정강동맥(posterior tibial artery) 주의

특성: 합수혈(合水穴)

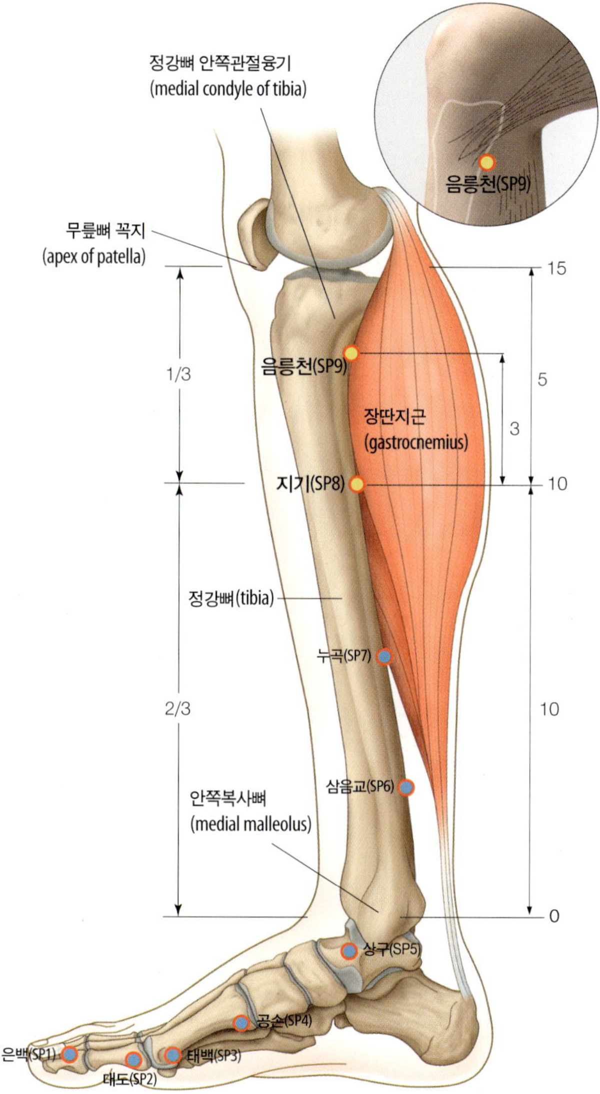
정강뼈 안쪽관절융기
(medial condyle of tibia)
음릉천(SP9)
무릎뼈 꼭지
(apex of patella)
15
1/3
음릉천(SP9)
5
장딴지근
(gastrocnemius)
3
지기(SP8)
10
정강뼈(tibia)
누곡(SP7)
2/3
10
삼음교(SP6)
안쪽복사뼈
(medial malleolus)
0
상구(SP5)
공손(SP4)
은백(SP1)
태백(SP3)
대도(SP2)

血海(SP10, 혈해, Hyeolhae)

부위: 넓적다리 앞안쪽면, 안쪽넓은근(vastus medialis)이 튀어나온 곳, 무릎뼈바닥(base of patella) 안쪽 끝에서 몸쪽으로 2촌.

취혈: 환자로 하여금 바르게 앉아 무릎을 굽히게 하고, 의사의 손바닥을 환자에 무릎에 올려 손바닥을 무릎뼈꼭지 끝에 대고, 엄지손가락과 검지손가락이 이루는 각이 45°가 되도록 벌려서, 엄지손가락을 넓적다리 안쪽으로 향하게 하여 무릎뼈를 감싸듯이 손을 내렸을 때, 엄지손가락 끝이 닿는 곳에서 취혈

침법: 직자: 0.5~0.8촌, 사자: 1~1.5촌

箕門(SP11, 기문, Gimun)

부위: 넓적다리 안쪽면, 무릎뼈바닥 안쪽 끝과 충문(衝門, SP12)을 연결하는 선에서 몸쪽으로부터 1/3과 먼쪽으로부터 2/3가 되는 지점, 긴모음근(adductor longus)과 넙다리빗근(sartorius)의 사이, 넙다리동맥이 뛰는 곳

침법: 직자: 0.3~0.5촌(깊게 자침하지 않음)

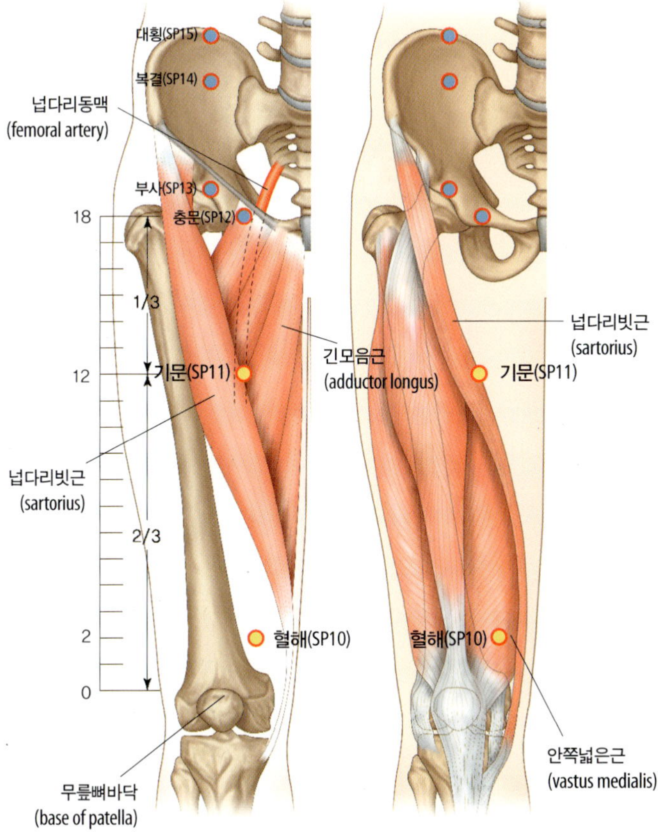
대횡(SP15)
복결(SP14)
넙다리동맥
(femoral artery)
부사(SP13)
충문(SP12)
18
1/3
12
기문(SP11)
긴모음근
(adductor longus)
넙다리빗근
(sartorius)
2/3
2
혈해(SP10)
0
무릎뼈바닥
(base of patella)
넙다리빗근
(sartorius)
기문(SP11)
혈해(SP10)
안쪽넓은근
(vastus medialis)

衝門(SP12, 충문, Chungmun)

부위: 샅부위(groin region), 샅고랑(inguinal crease) 주름 위, 넙다리동맥(femoral artery)의 가쪽

취혈: 곡골(曲骨, CV2)과 같은 높이, 부사(府舍, SP13)의 아래 안쪽에서 취혈

침법: 직자: 0.5~0.7촌(깊게 자침하지 않음), 사자: 0.5~1촌

특성: 족태음비경·족궐음간경·음유맥의 교회혈(交會穴)

府舍(SP13, 부사, Busa)

부위: 아랫배, 배꼽(umbilicus) 중심에서 아래쪽으로 4.3촌, 앞정중선(anterior median line)에서 가쪽으로 4촌

침법: 직자: 0.5~1촌, 사자: 0.5~1촌

특성: 족태음비경·족궐음간경·음유맥의 교회혈(交會穴)

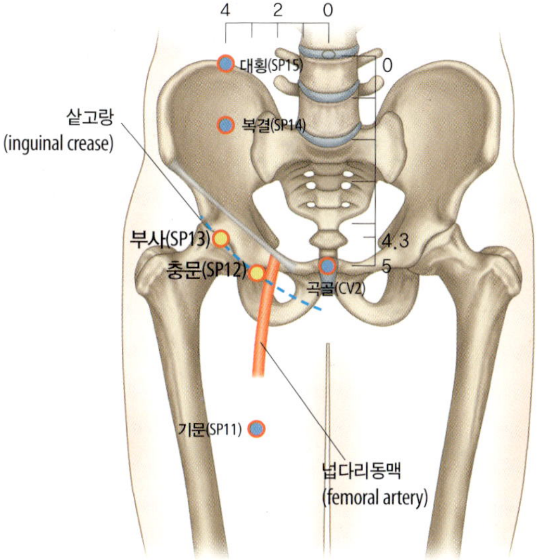
4
2
0
대횡(SP15)
0
살고랑
(inguinal crease)
복결(SP14)
부사(SP13)
4.3
충문(SP12)
5
곡골(CV2)
기문(SP11)
넙다리동맥
(femoral artery)

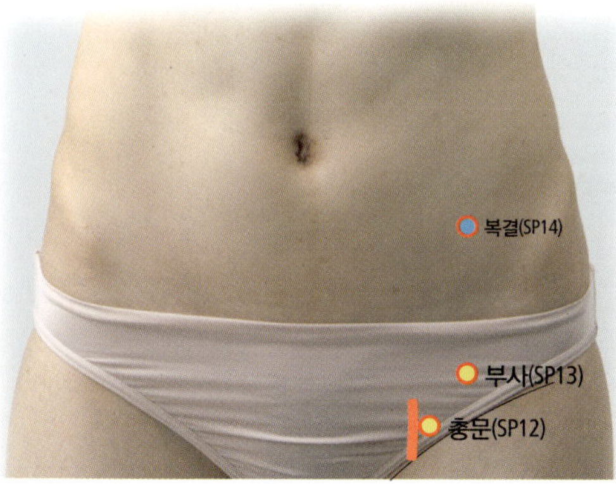
복결(SP14)
부사(SP13)
충문(SP12)

腹結(SP14, 복결, Bokgyeol)

부위: 아랫배, 배꼽(umbilicus) 중심에서 아래쪽으로 1.3촌, 앞정중선(anterior median line)에서 가쪽으로 4촌

취혈: 기해(氣海, CV6)에서 가쪽으로 4촌, 위쪽으로 0.2촌에 위치

침법: 직자: 0.5~1촌, 사자: 0.5~1촌

大橫(SP15, 대횡, Daehoeng)

부위: 윗배, 배꼽중심에서 가쪽으로 4촌.

취혈: 천추(天樞, ST25), 황수(肓兪, KI16), 신궐(神闕, CV8)의 가쪽, 같은 높이에 위치

침법: 직자: 0.5~1촌, 사자: 0.7~1.5촌, 횡자 2~2.5촌

특성: 족태음비경·음유맥의 교회혈(交會穴)

腹哀(SP16, 복애, Bogae)

부위: 윗배, 배꼽중심에서 위쪽으로 3촌, 앞정중선에서 가쪽으로 4촌

취혈: 대횡(大橫, SP15)에서 위쪽으로 3촌, 건리(建里, CV11)와 같은 높이에 위치

침법: 직자: 0.5~1촌, 사자: 0.7~1촌

특성: 족태음비경·음유맥의 교회혈(交會穴)

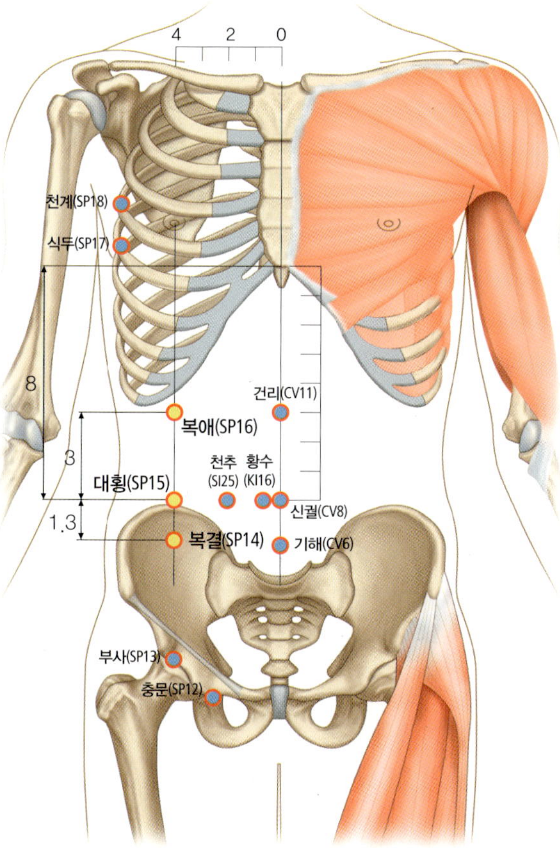
4
2
0
천계(SP18)
식두(SP17)
8
건리(CV11)
복애(SP16)
3
천추
(SI25)
황수
(KI16)
대횡(SP15)
신궐(CV8)
1.3
복결(SP14)
기해(CV6)
부사(SP13)
충문(SP12)

食竇(SP17, 식두, Sikdu)

부위: 앞가슴부위, 다섯째 갈비사이공간(intercostal space), 앞정중선(anterior median line)에서 가쪽으로 6촌

취혈: 식두(食竇, SP17), 유근(乳根, ST18), 보랑(步廊, KI22)은 다섯째 갈비사이공간의 굽은선을 따라 위치

침법: 직자: 0.2~0.3촌, 사자: 0.3~0.4촌

☑ 폐(lung)를 손상하지 않도록 주의

天谿(SP18, 천계, Cheongye)

부위: 앞가슴부위, 넷째 갈비사이공간, 앞정중선에서 가쪽으로 6촌

취혈: 천계(天谿, SP18), 유중(乳中, ST17), 신봉(神封, KI23)은 넷째 갈비사이공간의 굽은 선을 따라 위치

침법: 직자: 0.2~0.3촌, 사자: 0.3~0.5촌

☑ 폐(lung)를 손상하지 않도록 주의

胸鄕(SP19, 흉향, Hyunghyang)

부위: 앞가슴부위, 셋째 갈비사이공간, 앞정중선에서 가쪽으로 6촌

취혈: 흉향(胸鄕, SP19), 응창(膺窓, ST16), 영허(靈墟, KI24)는 셋째 갈비사이공간의 굽은 선을 따라 위치

침법: 직자: 0.2~0.3촌, 사자: 0.3~0.5촌

☑ 폐(lung)를 손상하지 않도록 주의

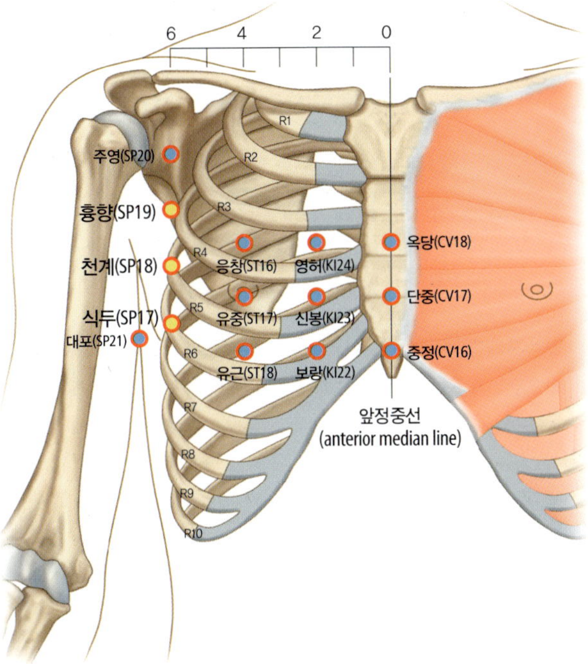
6
4
2
0
R1
R2
R3
R4
R5
R6
R7
R8
R9
R10
주영(SP20)
흉향(SP19)
천계(SP18)
식두(SP17)
대포(SP21)
응창(ST16)
영허(KI24)
옥당(CV18)
유중(ST17)
신봉(KI23)
단중(CV17)
유근(ST18)
보랑(KI22)
중정(CV16)
앞정중선
(anterior median line)

周榮(SP20, 주영, Juyeong)

부위: 앞가슴부위, 둘째 갈비사이공간(intercostal space), 앞정중선(anterior median line)에서 가쪽으로 6촌

취혈: 주영(周榮, SP20), 옥예(屋翳, ST15), 신장(神藏, KI25)은 둘째 갈비사이공간의 굽은 선을 따라 위치

침법: 직자: 0.2~0.4촌, 사자: 0.3~0.5촌

☑ 폐(lung)를 손상하지 않도록 주의

大包(SP21, 대포, Daepo)

부위: 가쪽가슴부위, 여섯째 갈비사이공간, 중간겨드랑선(midaxillary line) 위

취혈: 옆으로 누워 팔을 외전시켰을 때, 중간겨드랑선과 여섯째 갈비사이공간이 만나는 곳에서 취혈

침법: 직자: 0.2~0.3촌, 사자: 0.3~0.4촌

☑ 폐(lung)를 손상하지 않도록 주의

특성: 종지혈(終止穴), 비의 대락(大絡), 삼부혈(三部穴; 상부)

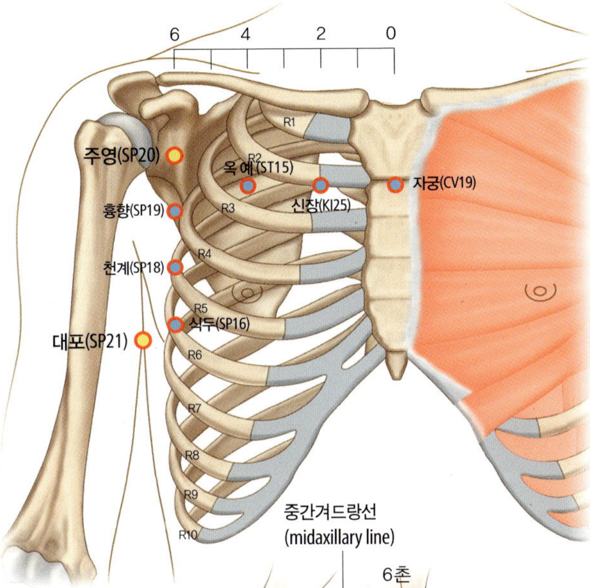

6
4
2
0
R1
주영(SP20)
R2
옥 예(ST15)
자궁(CV19)
신장(KI25)
흉향(SP19)
R3
R4
천계(SP18)
R5
식두(SP16)
대포(SP21)
R6
R7
R8
R9
R10

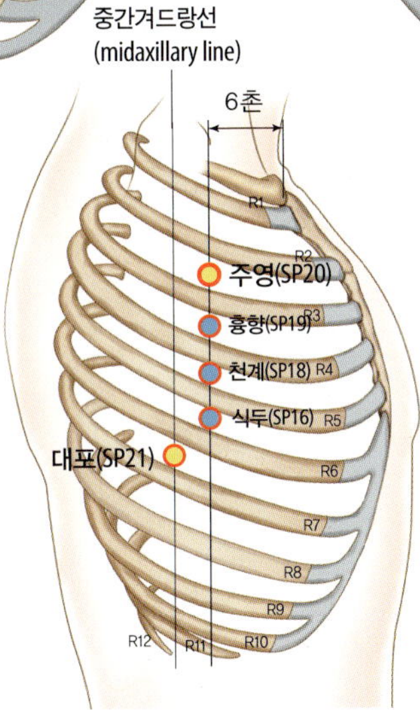

중간겨드랑선
(midaxillary line)
6촌
R1
R2
주영(SP20)
흉향(SP19)
R3
천계(SP18)
R4
식두(SP16)
R5
대포(SP21)
R6
R7
R8
R9
R12
R11
R10

수소음심경(手少陰心經)

Heart Meridian (HT)

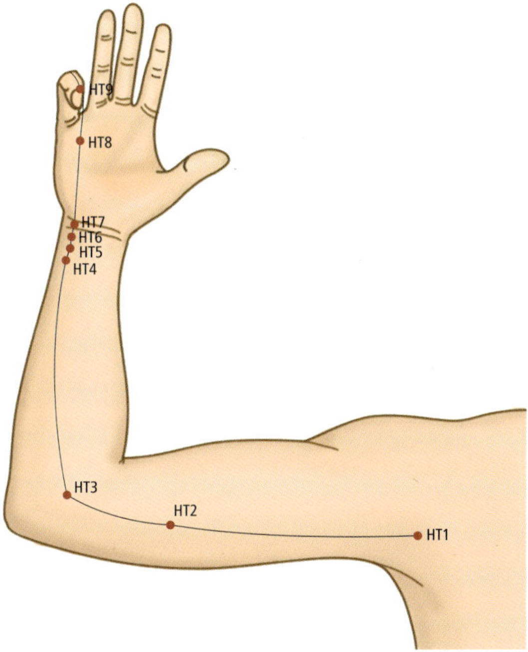

극천	極泉	Geukcheon	HT1
청령	青靈	Cheongnyeong	HT2
소해	少海	Sohae	HT3
영도	靈道	Yeongdo	HT4
통리	通里	Tongri	HT5
음극	陰郄	Eumgeuk	HT6
신문	神門	Sinmun	HT7
소부	少府	Sobu	HT8
소충	少衝	Sochung	HT9

極泉(HT1, 극천, Geukcheon)

부위: 겨드랑, 겨드랑 중심(center of axillary fossa)에서 겨드랑동맥 위

취혈: 팔꿈치를 구부리고 팔을 들어 손바닥을 머리 뒤쪽에 두고, 겨드랑동맥이 뛰는 부위를 취혈

침법: 직자: 0.2~0.5촌(위쪽 겨드랑이로 향해)
☑ 혈관이나 신경을 찌르지 않도록 주의

특성: 기시혈(起始穴)

青靈(HT2, 청령, Cheongnyeong)

부위: 위팔 안쪽면, 위팔두갈래근(biceps brachii)의 안쪽 모서리 바로 안쪽, 팔오금주름(cubital crease)에서 위로 3촌

취혈: 팔꿈치를 구부리고 위팔을 외전했을 때, 극천(極泉, HT1)과 소해(少海, HT3)를 연결하는 선에서 몸쪽으로부터 2/3, 먼쪽으로부터 1/3이 되는 지점에 위치

침법: 직자: 0.3~0.5촌, 사자: 0.5~1촌

少海(HT3, 소해, Sohae)

부위: 팔꿈치 앞 안쪽면, 위팔뼈 안쪽위관절융기(medial epicondyle of humerus) 바로 앞쪽, 팔오금주름(cubital crease)과 같은 높이

취혈: 팔꿉을 구부렸을 때, 팔오금주름 안쪽끝과 위팔뼈 안쪽 위관절융기를 연결하는 선의 중점에 위치

침법: 직자: 0.3~0.8촌, 사자: 0.5~1촌

특성: 합수혈(合水穴)

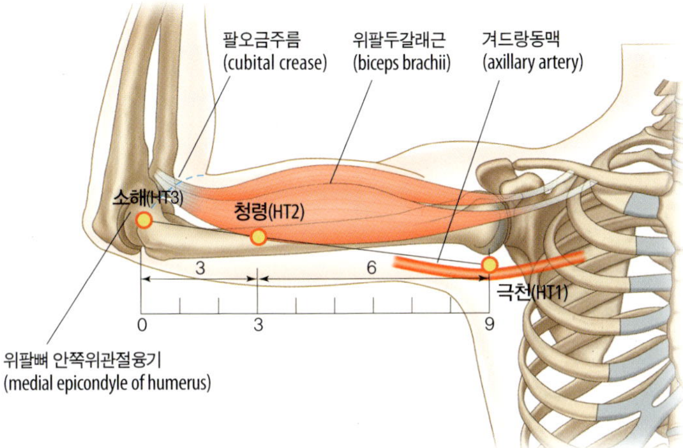
팔오금주름
(cubital crease)
위팔두갈래근
(biceps brachii)
겨드랑동맥
(axillary artery)
소해(HT3)
청령(HT2)
3
6
극천(HT1)
0
3
9
위팔뼈 안쪽위관절융기
(medial epicondyle of humerus)

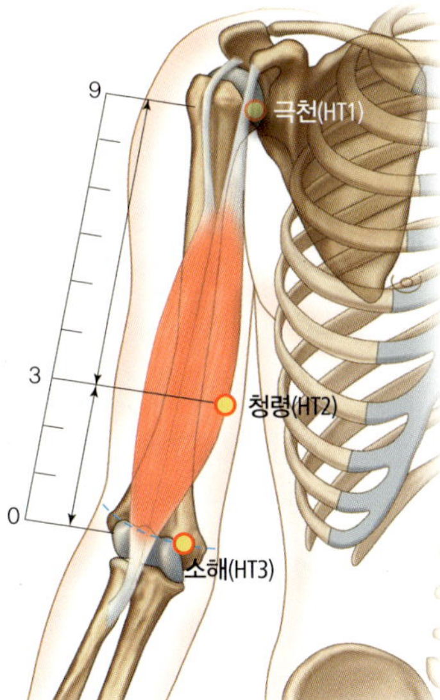
9
극천(HT1)
3
청령(HT2)
0
소해(HT3)

靈道(HT4, 영도, Yeongdo)

부위: 아래팔 앞 안쪽면, 자쪽손목굽힘근힘줄(flexor carpi ulnaris tendon)의 노쪽 모서리 바로 노쪽, 손바닥쪽 손목주름(palmar wrist crease)에서 몸쪽으로 1.5촌

취혈: 신문(神門, HT7)에서 몸쪽으로 1.5촌, 자뼈머리(head of ulna) 모서리와 같은 높이. 노쪽 콩알뼈 윗모서리에서 몸쪽으로 1.5촌

침법: 직자: 0.2~0.5촌, 사자: 0.5~0.8촌

특성: 경금혈(經金穴)

通里(HT5, 통리, Tongri)

부위: 아래팔 앞 안쪽면, 자쪽손목굽힘근힘줄의 노쪽, 손바닥쪽 손목주름(palmar wrist crease)에서 몸쪽으로 1촌

취혈: 콩알뼈 몸쪽모서리 노쪽에서 몸쪽으로 1촌, 즉 신문(神門, HT7)에서 몸쪽으로 1촌, 경거(經渠, LU8)와 같은 높이에서 취혈

침법: 직자: 0.3~0.5촌, 사자: 0.5~1촌

특성: 락혈(絡穴)

陰郄(HT6, 음극, Eumgeuk)

부위: 아래팔 앞 안쪽면, 자쪽손목굽힘근힘줄의 노쪽, 손바닥쪽 손목주름(palmar wrist crease)에서 몸쪽으로 0.5촌.

취혈: 콩알뼈 몸쪽모서리 노쪽에서 몸쪽으로 0.5촌, 즉 신문(神門, HT7)에서 몸쪽으로 0.5촌에서 취혈. 자뼈머리의 먼쪽모서리와 같은 높이에 위치

침법: 직자: 0.3~0.5촌, 사자: 0.5~1촌

특성: 극혈(郄穴)

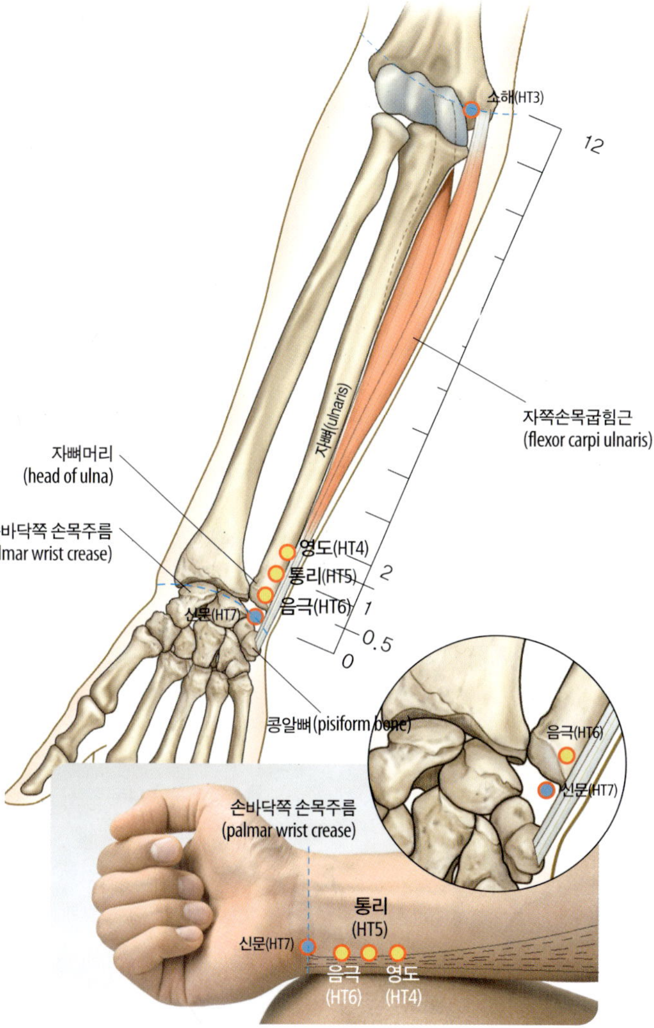

소해(HT3)
12
자쪽손목굽힘근
(flexor carpi ulnaris)
자뼈(ulnaris)
자뼈머리
(head of ulna)
손바닥쪽 손목주름
(palmar wrist crease)
영도(HT4)
통리(HT5)
음극(HT6)
신문(HT7)
2
1
0.5
0
콩알뼈(pisiform bone)
음극(HT6)
신문(HT7)
손바닥쪽 손목주름
(palmar wrist crease)
통리
(HT5)
신문(HT7)
음극
(HT6)
영도
(HT4)

神門(HT7, 신문, Sinmun)

부위: 손목 앞안쪽면, 손바닥쪽 손목주름(palmar wrist crease) 위에서 자쪽손목굽힘근힘줄(flexor carpi ulnaris tendon)의 가쪽모서리

취혈: 손바닥을 위로 향했을 때, 콩알뼈(pisiform bone) 몸쪽모서리의 노쪽 오목한 곳으로 손바닥쪽 손목주름(palmar wrist crease) 위에서 취혈

침법: 직자: 0.2~0.5촌, 사자: 0.5~0.8촌

특성: 수토혈(兪土穴), 원혈(原穴), 자경사혈(自經瀉穴)

少府(HT8, 소부, Sobu)

부위: 손바닥, 넷째·다섯째 손허리뼈(5th metacarpal bone) 사이, 다섯째 손허리손가락관절(5th metacarpophalangeal joint)의 몸쪽 오목한 곳

취혈: 노궁(勞宮, PC8)과 같은 높이에 위치. 주먹을 쥘 때, 새끼손가락 끝이 손바닥에 닿는 부위에서 취혈

침법: 직자: 0.3~0.5촌, 사자: 0.3~0.5촌

특성: 형화혈(滎火穴), 자성혈(自性穴)

少衝(HT9, 소충, Sochung)

부위: 새끼손가락, 끝마디뼈(distal phalanx)의 노쪽, 새끼손톱 노쪽 뿌리각에서 몸가쪽으로 0.1촌

취혈: 새끼손톱의 노쪽모서리를 지나는 수직선과 손톱뿌리를 지나는 수평선이 만나는 지점에서 취혈

침법: 직자: 0.1~0.2촌, 사자: 0.2~0.3촌, 삼릉침으로 점자출혈

특성: 정목혈(井木穴), 종지혈(終止穴), 자경보혈(自經補穴)

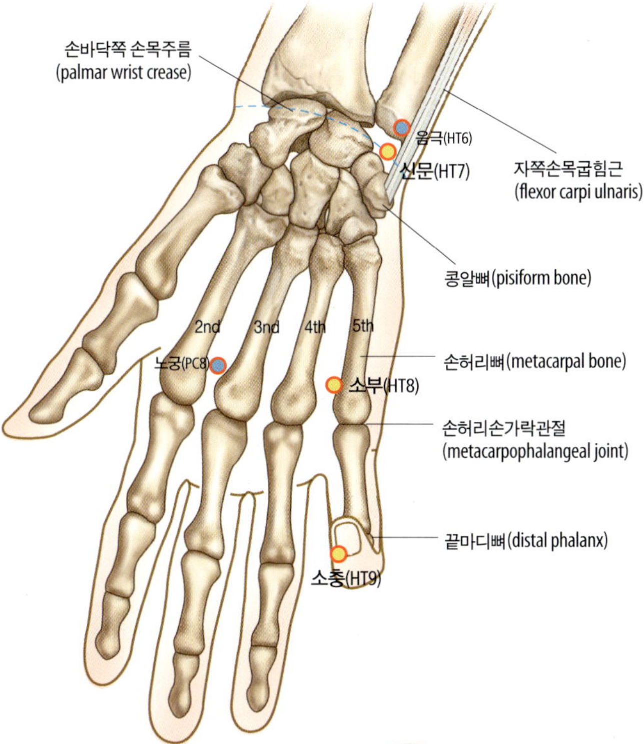
손바닥쪽 손목주름
(palmar wrist crease)
음극(HT6)
신문(HT7)
자쪽손목굽힘근
(flexor carpi ulnaris)
콩알뼈(pisiform bone)
2nd
3nd
4th
5th
손허리뼈(metacarpal bone)
노궁(PC8)
소부(HT8)
손허리손가락관절
(metacarpophalangeal joint)
끝마디뼈(distal phalanx)
소충(HT9)

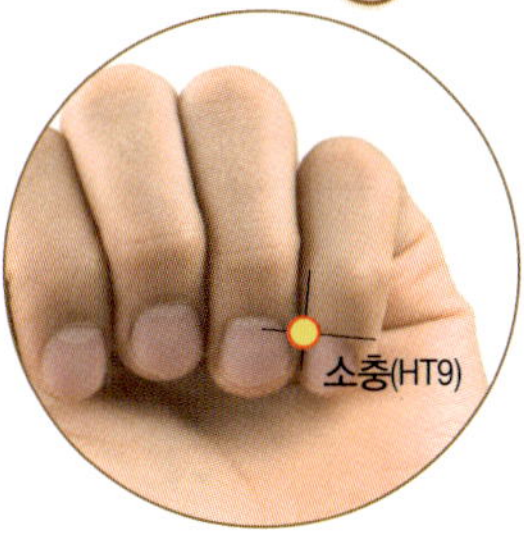
소충(HT9)

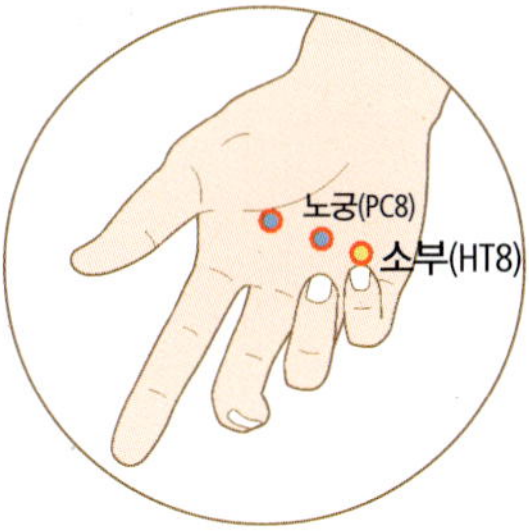
노궁(PC8)
소부(HT8)

수태양소장경(手太陽小腸經)

Small Intestine Meridian (SI)

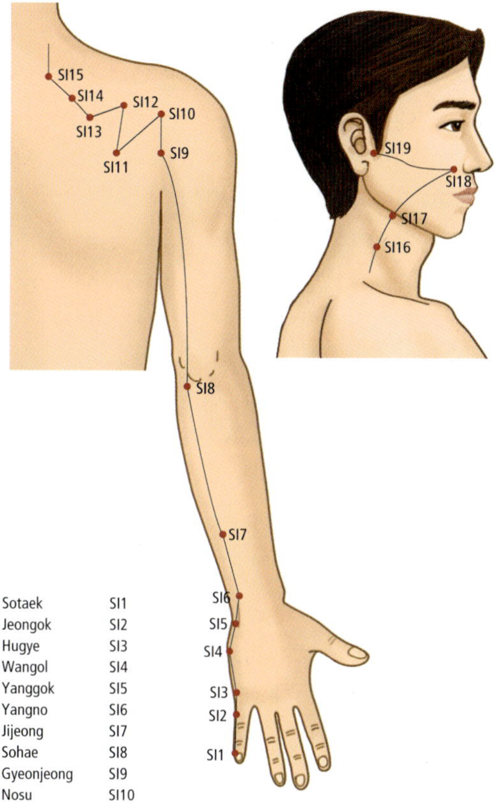

소택	少澤	Sotaek	SI1
전곡	前谷	Jeongok	SI2
후계	後谿	Hugye	SI3
완골	腕骨	Wangol	SI4
양곡	陽谷	Yanggok	SI5
양로	養老	Yangno	SI6
지정	支正	Jijeong	SI7
소해	小海	Sohae	SI8
견정	肩貞	Gyeonjeong	SI9
노수	臑兪	Nosu	SI10
천종	天宗	Cheonjong	SI11
병풍	秉風	Byeongpung	SI12
곡원	曲垣	Gogwon	SI13
견외수	肩外兪	Gyeonoesu	SI14
견중수	肩中兪	Gyeonjungsu	SI15
천창	天窓	Cheonchang	SI16
천용	天容	Cheonyong	SI17
관료	顴髎	Gwallyo	SI18
청궁	聽宮	Cheonggung	SI19

少澤(SI1, 소택, Sotaek)

부위: 새끼손가락, 끝마디뼈(distal phalanx)의 자쪽, 새끼손톱 자쪽 뿌리각에서 몸 안쪽으로 0.1촌

취혈: 새끼손톱의 자쪽모서리를 지나는 수직선과 손톱뿌리를 지나는 수평선이 만나는 지점에서 취혈

침법: 직자: 0.1~0.2촌, 삼릉침으로 점자출혈

특성: 정금혈(井金穴), 기시혈(起始穴)

前谷(SI2, 전곡, Jeongok)

부위: 새끼손가락, 다섯째 손허리손가락관절(5th metacarpophalangeal joint) 자쪽의 먼쪽 오목한 곳, 적백육제

취혈: 손을 약간 굽혔을 때, 새끼손가락의 손바닥쪽 손허리손가락주름 자쪽 끝에서 취혈

침법: 직자: 0.2~0.3촌, 사자: 0.3~0.5촌

특성: 형수혈(滎水穴)

後谿(SI3, 후계, Hugye)

부위: 다섯째 손허리손가락관절 자쪽의 몸쪽 오목한 곳, 적백육제

취혈: 손을 약간 굽혔을 때, 손바닥의 먼쪽 가로피부선(distal transverse skin crease of palm)의 자쪽 끝, 적백육제에서 취혈

침법: 직자: 0.5~1촌
사자: 0.5~2촌 (주먹을 쥐고 손허리뼈를 따라 가쪽에서 앞안쪽으로).

특성: 수목혈(兪木穴), 팔맥교회혈(八脈交會穴; 독맥), 자경보혈(自經補穴)

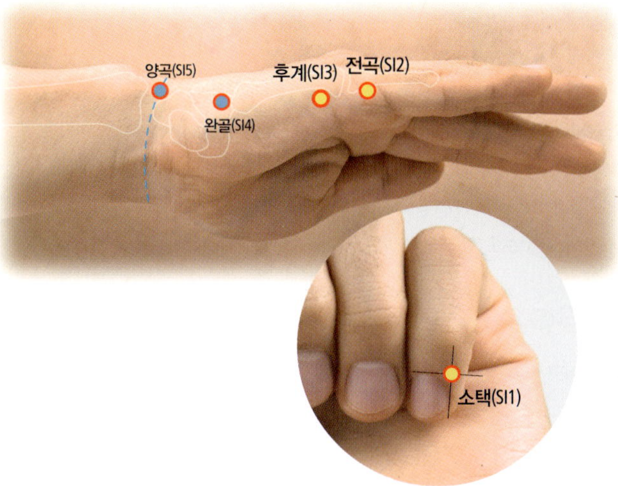
양곡(SI5)
후계(SI3)
전곡(SI2)
완골(SI4)
소택(SI1)

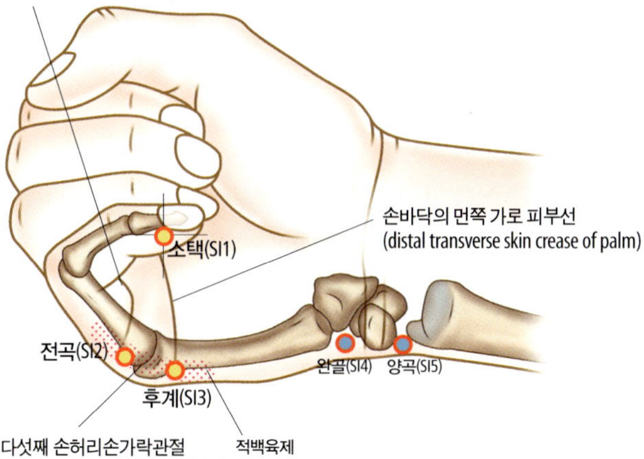
손바닥의 손허리손가락관절 주름
(palmar metacarpophalangeal crease)
손바닥의 먼쪽 가로 피부선
(distal transverse skin crease of palm)
소택(SI1)
전곡(SI2)
완골(SI4)
양곡(SI5)
후계(SI3)
다섯째 손허리손가락관절
(5th metacarpophalangeal joint)
적백육제

腕骨(SI4, 완골, Wangol)

부위: 손목 뒤안쪽면, 다섯째 손허리뼈바닥(metacarpal)과 세모뼈(triquetral) 사이의 오목한 곳, 적백육제

취혈: 손가락을 후계(後谿, SI3)에서 다섯째 손허리뼈를 따라 몸쪽으로 뼈가 튀어나온 곳까지 밀면, 다섯째 손허리뼈와 세모뼈 사이의 오목한 곳의 적백육제

침법: 직자: 0.3~0.5촌, 사자: 0.5~1촌

특성: 원혈(原穴)

陽谷(SI5, 양곡, Yanggok)

부위: 손목 뒤안쪽면, 자뼈붓돌기(styloid process of ulna)와 세모뼈 사이의 오목한 곳

침법: 직자: 0.2~0.4촌, 사자: 0.3~0.5촌

특성: 경화혈(經火穴), 자성혈(自性穴)

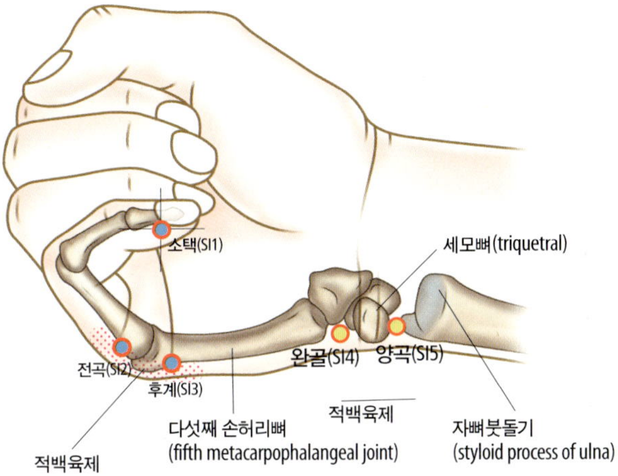

소택(SI1)
세모뼈(triquetral)
완골(SI4)
양곡(SI5)
전곡(SI2)
후계(SI3)
적백육제
다섯째 손허리뼈
(fifth metacarpophalangeal joint)
자뼈붓돌기
(styloid process of ulna)
적백육제

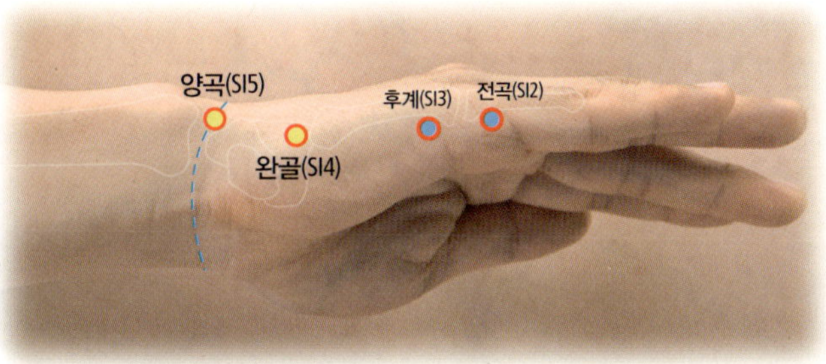

양곡(SI5)
후계(SI3)
전곡(SI2)
완골(SI4)

養老(SI6, 양로, Yangno)

부위: 아래팔 뒤안쪽면, 자뼈머리(head of ulna)의 노쪽, 손등쪽 손목주름(dorsal wrist crease)에서 몸쪽으로 1촌 지점의 오목한 곳

취혈: 손바닥을 아래로 향하게 하고, 다른 손의 한 손가락으로 자뼈머리의 가장 높은 지점을 누른 상태에서, 손바닥을 가슴쪽으로 돌리면 손가락이 미끄러져 들어가는 뼈 사이의 틈새에서 취혈

침법: 직자: 0.3~0.5촌, 사자: 1~1.5촌(내관(內關, PC6)을 향해 자입)

특성: 극혈(郄穴)

支正(SI7, 지정, Jijeong)

부위: 아래팔 뒤안쪽면, 자뼈 안쪽모서리(medial border of ulna)와 자쪽손목굽힘근(flexor carpi ulnaris)의 사이, 손등 쪽 손목주름(dorsal wrist crease)에서 몸쪽으로 5촌

취혈: 소해(小海, SI8)와 양곡(陽谷, SI5)을 연결하는 선의 중점에서 먼쪽으로 1촌 지점에서 취혈

침법: 직자: 0.3~0.5촌, 사자: 0.3~0.5촌

특성: 락혈(絡穴)

小海(SI8, 소해, Sohae)

부위: 팔꿈치 뒤안쪽면, 자뼈 팔꿈치머리(olecranon)와 위팔뼈 안쪽위관절융기(medial epicondyle)사이의 오목한 곳

취혈: 팔꿈치를 약간 굽혔을 때, 자신경고랑(groove for the ulnar nerve)에 해당하는 곳에서 취혈. 손가락으로 그 곳을 두드리면 전기 통하는 느낌이 새끼손가락까지 전달됨

침법: 직자: 0.2~0.5촌, 사자: 0.3~0.7촌

특성: 합토혈(合土穴), 자경사혈(自經瀉穴)

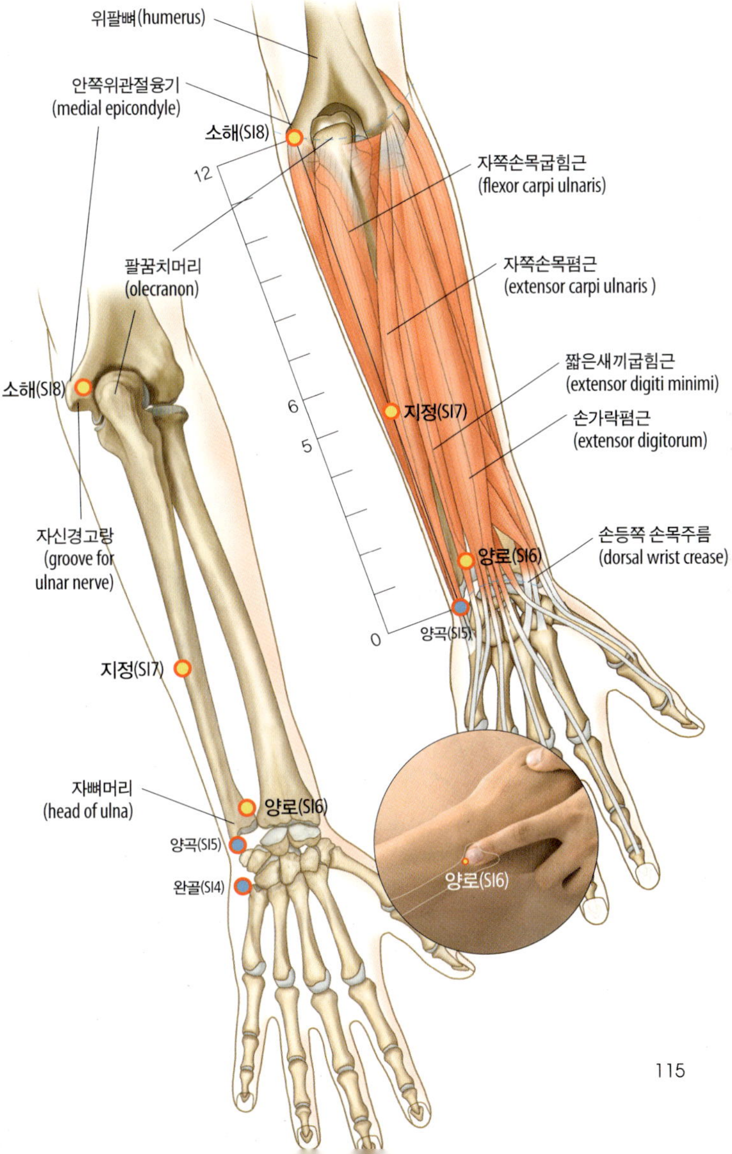
위팔뼈(humerus)
안쪽위관절융기
(medial epicondyle)
소해(SI8)
12
자쪽손목굽힘근
(flexor carpi ulnaris)
팔꿈치머리
(olecranon)
자쪽손목폄근
(extensor carpi ulnaris)
짧은새끼굽힘근
(extensor digiti minimi)
소해(SI8)
6
지정(SI7)
5
손가락폄근
(extensor digitorum)
자신경고랑
(groove for
ulnar nerve)
양로(SI6)
손등쪽 손목주름
(dorsal wrist crease)
양곡(SI5)
0
지정(SI7)
자뼈머리
(head of ulna)
양로(SI6)
양곡(SI5)
완골(SI4)
양로(SI6)

肩貞(SI9, 견정, Gyeonjeong)

부위: 팔이음뼈(shoulder girdle), 어깨관절(shoulder joint) 아래뒤쪽, 겨드랑주름(axillary fold) 뒤쪽 끝에서 위쪽으로 1촌

취혈: 팔을 몸통에 붙이고, 뒤겨드랑주름 끝에서 위쪽으로 1촌, 어깨세모근(deltoid) 뒤쪽에서 취혈

침법: 직자: 0.5~1촌, 사자: 0.5~1.5촌

臑兪(SI10, 노수, Nosu)

부위: 팔이음뼈, 겨드랑주름 뒤쪽끝에서 위쪽, 어깨뼈가시(spine of scapula) 아래쪽 오목한 곳

침법: 직자: 0.5~1촌, 사자: 1~2촌(약간 전하방으로)

특성: 양유맥·양교맥의 교회혈(交會穴)

天宗(SI11, 천종, Cheonjong)

부위: 어깨뼈부위, 어깨뼈가시 중점과 어깨뼈 아래각(inferior angle of scapula)을 연결하는 선에서 위쪽으로부터 1/3과 아래쪽으로부터 2/3가 되는 지점의 오목한 곳

침법: 직자: 0.5촌, 사자: 0.5~1촌

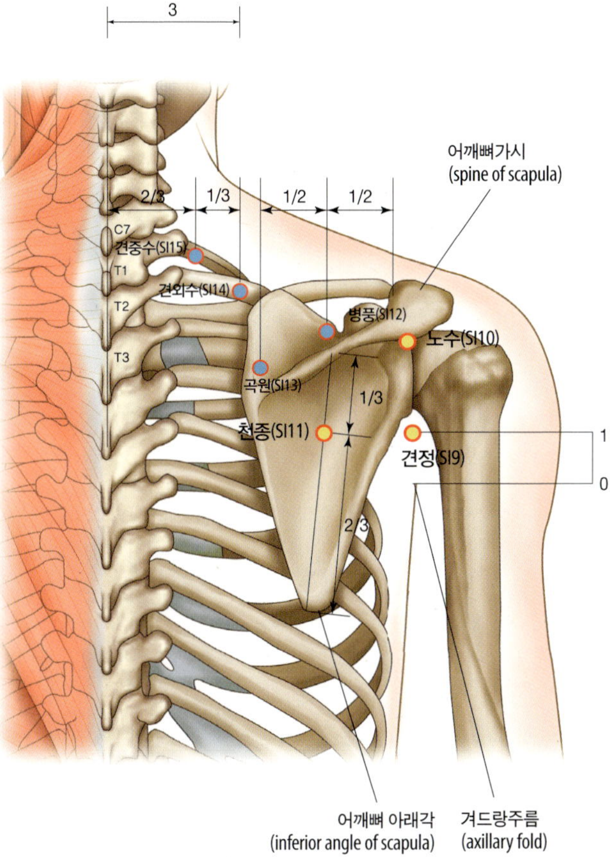
3
2/3
1/3
1/2
1/2
어깨뼈가시
(spine of scapula)
C7
견중수(SI15)
T1
견외수(SI14)
T2
병풍(SI12)
노수(SI10)
T3
곡원(SI13)
1/3
천종(SI11)
1
견정(SI9)
0
2/3
어깨뼈 아래각
(inferior angle of scapula)
겨드랑주름
(axillary fold)

秉風(SI12, 병풍, Byeongpung)

부위: 어깨뼈부위, 가시위오목(supraspinatus fossa), 어깨뼈가시(spine of scapula) 중점 위쪽의 오목한 곳

침법: 0.3~0.5촌, 사자: 0.5~0.7촌

특성: 수태양소장경·수양명대장경·수소양삼초경·족소양담경의 교회혈(交會穴)

曲垣(SI13, 곡원, Gogwon)

부위: 어깨뼈부위, 어깨뼈가시 안쪽 끝 위쪽 오목한 곳

취혈: 노수(臑兪, ST10)와 둘째 등뼈 가시돌기를 연결하는 선의 중점에 위치

침법: 직자: 0.3~0.5촌, 사자: 0.5~0.8촌

肩外兪(SI14, 견외수, Gyeonoesu)

부위: 위쪽 등부위, 첫째 등뼈 가시돌기 아래모서리와 같은 높이, 뒤정중선(posterior median line)에서 가쪽으로 3촌

취혈: 어깨뼈가시의 안쪽 끝을 지나는 수직선과 첫째 등뼈 가시돌기 아래를 지나는 수평선이 만나는 지점에서 취혈. 대저(大杼, BL11), 도도(陶道, GV13)와 같은 높이

침법: 직자: 0.3~0.5촌, 사자: 0.5~0.7촌

肩中兪(SI15, 견중수, Gyeonjungsu)

부위: 위쪽 등부위, 일곱째 목뼈 가시돌기 아래모서리와 같은 높이, 뒤정중선에서 가쪽으로 2촌

취혈: 뒤정중선과 어깨뼈 안쪽모서리를 연결하는 선에서 가쪽으로부터 1/3과 안쪽으로부터 2/3가 되는 지점을 지나는 수직선과 일곱째 목뼈 가시돌기 아래를 지나는 수평선이 만나는 지점에서 취혈. 대추(大椎, GV14)와 같은 높이

침법: 직자: 0.3~0.5촌, 사자: 0.5~0.8촌

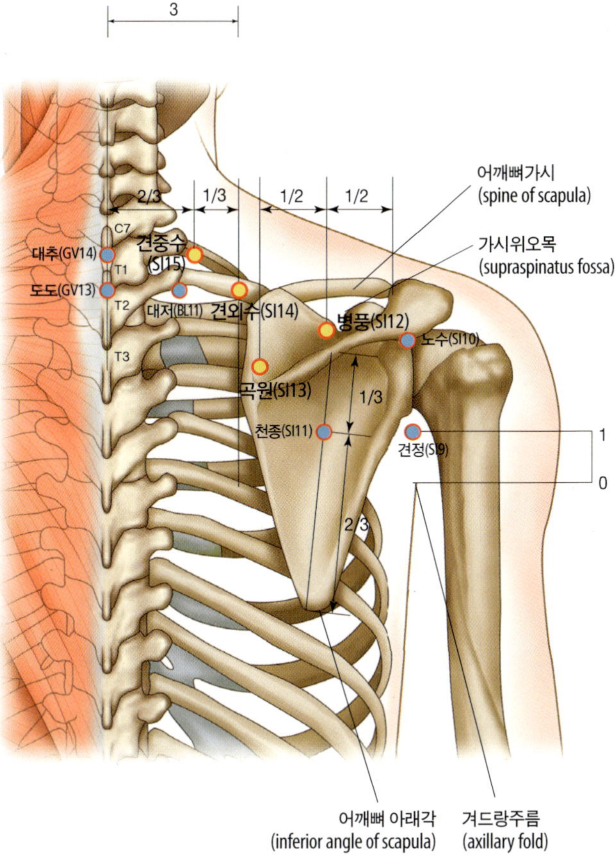
3
2/3
1/3
1/2
1/2
어깨뼈가시
(spine of scapula)
가시위오목
(supraspinatus fossa)
C7
견중수
(SI15)
대추(GV14)
T1
도도(GV13)
T2
대저(BL11)
견외수(SI14)
병풍(SI12)
노수(SI10)
T3
곡원(SI13)
1/3
천종(SI11)
견정(SI9)
1
0
2/3
어깨뼈 아래각
(inferior angle of scapula)
겨드랑주름
(axillary fold)

天窓(SI16, 천창, Cheonchang)

부위: 목 앞부위, 목빗근(sternocleidomastoid)의 뒤쪽, 방패연골(thyroid cartilage) 위 모서리와 같은 높이.

취혈: 인영(人迎, ST9), 부돌(扶突, LI18), 방패연골 위모서리와 같은 높이에 위치. 인영(人迎, ST9)은 목빗근의 앞쪽, 천창(天窓, SI16)은 목빗근의 뒤쪽, 부돌(扶突, LI18)은 목빗근의 앞뒤모서리 중간에 위치

침법: 직자: 0.3~0.5촌, 사자: 0.5~0.8촌

天容(SI17, 천용, Cheonyong)

부위: 목 앞부위, 턱뼈각(angle of mandible) 뒤쪽, 목빗근 앞쪽 오목한 곳

취혈: 저항을 받으며 머리를 반대로 돌렸을 때 목빗근이 현저하게 드러남. 목빗근 뒤쪽의 천유(天牖, TE16)와 같은 높이

침법: 직자: 0.3~0.5촌, 사자: 0.5~1.5촌(혀뿌리 부위를 향해)

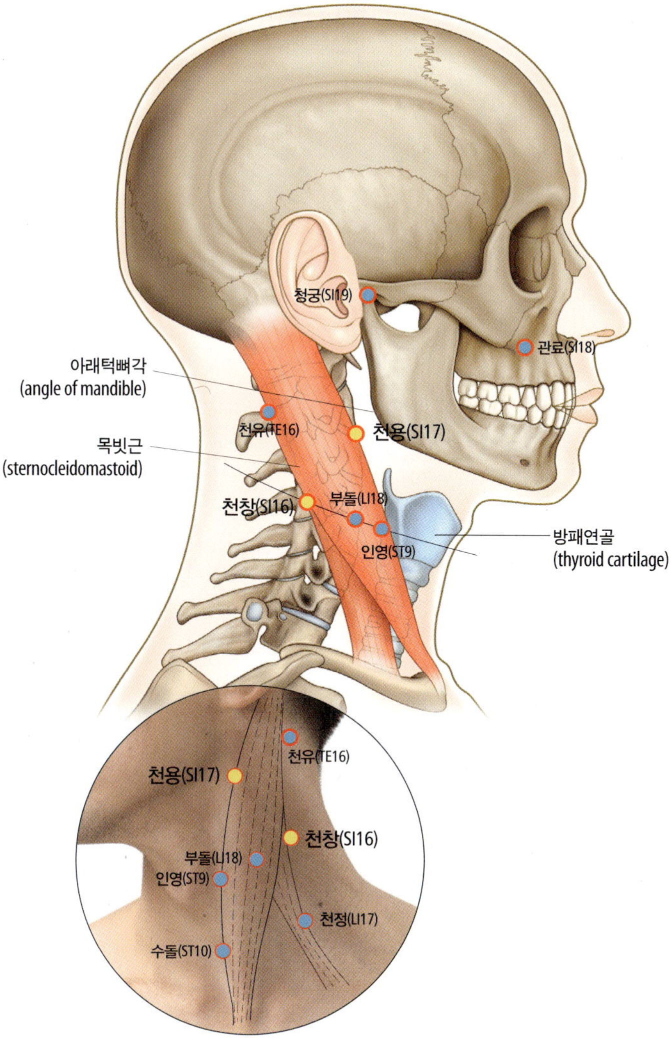
청궁(SI19)
관료(SI18)
아래턱뼈각
(angle of mandible)
천유(TE16)
천용(SI17)
목빗근
(sternocleidomastoid)
천창(SI16)
부돌(LI18)
인영(ST9)
방패연골
(thyroid cartilage)
천유(TE16)
천용(SI17)
천창(SI16)
부돌(LI18)
인영(ST9)
천정(LI17)
수돌(ST10)

顴髎(SI18, 관료, Gwallyo)

부위: 얼굴, 광대뼈(zygomatic bone) 아래쪽, 가쪽눈구석(outer canthus)에서 수직으로 아래쪽 오목한 곳

취혈: 광대뼈 아래모서리의 수평선과 가쪽눈구석의 수직선이 만나는 부위의 오목한 곳에서 취혈

침법: 직자: 0.2~0.3촌. 사자: 0.5~1촌(아래방향으로)

특성: 수소양삼초경과의 교회혈(交會穴)

聽宮(SI19, 청궁, Cheonggung)

부위: 얼굴, 귀구슬(tragus) 중심의 앞모서리와 아래턱뼈 관절돌기(condylar process of mandible) 사이의 오목한 곳

취혈: 입을 약간 벌릴 때 나타나는 귀구슬 중심의 앞쪽 오목한 곳으로, 이문(耳門, TE21)과 청회(聽會, GB2)의 사이에서 취혈

침법: 직자: 0.3~0.5촌, 사자: 0.5~1촌(입을 벌리고 약간 아래를 향하여)

특성: 종지혈(終止穴), 수소양삼초경·족소양담경과의 교회혈(交會穴)

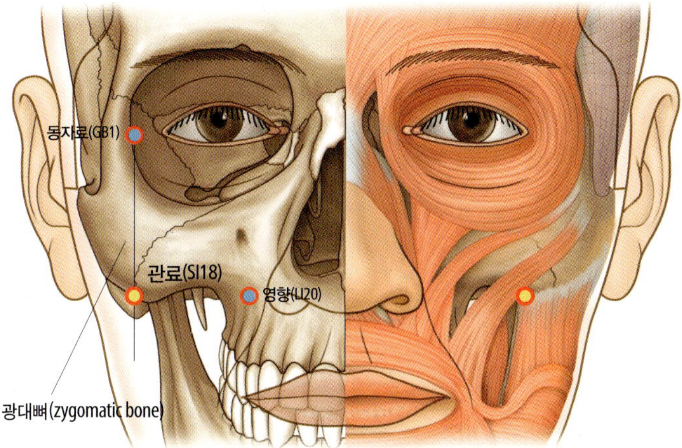
동자료(GB1)
관료(SI18)
영향(LI20)
광대뼈(zygomatic bone)

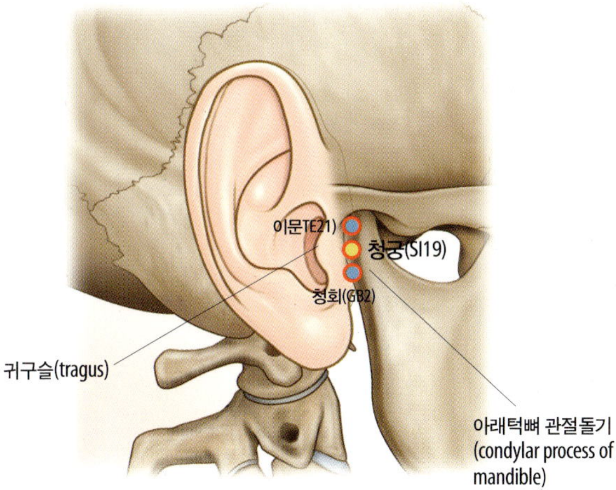
이문(TE21)
청궁(SI19)
청회(GB2)
귀구슬(tragus)
아래턱뼈 관절돌기
(condylar process of
mandible)

족태양방광경(足太陽膀胱經)

Bladder Meridian (BL)

정명	睛明	Jeongmyeong	BL1
찬죽	攢竹	Chanjuk	BL2
미충	眉衝	Michung	BL3
곡차	曲差	Gokcha	BL4
오처	五處	Ocheo	BL5
승광	承光	Seunggwang	BL6
통천	通天	Tongcheon	BL7
낙각	絡却	Nakgak	BL8
옥침	玉枕	Okchim	BL9
천주	天柱	Cheonju	BL10
대저	大杼	Daejeo	BL11
풍문	風門	Pungmun	BL12
폐수	肺兪	Pyesu	BL13
궐음수	厥陰兪	Gworeumsu	BL14
심수	心兪	Simsu	BL15
독수	督兪	Doksu	BL16
격수	膈兪	Gyeoksu	BL17
간수	肝兪	Gansu	BL18
담수	膽兪	Damsu	BL19
비수	脾兪	Bisu	BL20
위수	胃兪	Wisu	BL21
삼초수	三焦兪	Samchosu	BL22
신수	腎兪	Sinsu	BL23
기해수	氣海兪	Gihaesu	BL24
대장수	大腸兪	Daejangsu	BL25
관원수	關元兪	Gwanwonsu	BL26
소장수	小腸兪	Sojangsu	BL27
방광수	膀胱兪	Banggwangsu	BL28
중려수	中膂兪	Jungnyeosu	BL29
백환수	白環兪	Baekwansu	BL30
상료	上髎	Sangnyo	BL31
차료	次髎	Charyo	BL32
중료	中髎	Jungnyo	BL33
하료	下髎	Haryo	BL34
회양	會陽	Hoeyang	BL35
승부	承扶	Seungbu	BL36
은문	殷門	Eunmun	BL37
부극	浮郄	Bugeuk	BL38
위양	委陽	Wiyang	BL39
위중	委中	Wijung	BL40
부분	附分	Bubun	BL41
백호	魄戶	Baekho	BL42
고황	膏肓	Gohwang	BL43
신당	神堂	Sindang	BL44
의희	譩譆	Uihui	BL45
격관	膈關	Gyeokgwan	BL46
혼문	魂門	Honmun	BL47
양강	陽綱	Yanggang	BL48
의사	意舍	Uisa	BL49
위창	胃倉	Wichang	BL50
황문	肓門	Hwangmun	BL51
지실	志室	Jisil	BL52
포황	胞肓	Pohwang	BL53
질변	秩邊	Jilbyeon	BL54
합양	合陽	Habyang	BL55
승근	承筋	Seunggeun	BL56
승산	承山	Seungsan	BL57
비양	飛揚	Biyang	BL58
부양	跗陽	Buyang	BL59
곤륜	崑崙	Gollyun	BL60
복삼	僕參	Boksam	BL61
신맥	申脈	Sinmaek	BL62
금문	金門	Geummun	BL63
경골	京骨	Gyeonggol	BL64
속골	束骨	Sokgol	BL65
족통곡	足通谷	Joktonggok	BL66
지음	至陰	Jieum	BL67

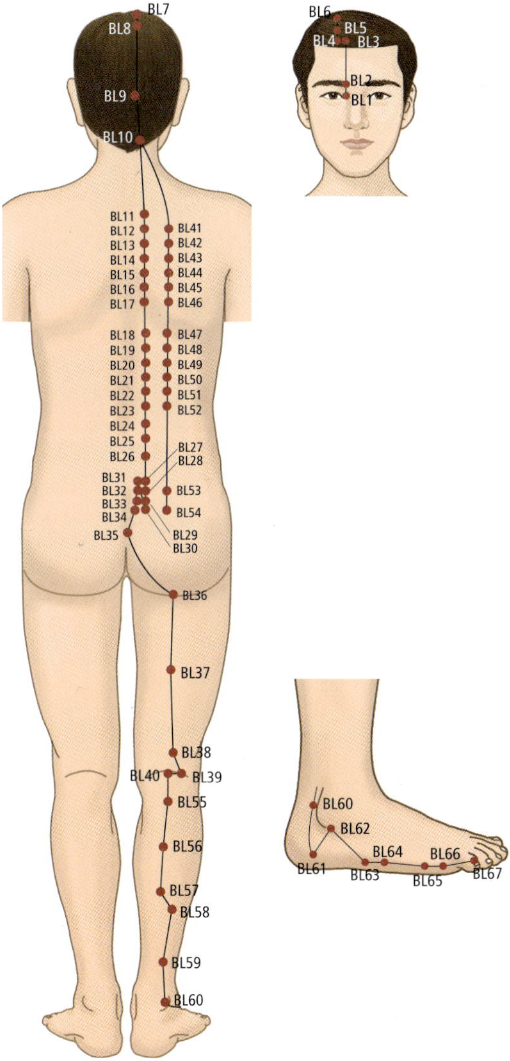

睛明(BL1, 정명, Jeongmyeong)

부위: 얼굴, 안쪽눈구석(inner medial canthus)의 위안쪽 부분과 눈확(orbit)의 안쪽 벽 사이의 오목한 곳

취혈: 눈을 감고 눈동자를 반대편으로 돌린 상태에서, 안쪽눈구석에서 위안쪽으로 0.1촌 지점의 오목한 곳에서 취혈

침법: 직자: 0.1~0.3촌(깊게 자침하지 않음), 사자: 0.3~0.7촌

특성: 기시혈(起始穴), 음교맥의 종지혈(終止穴), 수태양소장경·족태양방광경·족양명위경·음교맥·양교맥과의 교회혈(交會穴)

攢竹(BL2, 찬죽, Chanjuk)

부위: 머리, 눈썹 안쪽끝의 오목한 곳

취혈: 이마뼈패임(frontal notch), 정명(睛明, BL1)에서 수직으로 위쪽, 눈썹 안쪽끝에서 취혈

침법: 직자: 0.3~0.5촌, 삼릉침으로 점자출혈

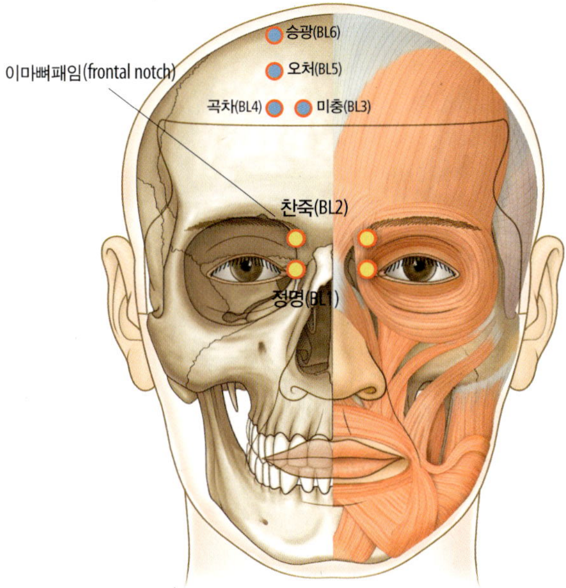
승광(BL6)
이마뼈패임(frontal notch)
오처(BL5)
곡차(BL4)
미충(BL3)
찬죽(BL2)
정명(BL1)

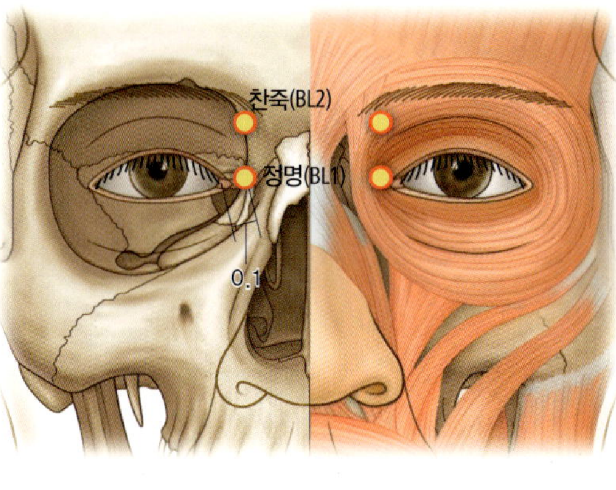
찬죽(BL2)
정명(BL1)
0.1

眉衝(BL3, 미충, Michung)

부위: 머리, 이마뼈패임(frontal notch)의 위쪽, 전발제(anterior hairline)에서 위쪽으로 0.5촌

취혈: 신정(神庭, GV24)을 지나는 수평선과 찬죽(攢竹, BL2)을 지나는 수직선이 만나는 곳에서 취혈. 신정(神庭, GV24)과 곡차(曲差, BL4) 사이의 중간에 위치

침법: 직자: 0.2~0.3촌, 사자: 0.3~0.5촌

曲差(BL4, 곡차, Gokcha)

부위: 머리, 전발제에서 위쪽으로 0.5촌, 앞정중선(anterior median line)에서 가쪽으로 1.5촌

취혈: 신정(神庭, GV24)과 두유(頭維, ST8)를 연결하는 활모양의 가상선에서 안쪽으로부터 1/3, 가쪽으로부터 2/3가 되는 지점에서 취혈

침법: 직자: 0.2~0.3촌, 사자: 0.3~0.5촌

五處(BL5, 오처, Ocheo)

부위: 머리, 전발제에서 위쪽으로 1촌, 앞정중선에서 가쪽으로 1.5촌

취혈: 곡차(曲差, BL4)에서 수직으로 0.5촌, 상성(上星, GV23)과 같은 높이에 위치

침법: 직자: 0.2~0.3촌, 사자: 0.3~0.5촌

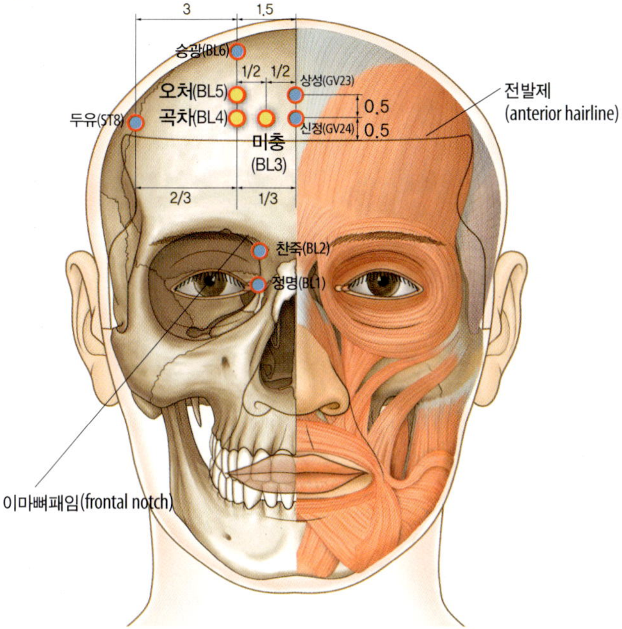
3
1.5
승광(BL6)
1/2
1/2
상성(GV23)
오처(BL5)
0.5
전발제
(anterior hairline)
두유(ST8)
곡차(BL4)
신정(GV24)
0.5
미충
(BL3)
2/3
1/3
찬죽(BL2)
정명(BL1)
이마뼈패임(frontal notch)

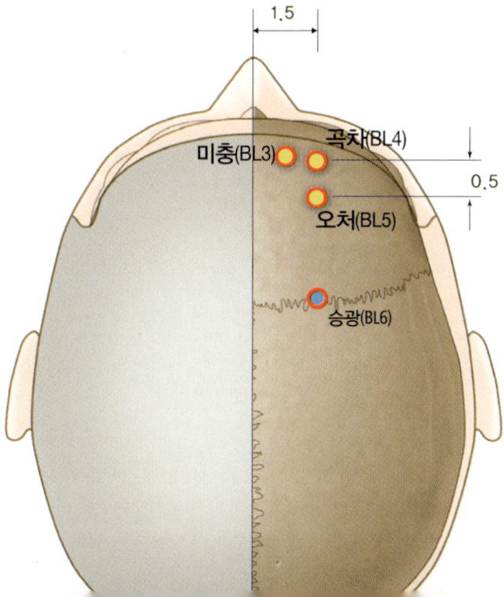
1.5
곡차(BL4)
미충(BL3)
0.5
오처(BL5)
승광(BL6)

承光(BL6, 승광, Seunggwang)

부위: 머리, 전발제(anterior hairline)에서 위로 2.5촌, 앞정중선(anterior median line)에서 가쪽으로 1.5촌

취혈: 오처(五處, BL5)에서 위쪽으로 1.5촌, 곡차(曲差, BL4)에서 위쪽으로 2촌 부위로 정영(正營, GB17)과 같은 높이에 위치

침법: 직자: 0.2-0.3촌, 사자: 0.3~0.5촌

通天(BL7, 통천, Tongcheon)

부위: 머리, 전발제에서 위쪽으로 4촌, 앞정중선에서 가쪽으로 1.5촌

취혈: 승광(承光, BL6)과 낙각(絡却, BL8) 사이의 중점으로, 승령(承靈, GB18), 사신총(四神聰)의 앞 경혈과 같은 높이에 위치

침법: 직자: 0.2~0.3촌, 사자: 0.3~0.5촌

絡却(BL8, 낙각, Nakgak)

부위: 머리, 전발제에서 위쪽으로 5.5촌, 앞정중선에서 가쪽으로 1.5촌

취혈: 백회(百會, GV20)에서 뒤쪽으로 0.5촌, 가쪽으로 1.5촌이 되는 지점에서 취혈

침법: 직자: 0.2-0.3촌, 사자: 0.3~0.5촌

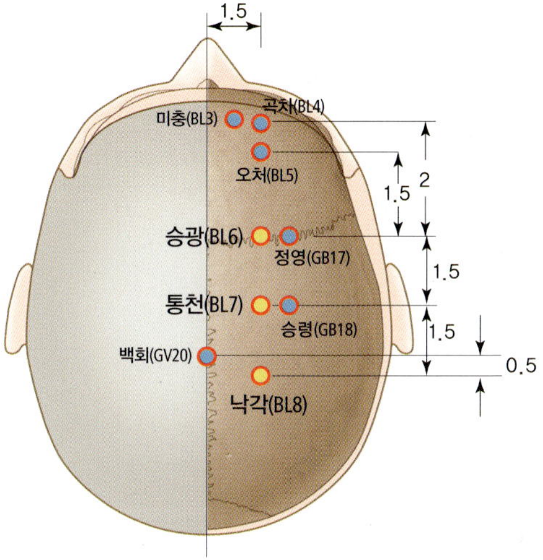
1.5
곡차(BL4)
미충(BL3)
오처(BL5)
1.5
2
승광(BL6)
정영(GB17)
1.5
통천(BL7)
승령(GB18)
1.5
백회(GV20)
0.5
낙각(BL8)

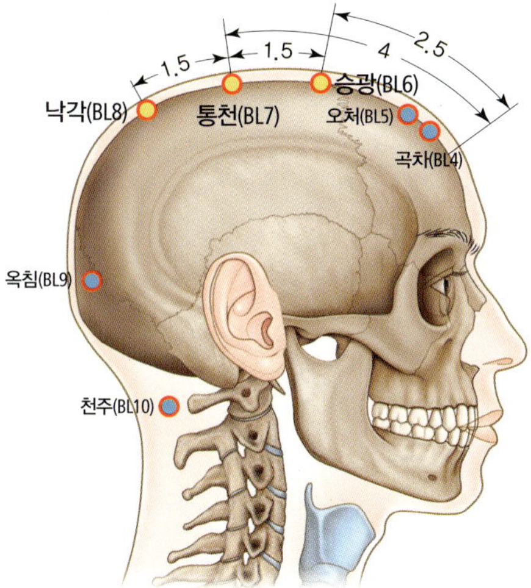
1.5
1.5
4
2.5
낙각(BL8)
통천(BL7)
승광(BL6)
오처(BL5)
곡차(BL4)
옥침(BL9)
천주(BL10)

玉枕(BL9, 옥침, Okchim)

부위: 머리, 바깥뒤통수뼈융기(external occipital protuberance) 위모서리와 같은 높이, 뒤정중선(posterior median line)에서 가쪽으로 1.3촌

취혈: 뇌호(腦戶, GV17), 뇌공(腦空, GB19)과 같은 높이에 위치. 등세모근(trapezius) 가쪽모서리를 지나는 수직선과 바깥뒤통수뼈융기 위모서리를 지나는 수평선이 만나는 지점에서 취혈

침법: 직자: 0.2~0.3촌, 사자: 0.3~0.5촌

天柱(BL10, 천주, Cheonju)

부위: 목 뒤부위, 둘째 목뼈 가시돌기(spinous process of 2nd cervical vertebra) 위모서리와 같은 높이, 등세모근 가쪽모서리 오목한 곳

취혈: 아문(瘂門, GV15)과 같은 높이에 위치

침법: 직자: 0.3~0.5촌, 사자: 0.5~1촌(심자 시 척수 손상 주의)

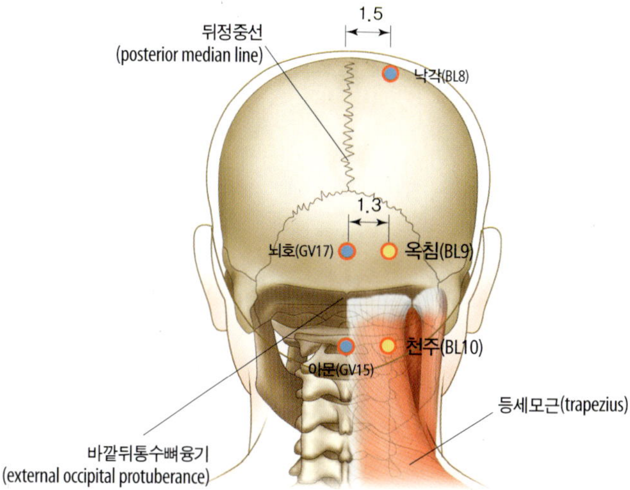
1.5
뒤정중선
(posterior median line)
낙각(BL8)
1.3
뇌호(GV17)
옥침(BL9)
천주(BL10)
아문(GV15)
등세모근(trapezius)
바깥뒤통수뼈융기
(external occipital protuberance)

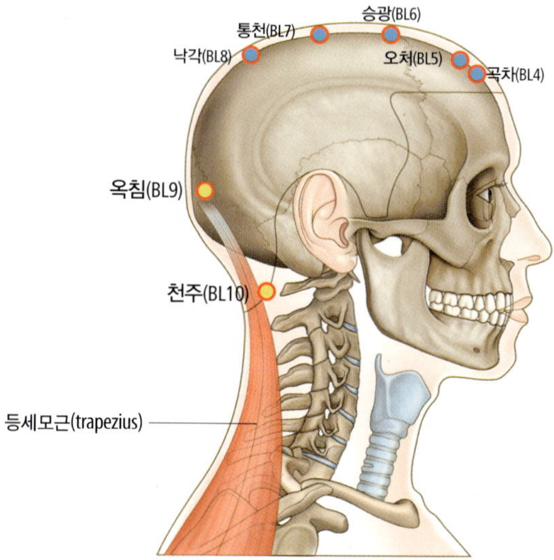
승광(BL6)
통천(BL7)
낙각(BL8)
오처(BL5)
곡차(BL4)
옥침(BL9)
천주(BL10)
등세모근(trapezius)

大杼(BL11, 대저, Daejeo)

부위: 위쪽 등부위, 첫째 등뼈 가시돌기(spinous process of 1st thoracic vertebra) 아래모서리와 같은 높이, 뒤정중선(posterior median line)에서 가쪽으로 1.5촌

취혈: 도도(陶道, GV13)와 견외수(肩外兪, SI14) 사이의 중점에서 취혈

침법: 직자: 0.3~0.5촌, 사자: 0.5~1촌

특성: 팔회혈(八會穴; 골회), 족태양방광경·수태양소장경·족소양담경·족소양삼초경과의 교회혈(交會穴)

風門(BL12, 풍문, Pungmun)

부위: 위쪽 등부위, 둘째 등뼈 가시돌기(spinous process of 2nd thoracic vertebra) 아래모서리와 같은 높이, 뒤정중선에서 가쪽으로 1.5촌

취혈: 부분(附分, BL41)과 둘째 등뼈 가시돌기 아래모서리 사이의 중점에서 취혈

침법: 직자: 0.3~0.5촌, 사자: 0.5~1촌

특성: 독맥·족태양방광경과의 교회혈(交會穴)

肺兪(BL13, 폐수, Pyesu)

부위: 위쪽 등부위, 셋째 등뼈 가시돌기(spinous process of 3rd thoracic vertebra) 아래모서리와 같은 높이, 뒤정중선에서 가쪽으로 1.5촌

취혈: 신주(身柱, GV12)와 백호(魄戶, BL42) 사이의 중점에서 취혈

침법: 직자: 0.3~0.5촌, 사자: 0.5~1촌

특성: 폐의 배수혈(背兪穴)

厥陰兪(BL14, 궐음수, Gworeumsu)

부위: 위쪽 등부위, 넷째 등뼈 가시돌기(spinous process of 4th thoracic vertebra) 아래모서리와 같은 높이, 뒤정중선에서 가쪽으로 1.5촌

취혈: 고황(膏肓, BL43)과 넷째 등뼈 가시돌기 아래모서리 사이의 중점에서 취혈

침법: 직자: 0.3~0.5촌, 사자: 0.5~1촌

특성: 심포의 배수혈(背兪穴)

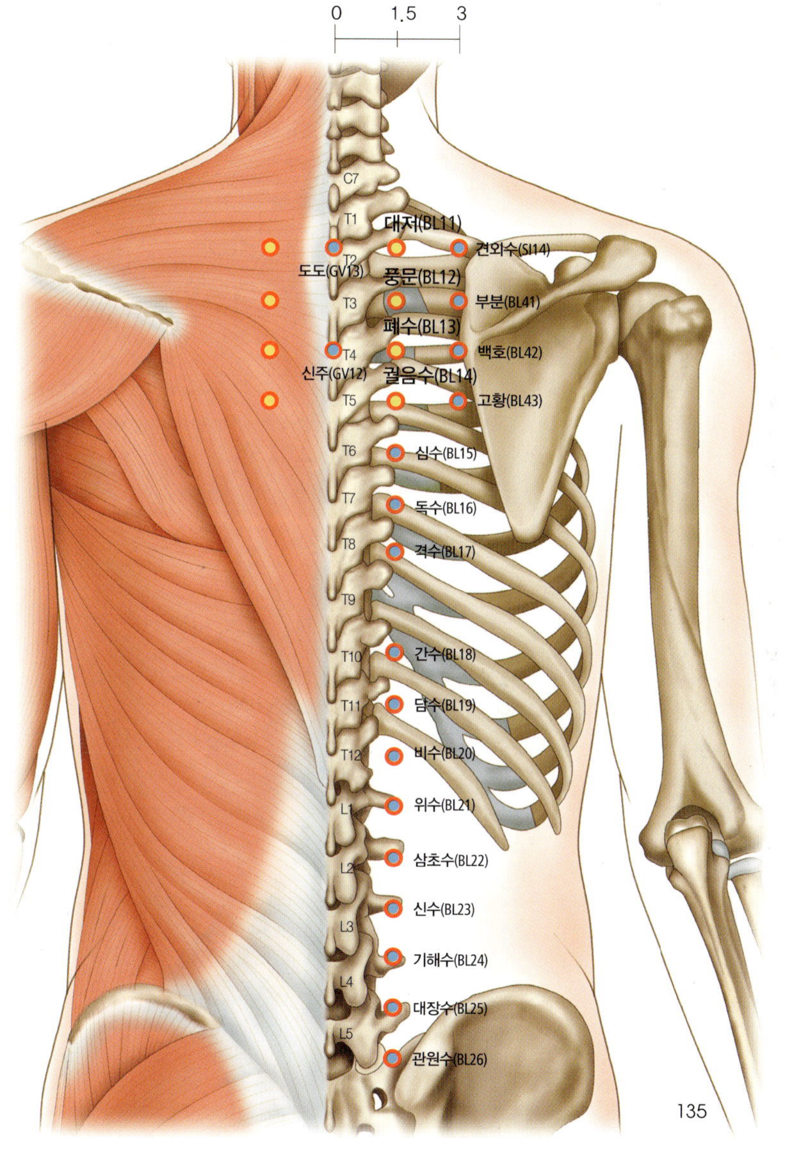
0
1.5
3
C7
T1
대저(BL11)
T2
견외수(SI14)
도도(GV13)
풍문(BL12)
T3
부분(BL41)
폐수(BL13)
T4
백호(BL42)
신주(GV12)
궐음수(BL14)
T5
고황(BL43)
T6
심수(BL15)
T7
독수(BL16)
T8
격수(BL17)
T9
T10
간수(BL18)
T11
담수(BL19)
T12
비수(BL20)
L1
위수(BL21)
L2
삼초수(BL22)
신수(BL23)
L3
기해수(BL24)
L4
대장수(BL25)
L5
관원수(BL26)

心兪(BL15, 심수, Simsu)

부위: 위쪽 등부위, 다섯째 등뼈 가시돌기(spinous process of 5th thoracic vertebra) 아래모서리와 같은 높이, 뒤정중선(posterior median line)에서 가쪽으로 1.5촌

취혈: 신도(神道, GV11)와 신당(神堂, BL44) 사이의 중점에서 취혈

침법: 직자: 0.3~0.5촌, 사자: 1.5촌

특성: 심의 배수혈(背兪穴)

督兪(BL16, 독수, Doksu)

부위: 위쪽 등부위, 여섯째 등뼈 가시돌기(spinous process of 6th thoracic vertebra) 아래모서리와 같은 높이, 뒤정중선에서 가쪽으로 1.5촌

취혈: 영대(靈臺, GV10)와 의희(噫嘻, BL45) 사이의 중점에서 취혈

침법: 직자: 0.3~0.5촌, 사자: 0.5~1촌

膈兪(BL17, 격수, Gyeoksu)

부위: 위쪽 등부위, 일곱째 등뼈 가시돌기(spinous process of 7th thoracic vertebra) 아래모서리와 같은 높이, 뒤정중선에서 가쪽으로 1.5촌

취혈: 지양(至陽, GV9)과 격관(膈關, BL46) 사이의 중점에서 취혈

침법: 직자: 0.3~0.5촌, 사자: 0.5~1촌

특성: 팔회혈(八會穴; 혈회)

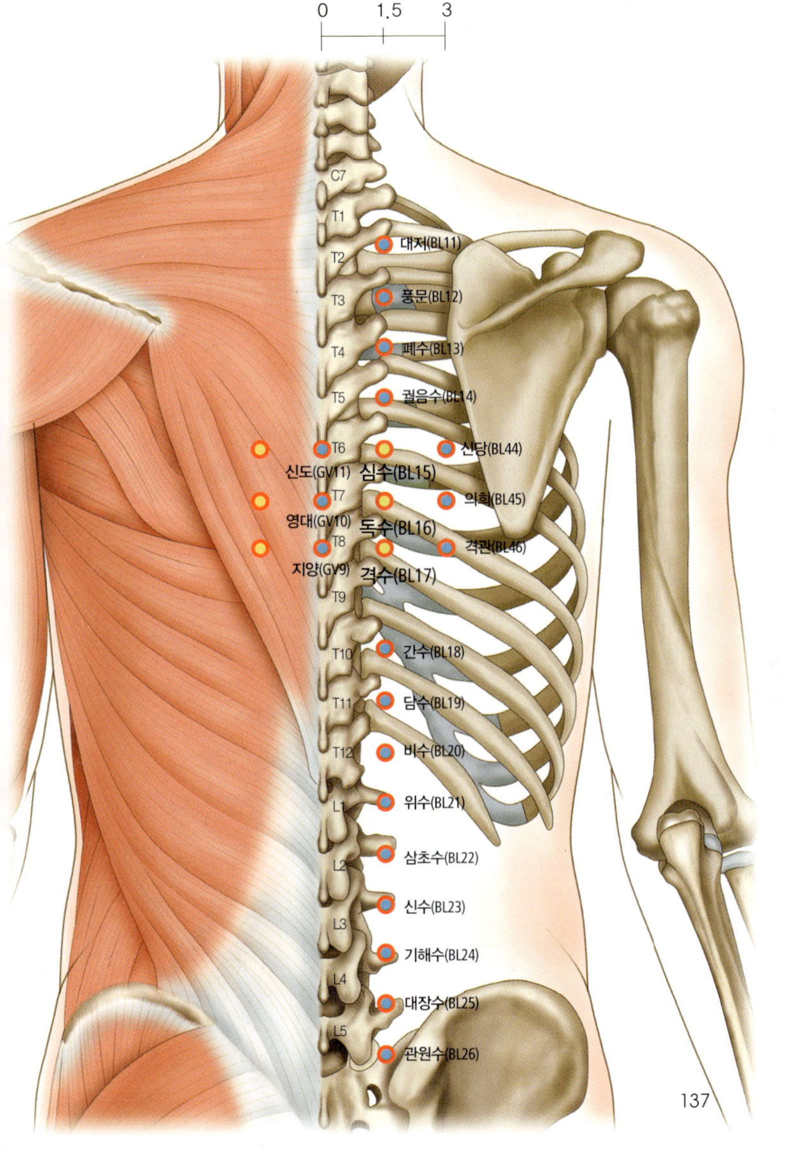
0
1.5
3
C7
T1
T2
대저(BL11)
T3
풍문(BL12)
T4
폐수(BL13)
T5
궐음수(BL14)
T6
신당(BL44)
신도(GV11)
심수(BL15)
T7
의희(BL45)
영대(GV10)
독수(BL16)
T8
격관(BL46)
지양(GV9)
격수(BL17)
T9
T10
간수(BL18)
T11
담수(BL19)
T12
비수(BL20)
L1
위수(BL21)
L2
삼초수(BL22)
신수(BL23)
L3
기해수(BL24)
L4
대장수(BL25)
L5
관원수(BL26)

肝兪(BL18, 간수, Gansu)

부위: 위쪽 등부위, 아홉째 등뼈 가시돌기(spinous process of 9th thoracic vertebra) 아래모서리와 같은 높이, 뒤정중선(posterior median line)에서 가쪽으로 1.5촌

취혈: 근축(筋縮, GV8)과 혼문(魂門, BL47) 사이의 중점에서 취혈

침법: 직자: 0.3~0.5촌, 사자: 0.5~1촌

특성: 간의 배수혈(背兪穴)

膽兪(BL19, 담수, Damsu)

부위: 위쪽 등부위, 열째 등뼈 가시돌기(spinous process of 10th thoracic vertebra) 아래모서리와 같은 높이, 뒤정중선에서 가쪽으로 1.5촌

취혈: 중추(中樞, GV7)와 양강(陽綱, BL48) 사이의 중점에서 취혈

침법: 직자: 0.3~0.5촌, 사자: 0.3~1촌

특성: 담의 배수혈(背兪穴)

脾兪(BL20, 비수, Bisu)

부위: 위쪽 등부위, 열한째 등뼈 가시돌기(spinous process of 11th thoracic vertebra) 아래모서리와 같은 높이, 뒤정중선에서 가쪽으로 1.5촌

취혈: 척중(脊中, GV6)과 의사(意舍, BL49) 사이의 중점에서 취혈

침법: 직자: 0.3~0.5촌, 사자: 0.5~1촌

특성: 비의 배수혈(背兪穴)

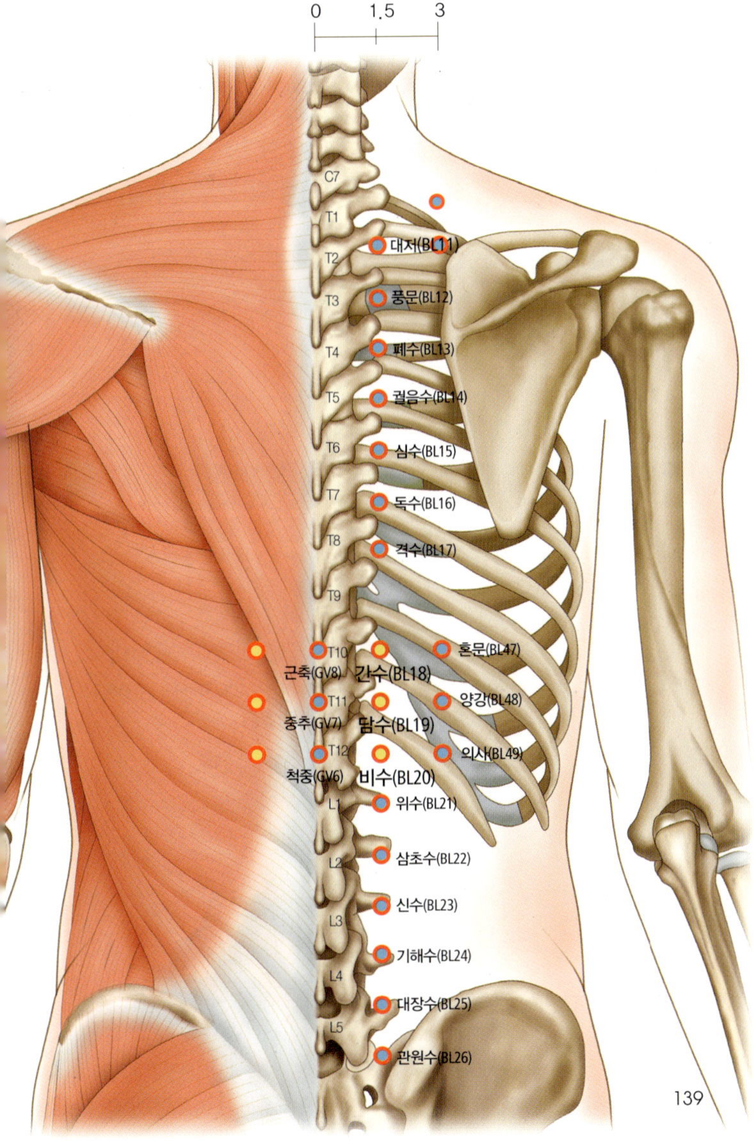
0
1.5
3
C7
T1
T2
대저(BL11)
T3
풍문(BL12)
T4
폐수(BL13)
T5
궐음수(BL14)
T6
심수(BL15)
T7
독수(BL16)
T8
격수(BL17)
T9
T10
혼문(BL47)
근축(GV8)
간수(BL18)
T11
양강(BL48)
중추(GV7)
담수(BL19)
T12
의사(BL49)
척중(GV6)
비수(BL20)
L1
위수(BL21)
L2
삼초수(BL22)
신수(BL23)
L3
기해수(BL24)
L4
대장수(BL25)
L5
관원수(BL26)

胃兪(BL21 위수, Wisu)

부위: 위쪽 등부위, 열두째 등뼈 가시돌기(spinous process of 12th thoracic vertebra) 아래모서리와 같은 높이, 뒤정중선(posterior median line)에서 가쪽으로 1.5촌

취혈: 위창(胃倉, BL50)과 열두째 등뼈 가시돌기 아래모서리 사이의 중점에서 취혈

침법: 직자: 0.3~0.5촌, 사자: 0.5~1촌

특성: 위의 배수혈(背兪穴)

三焦兪(BL22, 삼초수, Samchosu)

부위: 허리부위, 첫째 허리뼈 가시돌기(spinous process of 1st lumbar vertebra) 아래모서리와 같은 높이, 뒤정중선에서 가쪽으로 1.5촌

취혈: 현추(懸樞, GV5)와 황문(肓門, BL51) 사이의 중점에서 취혈

침법: 직자: 0.3~0.5촌, 사자: 0.5~1촌

특성: 삼초의 배수혈(背兪穴)

腎兪(BL23, 신수, Sinsu)

부위: 허리부위, 둘째 허리뼈 가시돌기(spinous process of 2nd lumbar vertebra) 아래모서리와 같은 높이, 뒤정중선에서 가쪽으로 1.5촌

취혈: 명문(命門, GV4)과 지실(志室, BL52) 사이의 중점에서 취혈

침법: 직자: 0.3~1촌, 사자: 0.5~1촌

특성: 신의 배수혈(背兪穴)

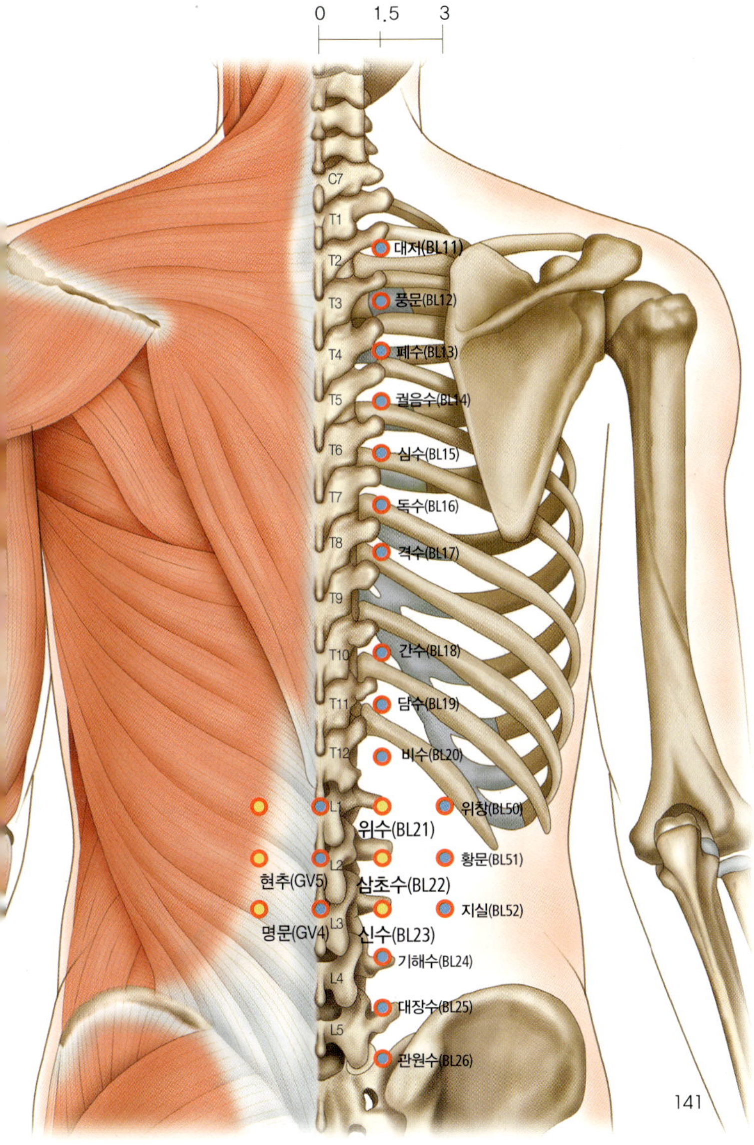
0
1.5
3
C7
T1
T2
T3
T4
T5
T6
T7
T8
T9
T10
T11
T12
L1
L2
L3
L4
L5
대저(BL11)
풍문(BL12)
폐수(BL13)
궐음수(BL14)
심수(BL15)
독수(BL16)
격수(BL17)
간수(BL18)
담수(BL19)
비수(BL20)
위창(BL50)
위수(BL21)
황문(BL51)
현추(GV5)
삼초수(BL22)
지실(BL52)
명문(GV4)
신수(BL23)
기해수(BL24)
대장수(BL25)
관원수(BL26)

氣海兪(BL24, 기해수, Gihaesu)

부위: 허리부위, 셋째 허리뼈 가시돌기(spinous process of 3rd lumbar vertebra) 아래 모서리와 같은 높이, 뒤정중선(posterior median line)에서 가쪽으로 1.5촌

침법: 직자: 0.3~0.5촌, 사자: 0.5~1촌

大腸兪(BL25, 대장수, Daejangsu)

부위: 허리부위, 넷째 허리뼈 가시돌기(spinous process of 4th lumbar vertebra) 아래 모서리와 같은 높이, 뒤정중선에서 가쪽으로 1.5촌

취혈: 요양관(腰陽關, GV3)과 같은 높이에 위치

침법: 직자: 0.5~1촌, 사자: 1~2촌

특성: 대장의 배수혈(背兪穴)

關元兪(BL26, 관원수, Gwanwonsu)

부위: 허리부위, 다섯째 허리뼈 가시돌기(spinous process of 5th lumbar vertebra) 아래모서리와 같은 높이, 뒤정중선에서 가쪽으로 1.5촌

침법: 직자: 0.5~1촌, 사자: 1~2촌

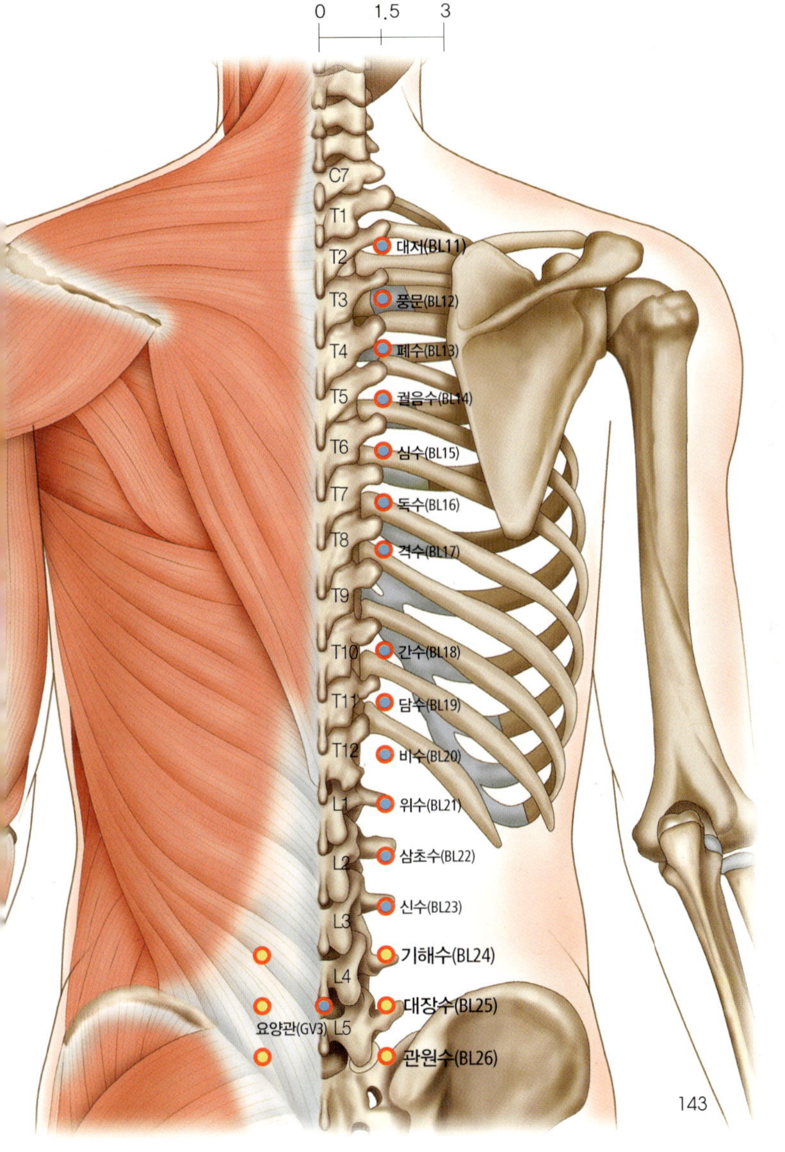
0
1.5
3
C7
T1
T2
대저(BL11)
T3
풍문(BL12)
T4
폐수(BL13)
T5
궐음수(BL14)
T6
심수(BL15)
T7
독수(BL16)
T8
격수(BL17)
T9
T10
간수(BL18)
T11
담수(BL19)
T12
비수(BL20)
L1
위수(BL21)
L2
삼초수(BL22)
신수(BL23)
L3
기해수(BL24)
L4
대장수(BL25)
요양관(GV3)
L5
관원수(BL26)

小腸兪(BL27, 소장수, Sojangsu)

부위: 엉치부위, 첫째 뒤엉치뼈구멍(the 1st sacral foramen)과 같은 높이, 정중엉치뼈능선(median sacral crest)에서 가쪽으로 1.5촌

취혈: 상료(上髎, BL31)와 같은 높이에 위치

침법: 직자: 0.5~1촌, 사자: 1~1.5촌

특성: 소장의 배수혈(背兪穴)

膀胱兪(BL28, 방광수, Banggwangsu)

부위: 엉치부위, 둘째 뒤엉치뼈구멍(the 2nd sacral foramen)과 같은 높이, 정중엉치뼈능선에서 가쪽으로 1.5촌

취혈: 차료(次髎, BL32)와 같은 높이에 위치

침법: 직자: 0.5~1촌, 사자: 1~1.5촌

특성: 방광의 배수혈(背兪穴)

中膂兪(BL29, 중려수, Jungnyeosu)

부위: 엉치부위, 셋째 뒤엉치뼈구멍(the 3rd sacral foramen)과 같은 높이, 정중엉치뼈능선에서 가쪽으로 1.5촌

취혈: 중료(中髎, BL33)와 같은 높이에 위치

침법: 직자: 0.5~1촌, 사자: 0.7~1촌

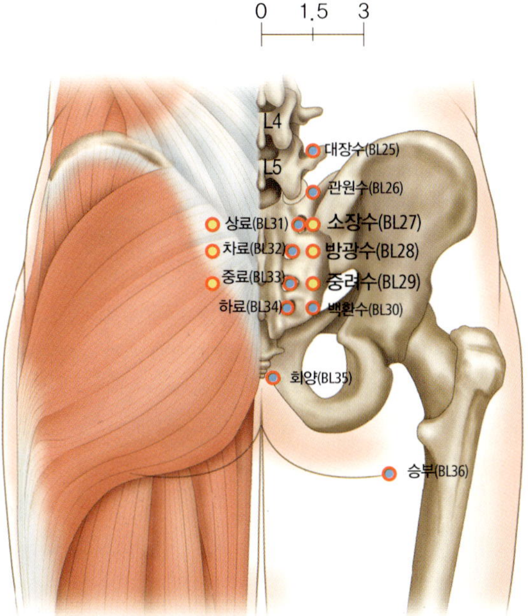
0
1.5
3
L4
L5
대장수(BL25)
관원수(BL26)
상료(BL31)
소장수(BL27)
차료(BL32)
방광수(BL28)
중료(BL33)
중려수(BL29)
하료(BL34)
백환수(BL30)
회양(BL35)
승부(BL36)

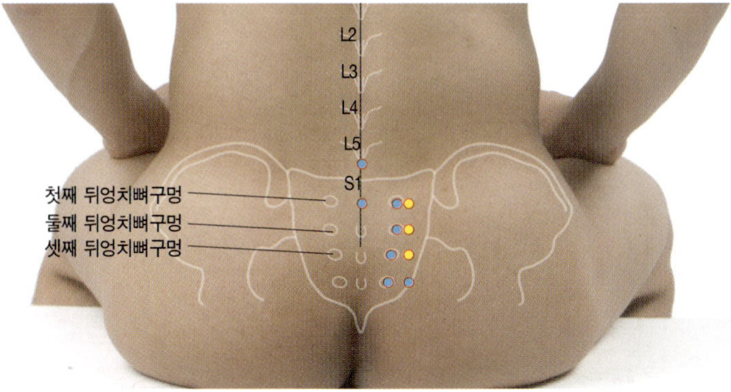
L2
L3
L4
L5
S1
첫째 뒤엉치뼈구멍
둘째 뒤엉치뼈구멍
셋째 뒤엉치뼈구멍

白環兪(BL30, 백환수, Baekwansu)

부위: 엉치부위, 넷째 뒤엉치뼈구멍(the 4th sacral foramen)과 같은 높이, 정중엉치뼈능선(median sacral crest)에서 가쪽으로 1.5촌

취혈: 하료(下髎, BL34)와 같은 높이에 위치

침법: 직자: 0.5~1촌, 사자: 0.7~1촌

上髎(BL31, 상료, Sangnyo)

부위: 엉치부위, 첫째 뒤엉치뼈구멍(the 1st sacral foramen)

취혈: 첫째 뒤엉치뼈구멍은 손가락을 차료(次髎, BL32)에서부터 위쪽으로 움직이면서 찾으면 오목하게 촉지되는 부위

침법: 직자: 0.5~1.2촌(엉치뼈구멍 안으로 자입)

특성: 족태양방광경 · 족소양담경과의 교회혈(交會穴)

次髎(BL32, 차료, Charyo)

부위: 엉치부위, 둘째 뒤엉치뼈구멍(the 2nd sacral foramen)

취혈: 둘째 뒤엉치뼈구멍은 위뒤엉덩뼈가시(posterior superior iliac spine)와 둘째 엉치뼈 가시돌기(spinous process of 2nd sacral vertebra)를 연결하는 선의 중점, 오목한 곳에서 촉지되는 부위

침법: 직자: 0.5~1촌(엉치뼈구멍 안으로 자입)

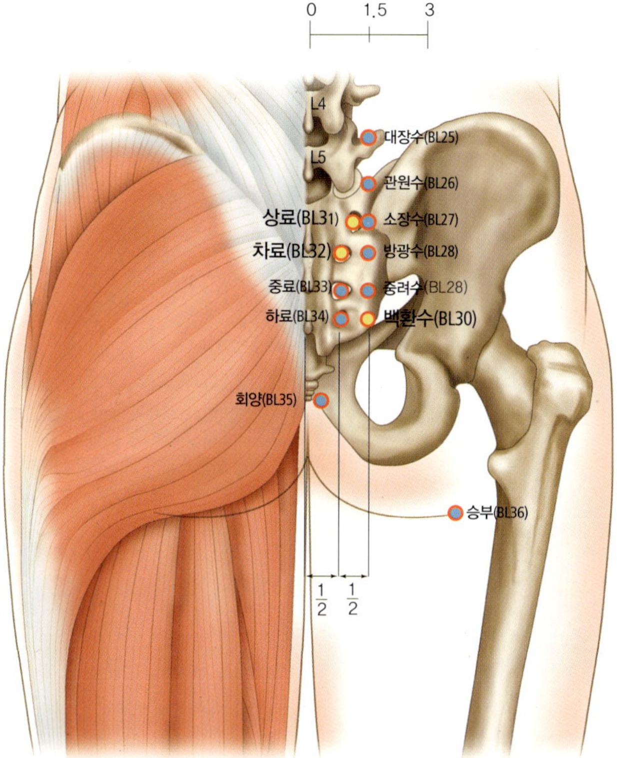
0
1.5
3
L4
L5
대장수(BL25)
관원수(BL26)
상료(BL31)
소장수(BL27)
차료(BL32)
방광수(BL28)
중료(BL33)
중려수(BL28)
하료(BL34)
백환수(BL30)
회양(BL35)
승부(BL36)
1/2
1/2

中髎(BL33, 중료, Jungnyo)

부위: 엉치부위, 셋째 뒤엉치뼈구멍(the 3rd sacral foramen)

취혈: 셋째 뒤엉치뼈구멍은 손가락을 차료(次髎, BL32)에서부터 아래쪽으로 움직이면서 찾으면 처음으로 촉지되는 오목한 곳

침법: 직자: 0.5~1촌(엉치뼈구멍 안으로 자입)

특성: 족태양방광경·족궐음간경·족소양담경의 교회혈(交會穴)

下髎(BL34, 하료, Haryo)

부위: 엉치부위, 넷째 뒤엉치뼈구멍(the 4th sacral foramen)

취혈: 넷째 뒤엉치뼈구멍은 손가락을 차료(次髎, BL32)에서부터 아래쪽으로 움직이면서 찾으면 두 번째로 만져지는 오목한 곳으로, 엉치뼈틈새(sacral hiatus)와 같은 높이에 위치

침법: 직자: 0.5~1촌(엉치뼈구멍 안으로 자입)

특성: 족태양방광경·족궐음간경·족소양담경의 교회혈(交會穴)

會陽(BL35, 회양, Hoeyang)

부위: 엉덩이부위, 꼬리뼈끝(extremity of coccyx)에서 가쪽으로 0.5촌

취혈: 엎드린 자세나 무릎을 가슴에 댄 자세를 하고, 꼬리뼈끝에서 가쪽으로 약간 오목한 곳에서 취혈

침법: 직자: 0.3~0.8촌

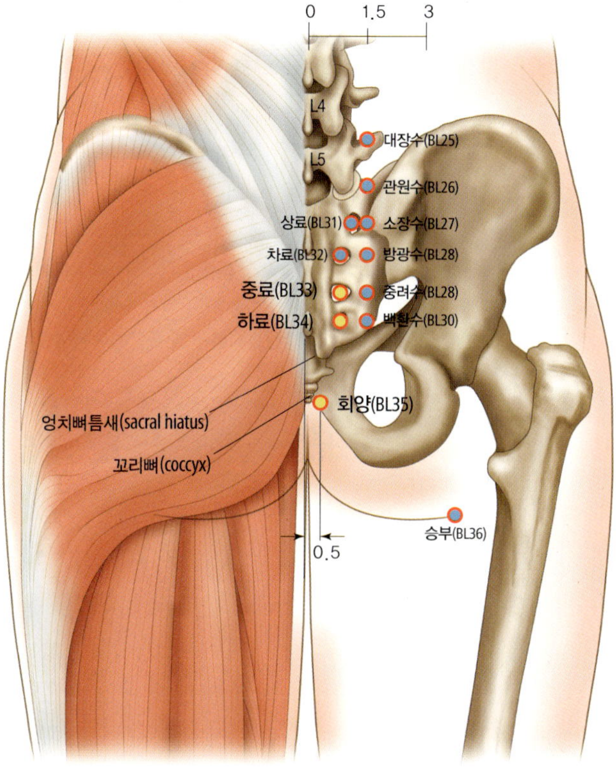
0
1.5
3
L4
L5
대장수(BL25)
관원수(BL26)
상료(BL31)
소장수(BL27)
차료(BL32)
방광수(BL28)
중료(BL33)
중려수(BL28)
하료(BL34)
백환수(BL30)
회양(BL35)
엉치뼈틈새(sacral hiatus)
꼬리뼈(coccyx)
승부(BL36)
0.5

承扶(BL36, 승부, Seungbu)

부위: 엉덩이부위, 엉덩이주름(gluteal fold)의 중점

침법: 직자: 0.5~1.5촌

殷門(BL37, 은문, Eunmun)

부위: 넓적다리 뒤쪽면(posterior aspect of thigh), 넙다리두갈래근(biceps femoris)과 반힘줄근(semitendinosus)의 사이, 엉덩이주름에서 먼쪽으로 6촌

취혈: 승부(承扶, BL36)와 위중(委中, BL40)을 연결하는 선의 중점에서 몸쪽으로 1촌 지점에서 취혈
반힘줄근과 넙다리두갈래근은 엎드린 자세에서 저항을 받으며 무릎을 굽혔을 때 현저하게 드러난다. 또한 이 두 근육은 엉덩이를 내회전하거나 외회전할 때 더욱 쉽게 찾을 수 있다.

침법: 직자: 0.5~1.5촌, 사자: 1~2촌

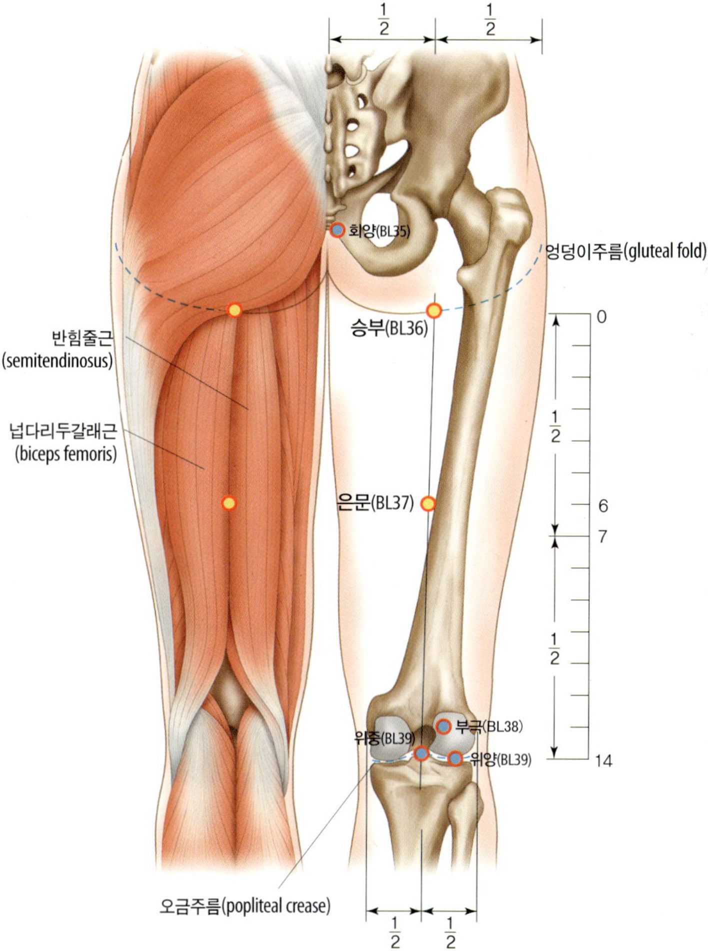
1/2
1/2
회양(BL35)
엉덩이주름(gluteal fold)
0
승부(BL36)
반힘줄근
(semitendinosus)
넙다리두갈래근
(biceps femoris)
1/2
은문(BL37)
6
7
1/2
부극(BL38)
위중(BL39)
위양(BL39)
14
오금주름(popliteal crease)
1/2
1/2

浮郄(BL38, 부극, Bugeuk)

부위: 무릎 뒤쪽면, 넙다리두갈래근힘줄(biceps femoris tendon) 안쪽모서리 바로 안쪽, 오금주름(popliteal crease)에서 몸쪽으로 1촌

취혈: 무릎을 살짝 굽혔을 때, 넙다리두갈래근힘줄의 안쪽, 위양(委陽, BL39)에서 몸쪽으로 1촌에서 취혈

침법: 직자0.5~1촌, 사자: 1~2촌

委陽(BL39, 위양, Wiyang)

부위: 무릎 뒤가쪽면, 오금주름에서 넙다리두갈래근힘줄의 바로 안쪽

취혈: 넙다리두갈래근힘줄은 무릎을 살짝 굽혔을 때 현저히 드러남

침법: 직자: 0.3~1촌, 사자: 1~2촌,

특성: 육부하합혈(六腑下合穴, 삼초)

委中(BL40, 위중, Wijung)

부위: 무릎 뒤쪽면, 오금주름의 가운데

취혈: 넙다리두갈래근힘줄과 반힘줄근힘줄(semitendinosus tendon)사이의 오금주름 중점에서 취혈

침법: 직자: 0.6~1.5촌, 혈관과 신경 손상 주의

특성: 합토혈(合土穴), 사총혈(四總穴; 요배), 육부하합혈(六腑下合穴; 방광), 사만혈(四彎穴)

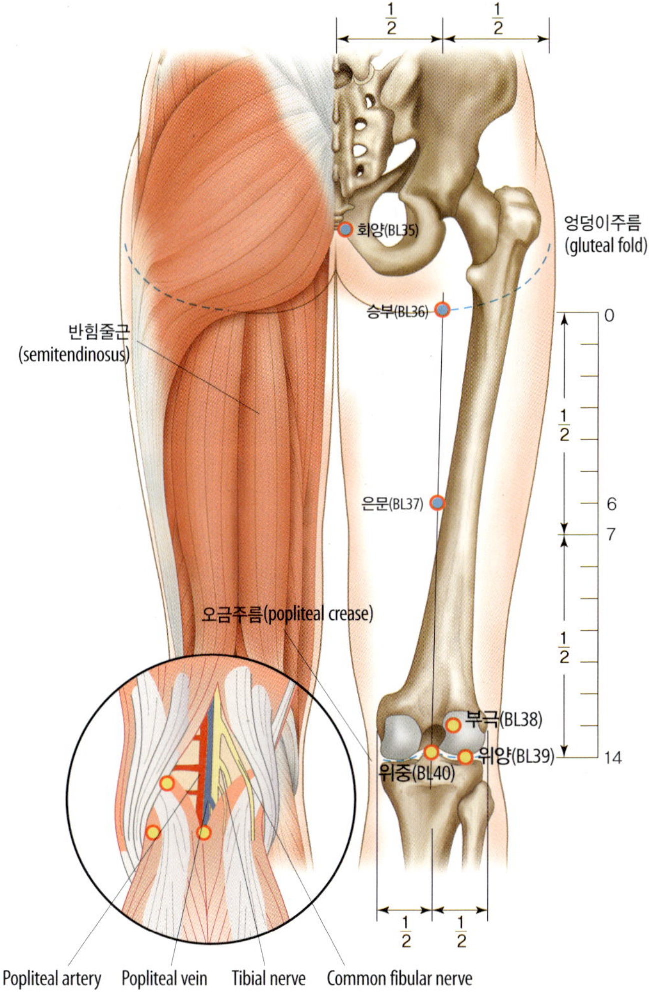

1/2
1/2
회양(BL35)
엉덩이주름
(gluteal fold)
승부(BL36)
0
반힘줄근
(semitendinosus)
1/2
은문(BL37)
6
7
오금주름(popliteal crease)
1/2
부극(BL38)
위양(BL39)
14
위중(BL40)
1/2
1/2
Popliteal artery
Popliteal vein
Tibial nerve
Common fibular nerve

附分(BL41, 부분, Bubun)

부위: 위쪽 등부위, 둘째 등뼈 가시돌기(spinous process of 2nd thoracic vertebra) 아래모서리와 같은 높이, 뒤정중선(posterior median line)에서 가쪽으로 3촌

취혈: 풍문(風門, BL12)과 같은 높이에 위치

침법: 직자: 0.3~0.5촌, 사자: 0.5~0.8촌

☑ 깊이 자침하지 말 것, 폐 손상에 주의

특성: 수태양소장경 · 족태양방광경의 교회혈(交會穴)

魄戶(BL42, 백호, Baekho)

부위: 위쪽 등부위, 셋째 등뼈 가시돌기(spinous process of 3rd thoracic vertebra) 아래모서리와 같은 높이, 뒤정중선에서 가쪽으로 3촌

취혈: 신주(身柱, GV12), 폐수(肺兪, BL13)와 같은 높이에 위치

침법: 직자: 0.3~0.5촌, 사자: 0.5~1촌

☑ 깊이 자침하지 말 것, 폐 손상에 주의

膏肓(BL43, 고황, Gohwang)

부위: 위쪽 등부위, 넷째 등뼈 가시돌기(spinous process of 4th thoracic vertebra) 아래모서리와 같은 높이, 뒤정중선에서 가쪽으로 3촌

취혈: 궐음수(厥陰兪, BL14)와 같은 높이에 위치

침법: 직자: 0.3~0.5촌, 사자: 0.3~0.8촌(침첨을 등쪽에서 앞바깥쪽으로 자입하거나 어깨뼈 밑으로 자입, 폐손상이 되지 않도록 주의)

神堂(BL44, 신당, Sindang)

부위: 위쪽 등부위, 다섯째 등뼈 가시돌기(spinous process of 5th thoracic vertebra) 아래모서리와 같은 높이, 뒤정중선에서 가쪽으로 3촌

취혈: 신도(神道, GV11), 심수(心兪, BL15)와 같은 높이에 위치

침법: 직자: 0.3~0.5촌, 사자: 0.5~0.8촌

☑ 깊이 자침하지 말 것

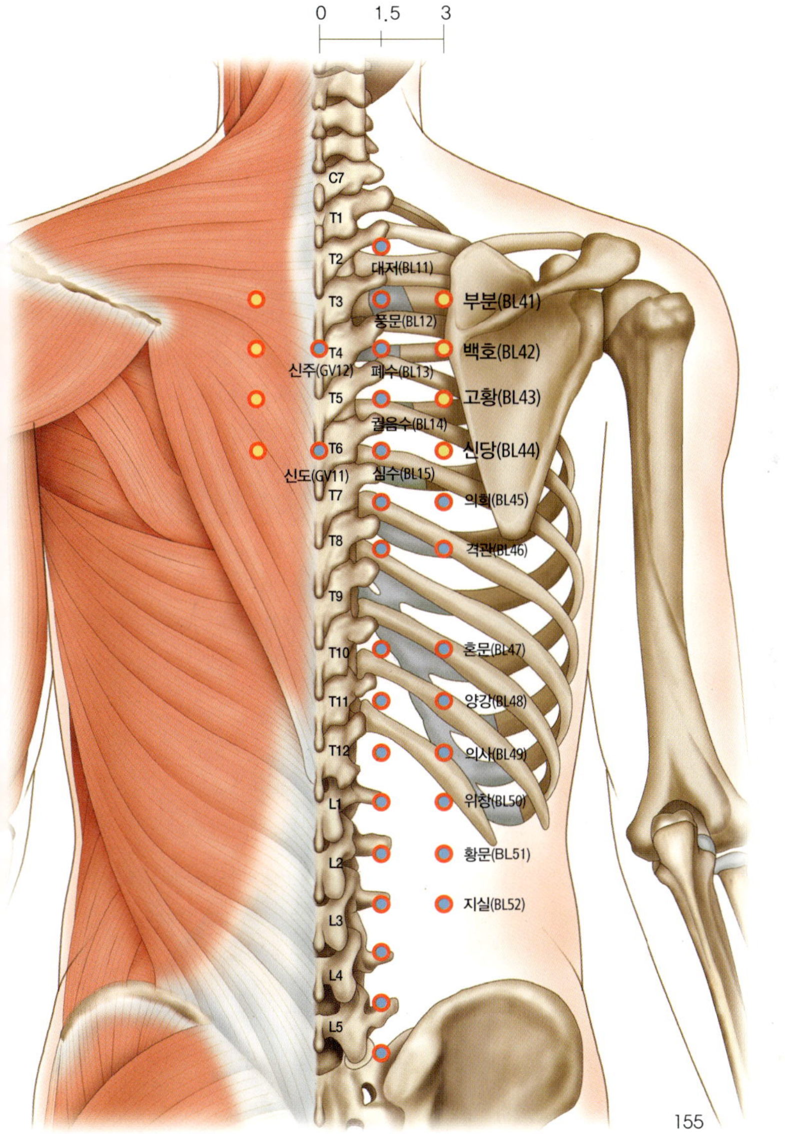
0
1.5
3
C7
T1
T2
대저(BL11)
T3
부분(BL41)
풍문(BL12)
T4
백호(BL42)
신주(GV12)
폐수(BL13)
T5
고황(BL43)
궐음수(BL14)
T6
신당(BL44)
신도(GV11)
심수(BL15)
T7
의희(BL45)
T8
격관(BL46)
T9
T10
혼문(BL47)
T11
양강(BL48)
T12
의사(BL49)
L1
위창(BL50)
L2
황문(BL51)
지실(BL52)
L3
L4
L5

譩譆(BL45, 의희, Uihui)

부위: 위쪽 등부위, 여섯째 등뼈 가시돌기(spinous process of 6th thoracic vertebra) 아래모서리와 같은 높이, 뒤정중선(posterior median line)에서 가쪽으로 3촌

취혈: 영대(靈臺, GV10), 독수(督兪, BL16)와 같은 높이에 위치

침법: 직자: 0.3~0.5촌, 사자: 0.5~1촌

☑ 깊이 자침하지 말 것

膈關(BL46, 격관, Gyeokgwan)

부위: 위쪽 등부위, 일곱째 등뼈 가시돌기(spinous process of 7th thoracic vertebra) 아래모서리와 같은 높이, 뒤정중선에서 가쪽으로 3촌

취혈: 지양(至陽, GV9), 격수(膈兪, BL17)와 같은 높이에 위치

침법: 침법 직자: 0.3~0.5촌, 사자: 0.5~0.8촌

☑ 깊이 자침하지 말 것

魂門(BL47, 혼문, Honmun)

부위: 위쪽 등부위, 아홉째 등뼈 가시돌기(spinous process of 9th thoracic vertebra) 아래모서리와 같은 높이, 뒤정중선에서 가쪽으로 3촌

취혈: 근축(筋縮, GV8), 간수(肝兪, BL18)와 같은 높이에 위치

침법: 직자: 0.3~0.5촌, 사자: 0.5~1촌

☑ 깊이 자침하지 말 것

陽綱(BL48, 양강, Yanggang)

부위: 위쪽 등부위, 열째 등뼈 가시돌기(spinous process of 10th thoracic vertebra) 아래모서리와 같은 높이, 뒤정중선에서 가쪽으로 3촌

취혈: 중추(中樞, GV7), 담수(膽兪, BL19)와 같은 높이에 위치

침법: 직자: 0.3~0.5촌, 사자: 0.5~1촌

☑ 깊이 자침하지 말 것

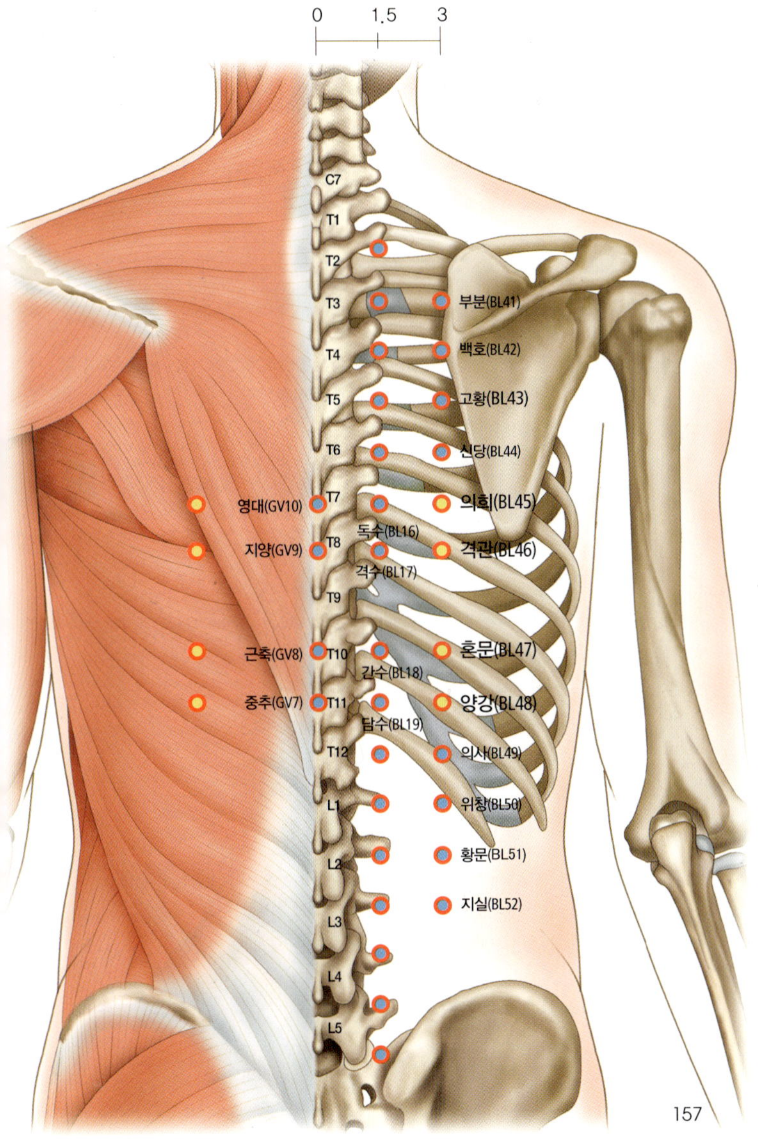

0
1.5
3
C7
T1
T2
T3
부분(BL41)
T4
백호(BL42)
T5
고황(BL43)
T6
신당(BL44)
영대(GV10)
T7
의희(BL45)
독수(BL16)
지양(GV9)
T8
격관(BL46)
격수(BL17)
T9
근축(GV8)
T10
혼문(BL47)
간수(BL18)
중추(GV7)
T11
양강(BL48)
담수(BL19)
T12
의사(BL49)
L1
위창(BL50)
L2
황문(BL51)
지실(BL52)
L3
L4
L5

意舍(BL49, 의사, Uisa)

부위: 등부위, 열한째 등뼈 가시돌기(spinous process of 11th thoracic vertebra) 아래 모서리와 같은 높이, 뒤정중선(posterior median line)에서 가쪽으로 3촌

취혈: 척중(脊中, GV6), 비수(脾兪, BL20)와 같은 높이에 위치

침법: 직자: 0.3~0.5촌, 사자: 0.5~1촌

☑ 깊이 자침하지 말 것

胃倉(BL50, 위창, Wichang)

부위: 등부위, 열두째 등뼈 가시돌기(spinous process of 12th thoracic vertebra) 아래 모서리와 같은 높이, 뒤정중선에서 가쪽으로 3촌

취혈: 위수(胃兪, BL21)와 같은 높이에 위치

침법: 직자: 0.3~0.6촌, 사자: 0.5~1촌

☑ 깊이 자침하지 말 것

肓門(BL51, 황문, Hwangmun)

부위: 허리부위, 첫째 허리뼈 가시돌기(spinous process of 1st lumbar vertebra) 아래 모서리와 같은 높이, 뒤정중선에서 가쪽으로 3촌

취혈: 현추(懸樞, GV5), 삼초수(三焦兪, BL22)와 같은 높이에 위치

침법: 직자: 0.3~0.6촌, 사자: 1~1.5촌

☑ 깊이 자침하지 말 것

志室(BL52, 지실, Jisil)

부위: 허리부위, 둘째 허리뼈 가시돌기(spinous process of 2nd lumbar vertebra) 아래모서리와 같은 높이, 뒤정중선에서 가쪽으로 3촌

취혈: 명문(命門, GV4), 신수(腎兪, BL23)와 같은 높이에 위치

침법: 직자: 0.5~1촌, 사자: 1~2촌

☑ 깊이 자침하지 말 것

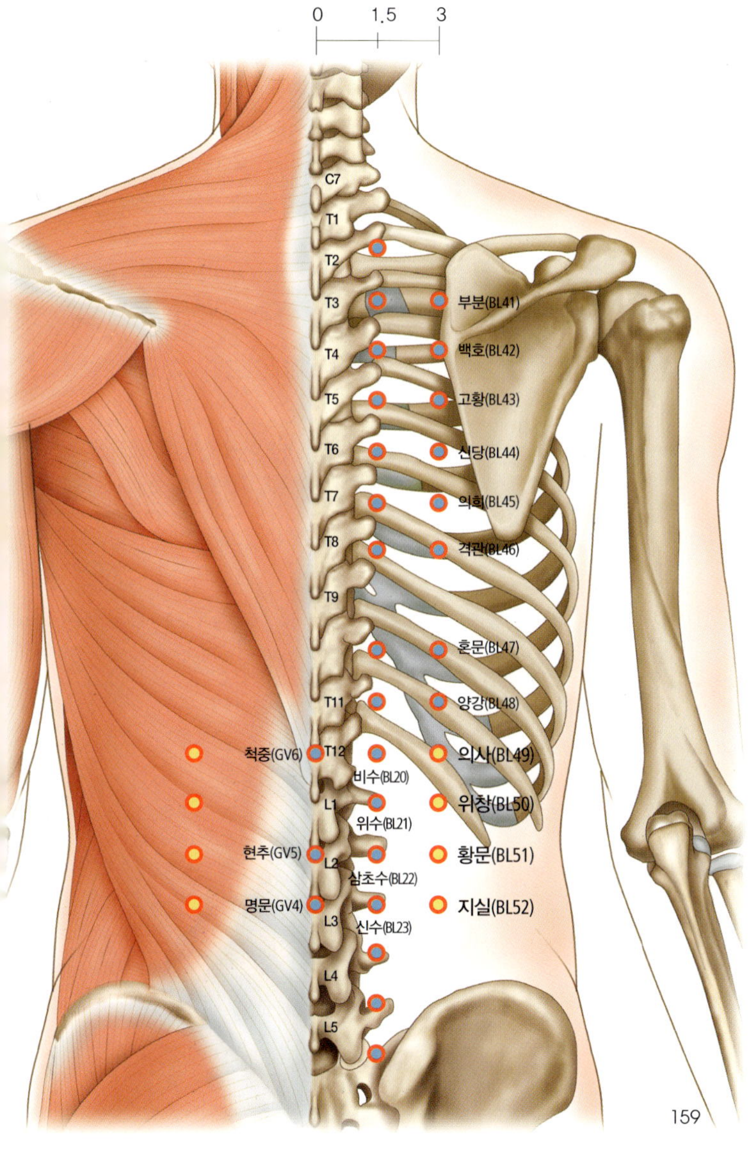
0
1.5
3
C7
T1
T2
T3
T4
T5
T6
T7
T8
T9
T11
T12
L1
L2
L3
L4
L5
부분(BL41)
백호(BL42)
고황(BL43)
신당(BL44)
의희(BL45)
격관(BL46)
혼문(BL47)
양강(BL48)
의사(BL49)
위창(BL50)
황문(BL51)
지실(BL52)
척중(GV6)
현추(GV5)
명문(GV4)
비수(BL20)
위수(BL21)
삼초수(BL22)
신수(BL23)

胞肓(BL53, 포황, Pohwang)

부위: 엉덩이부위, 둘째 뒤엉치뼈구멍(the 2nd posterior sacral foramen)과 같은 높이, 정중엉치뼈능선(median sacral crest)에서 가쪽으로 3촌

취혈: 방광수(膀胱兪, BL28), 차료(次髎, BL32)와 같은 높이에 위치

침법: 직자: 0.5~1.5촌, 사자: 1~2촌

秩邊(BL54 질변, Jilbyeon)

부위: 엉덩이부위, 넷째 뒤엉치뼈구멍(the 4th posterior sacral foramen)과 같은 높이, 뒤정중선에서 가쪽으로 3촌

취혈: 백환수(白環兪, BL30), 하료(下髎, BL34)와 같은 높이에 위치, 엎드린 자세에서, 엉치뼈틈새(천골열공, sacral hiatus)에서 가쪽으로 3촌에서 취혈

침법: 직자: 0.5~1.5촌, 사자: 2~3촌

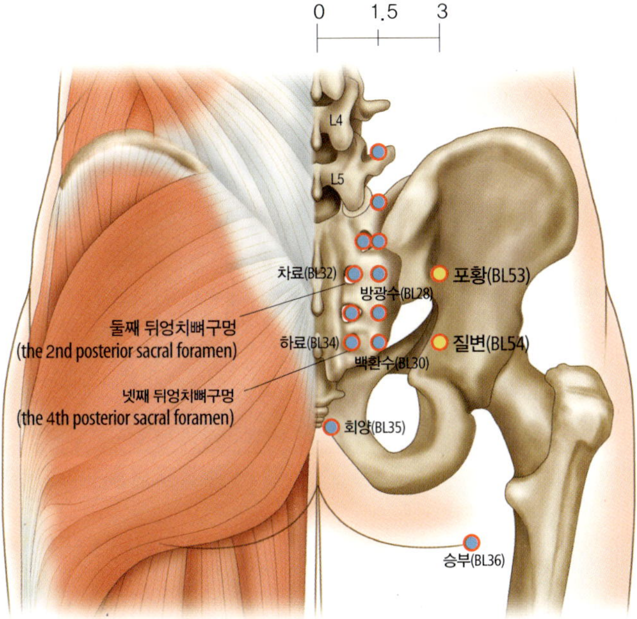
0
1.5
3
L4
L5
차료(BL32)
방광수(BL28)
포황(BL53)
둘째 뒤엉치뼈구멍
(the 2nd posterior sacral foramen)
하료(BL34)
질변(BL54)
백환수(BL30)
넷째 뒤엉치뼈구멍
(the 4th posterior sacral foramen)
회양(BL35)
승부(BL36)

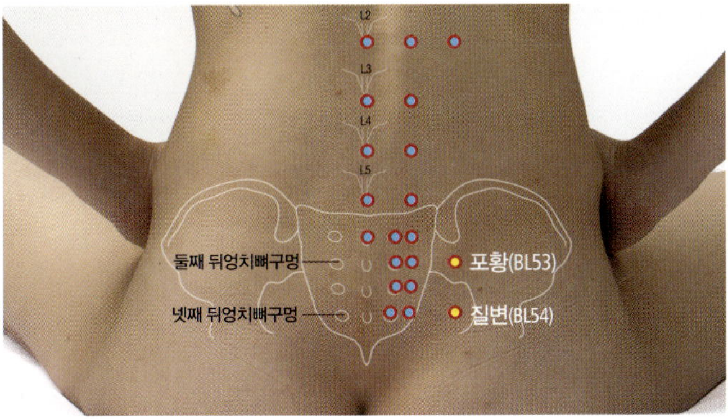
L2
L3
L4
L5
둘째 뒤엉치뼈구멍
포황(BL53)
넷째 뒤엉치뼈구멍
질변(BL54)

合陽(BL55, 합양, Habyang)

부위: 종아리 뒤쪽면, 장딴지근(gastrocnemius) 가쪽갈래(lateral head)와 안쪽갈래(medial head)의 사이, 오금주름(popliteal crease)에서 먼쪽으로 2촌

취혈: 위중(委中, BL40)과 승산(承山, BL57)을 연결하는 선 위, 위중(BL40)에서 먼쪽으로 2촌에서 취혈

침법: 직자: 0.5~1촌, 사자: 1~2촌

承筋(BL56, 승근, Seunggeun)

부위: 종아리 뒤쪽면, 장딴지근의 두 힘살들 사이, 오금주름에서 먼쪽으로 5촌

취혈: 합양(合陽, BL55)과 승산(承山, BL57)을 연결하는 선의 중점, 장딴지근 힘살의 중앙에 취혈

침법: 직자: 0.5~1촌, 사자: 1~2촌

承山(BL57, 승산, Seungsan)

부위: 종아리 뒤쪽면, 장딴지근의 두 힘살들과 발꿈치힘줄(calcaneal tendon)이 연결되는 오목한 곳

취혈: 종아리를 쭉 펴거나 발꿈치를 위로 들 때, 장딴지근의 힘살 아래에 나타나는 예리한 각도의 오목한 곳, 즉 장딴지근의 안쪽 갈래와 가쪽 갈래가 "ㅅ"자 모양으로 갈라지는 곳에서 취혈

침법: 직자: 0.5~1.5촌, 사자: 1~2촌

飛揚(BL58, 비양, Biyang)

부위: 종아리 뒤가쪽면, 장딴지근 가쪽갈래의 아래모서리와 발꿈치힘줄의 사이, 곤륜(崑崙, BL60)에서 몸쪽으로 7촌과 같은 높이

취혈: 승산(承山, BL57)에서 가쪽 먼쪽 1촌에서 취혈, 곤륜(崑崙, BL60)의 몸쪽에서 취혈

침법: 직자: 0.5~1.2촌, 사자: 1~2촌

특성: 족태양방광경의 락혈(絡穴)

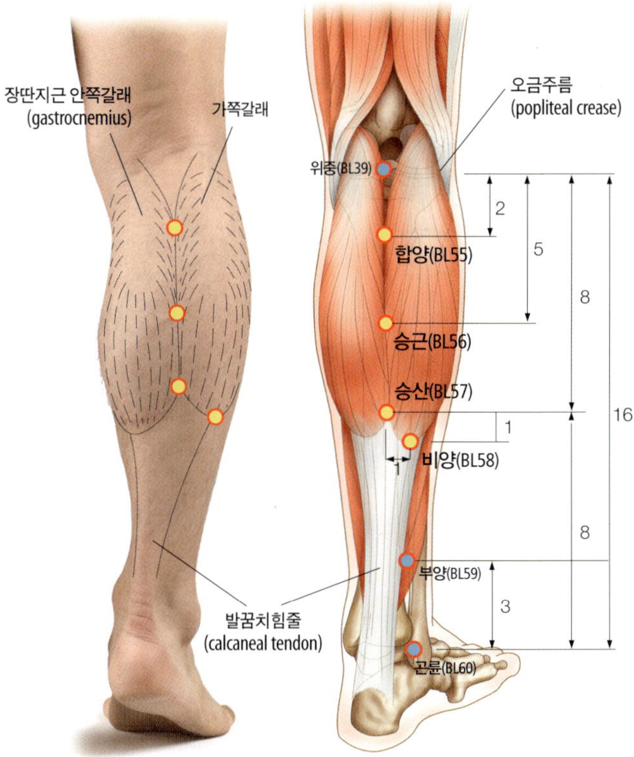
장딴지근 안쪽갈래
(gastrocnemius)
가쪽갈래
발꿈치힘줄
(calcaneal tendon)
오금주름
(popliteal crease)
위중(BL39)
2
5
8
16
합양(BL55)
승근(BL56)
승산(BL57)
1
비양(BL58)
1
8
부양(BL59)
3
곤륜(BL60)

跗陽(BL59, 부양, Buyang)

부위: 종아리 뒤가쪽면, 종아리뼈(fibula)와 발꿈치힘줄(calcaneal tendon)의 사이, 곤륜(崑崙, BL60)에서 몸쪽으로 3촌

침법: 직자: 0.3~1촌, 사자: 1~2촌

특성: 양교맥의 극혈(郄穴)

崑崙(BL60, 곤륜, Gollyun)

부위: 발목 뒤가쪽면, 가쪽 복사 융기(prominence of lateral malleolus)와 발꿈치힘줄(calcaneal tendon) 사이의 오목한 곳

취혈: 발의 가쪽 복사 융기에서 발꿈치힘줄까지 수평하게 그은 연결선 중점에서 취혈

침법: 직자: 0.3~0.5촌, 사자: 0.5~0.8촌

특성: 경화혈(經火穴)

僕參(BL61, 복삼, Boksam)

부위: 발 가쪽면, 발꿈치뼈(calcaneus)의 가쪽, 곤륜(崑崙, BL60)에서 먼쪽, 적백육제

침법: 직자: 0.3~0.5촌, 사자: 0.3~0.5촌

특성: 족태양방광경 · 양교맥과의 교회혈(交會穴)

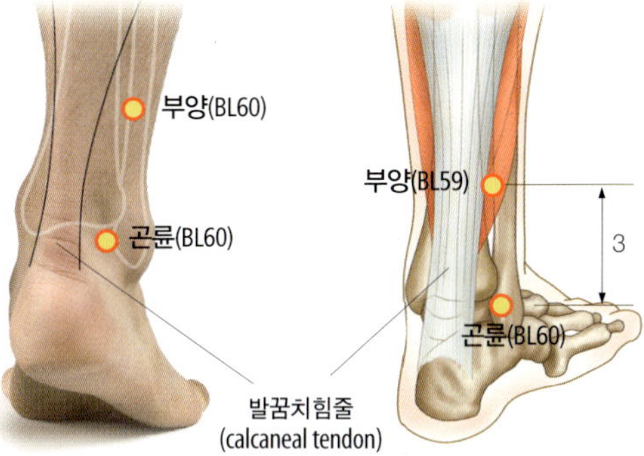
부양(BL60)
곤륜(BL60)
부양(BL59)
3
곤륜(BL60)
발꿈치힘줄
(calcaneal tendon)

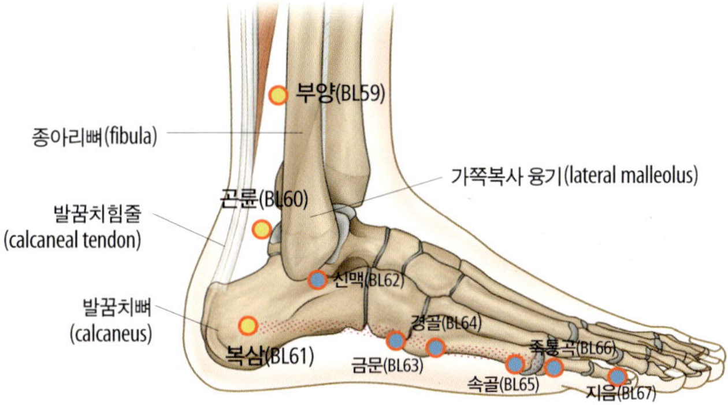
부양(BL59)
종아리뼈(fibula)
가쪽복사 융기(lateral malleolus)
곤륜(BL60)
발꿈치힘줄
(calcaneal tendon)
신맥(BL62)
발꿈치뼈
(calcaneus)
경골(BL64)
족통곡(BL66)
복삼(BL61)
금문(BL63)
속골(BL65)
지음(BL67)

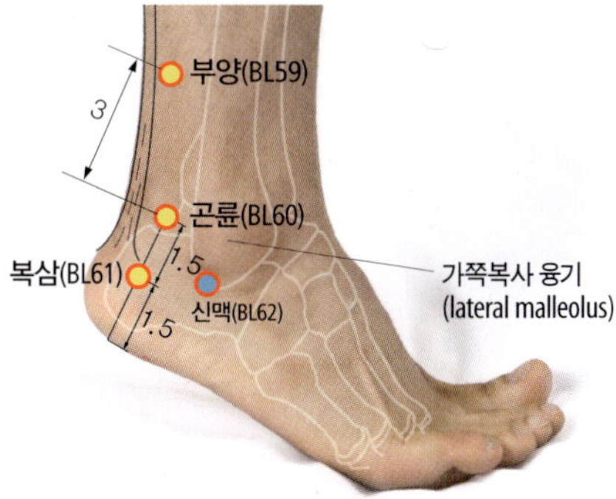
부양(BL59)
3
곤륜(BL60)
복삼(BL61)
1.5
1.5
신맥(BL62)
가쪽복사 융기
(lateral malleolus)

申脈(BL62, 신맥, Sinmaek)

부위: 발 가쪽면, 가쪽복사 융기(prominence of lateral malleolus)에서 수직으로 아래쪽, 가쪽복사의 아래모서리와 발꿈치뼈(calcaneus) 사이의 오목한 곳

☑ 신맥(申脈, BL62)에 상응하는 안쪽의 경혈은 조해(照海, KI6)임

취혈: 가쪽복사 아래모서리의 먼쪽 오목한 곳에서 취혈

침법: 직자: 0.2~0.4촌, 사자: 0.3~0.5촌

특성: 양교맥이 생(生) 하는 곳, 팔맥교회혈(八脈交會穴; 양교맥), 십삼귀혈(十三鬼穴; 귀로)

金門(BL63, 금문, Geummun)

부위: 발등, 가쪽복사 앞모서리에서 먼쪽, 다섯째 발허리뼈 거친면(tuberosity of 5th metatarsal bone) 뒤쪽, 입방뼈(cuboid bone) 먼쪽의 오목한 곳

취혈: 다섯째 발허리뼈 거친면은 대개 발꿈치와 다섯째 발허리발가락관절(metatarsophalangeal joint)을 연결하는 선 중간에 위치

침법: 직자: 0.3~0.5촌, 사자: 0.5~0.7촌

특성: 극혈(郄穴), 양유맥이 생(生) 하는 곳

京骨(BL64, 경골, Gyeonggol)

부위: 발 가쪽면, 다섯째 발허리뼈 거친면 먼쪽, 적백육제

취혈: 다섯째 발허리뼈거친면은 대개 발꿈치와 다섯째 발허리발가락관절을 연결하는 선 중간에 위치

침법: 직자: 0.3~0.5촌, 사자: 0.3~0.5촌

특성: 원혈(原穴)

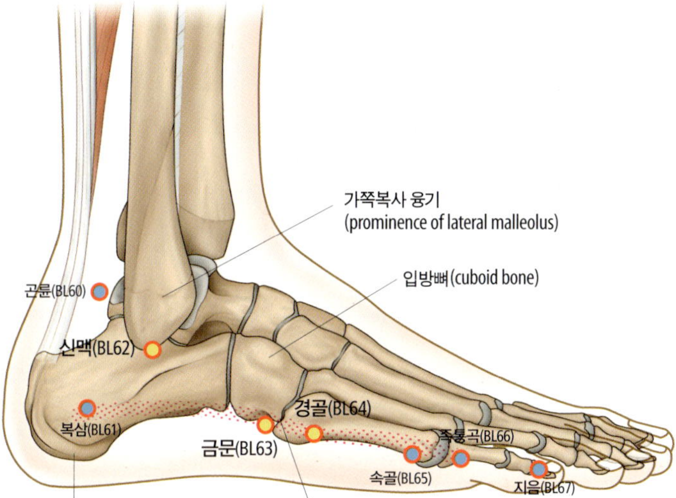
가쪽복사 융기
(prominence of lateral malleolus)
입방뼈(cuboid bone)
곤륜(BL60)
신맥(BL62)
경골(BL64)
복삼(BL61)
금문(BL63)
족통곡(BL66)
속골(BL65)
지음(BL67)
발꿈치뼈(calcaneus)
다섯째 발허리뼈거친면
(tuberosity of 5th metatarsal bone)

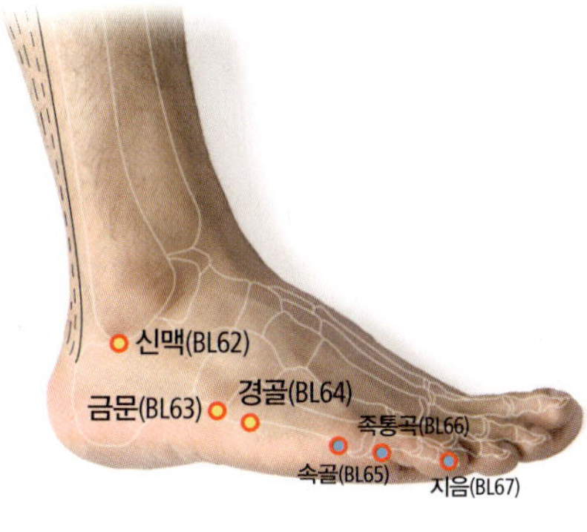
신맥(BL62)
경골(BL64)
금문(BL63)
족통곡(BL66)
속골(BL65)
지음(BL67)

束骨(BL65, 속골, Sokgol)

부위: 발 가쪽면, 다섯째 발허리발가락관절(5th metatarsophalangeal joint) 몸쪽 오목한 곳, 적백육제

침법: 직자: 0.2~0.3촌, 사자: 0.3~0.5촌

특성: 수목혈(兪木穴), 자경사혈(自經瀉穴)

足通谷(BL66, 족통곡, Joktonggok)

부위: 새끼발가락, 다섯째 발허리발가락관절의 먼쪽 오목한 곳, 적백육제

침법: 직자: 0.2~0.3촌, 사자: 0.3~0.5촌

특성: 형수혈(滎水穴)

至陰(BL67, 지음, Jieum)

부위: 새끼발가락, 끝마디뼈(distal phalanx)의 가쪽, 새끼발톱 가쪽 뿌리각에서 몸쪽으로 0.1촌

취혈: 새끼발톱의 가쪽모서리를 지나는 수직선과 발톱뿌리를 지나는 수평선이 만나는 지점에서 취혈

침법: 직자: 0.1~0.2촌, 사자: 0.2~0.3촌(삼릉침으로 점자출혈)

특성: 정금혈(井金穴), 종지혈(終止穴), 자경보혈(自經補穴)

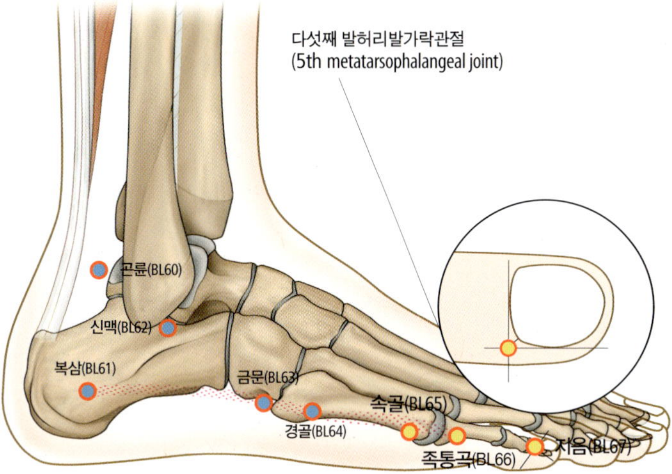
다섯째 발허리발가락관절
(5th metatarsophalangeal joint)
곤륜(BL60)
신맥(BL62)
복삼(BL61)
금문(BL63)
속골(BL65)
경골(BL64)
지음(BL67)
족통곡(BL66)

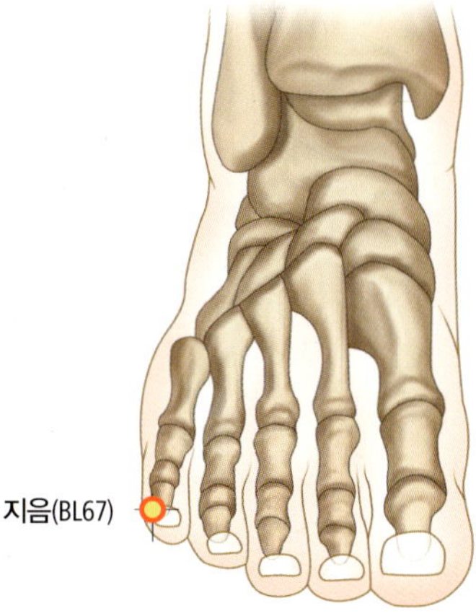
지음(BL67)

족소음신경(足少陰腎經)

Kidney Meridian (KI)

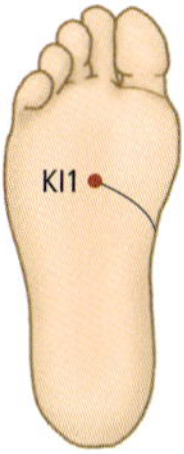

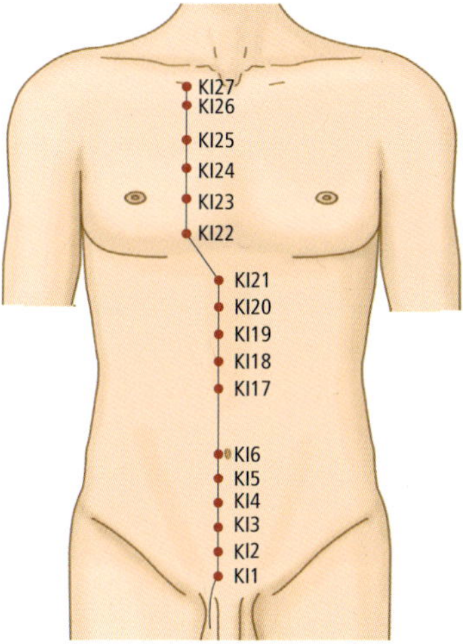

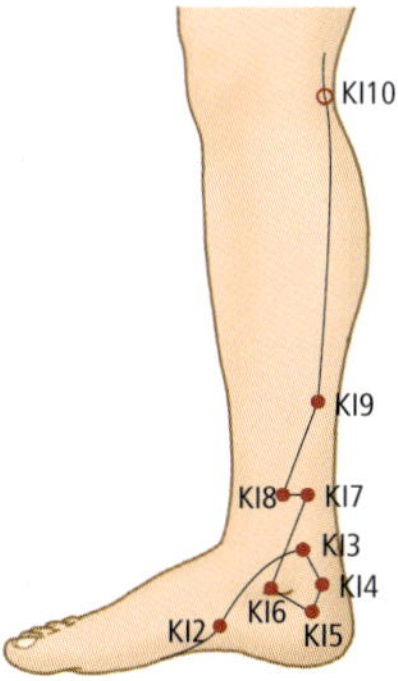

용천	湧泉	Yongcheon	KI1
연곡	然谷	Yeongok	KI2
태계	太谿	Taegye	KI3
대종	大鍾	Daejong	KI4
수천	水泉	Sucheon	KI5
조해	照海	Johae	KI6
부류	復溜	Buryu	KI7
교신	交信	Gyosin	KI8
축빈	築賓	Chukbin	KI9
음곡	陰谷	Eumgok	KI10
횡골	橫骨	Hoenggol	KI11
대혁	大赫	Daehyeok	KI12
기혈	氣穴	Gihyeol	KI13
사만	四滿	Saman	KI14
중주	中注	Jungju	KI15
황수	肓兪	Hwangsu	KI16
상곡	商曲	Sanggok	KI17
석관	石關	Seokgwan	KI18
음도	陰都	Eumdo	KI19
복통곡	腹通谷	Boktonggok	KI20
유문	幽門	Yumun	KI21
보랑	步廊	Borang	KI22
신봉	神封	Sinbong	KI23
영허	靈墟	Yeongheo	KI24
신장	神藏	Sinjang	KI25
욱중	彧中	Ukjung	KI26
수부	兪府	Subu	KI27

湧泉(KI1, 용천, Yongcheon)

부위: 발바닥, 발가락을 굽혔을 때, 발바닥의 가장 오목한 곳

취혈: 발가락을 굽혔을 때, 둘째와 셋째발가락 사이의 발샅(toe web) 가장자리와 발꿈치를 연결하는 선에서 앞쪽으로부터 1/3과 뒤쪽으로부터 2/3가 되는 지점의 오목한 곳에서 취혈

침법: 직자: 0.3~0.5촌

특성: 정목혈(井木穴), 기시혈(起始穴), 자경사혈(自經瀉穴), 삼재혈(三才穴; 지재), 회양구침혈(回陽九鍼穴)

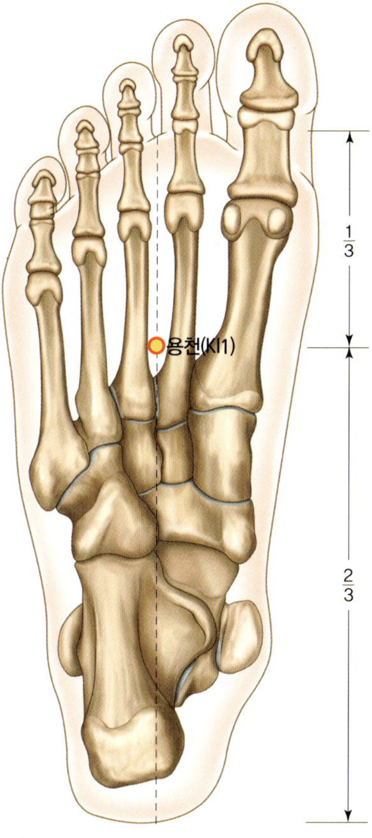
용천(KI1)
1/3
2/3

然谷(KI2, 연곡, Yeongok)

부위: 발 안쪽면, 발배뼈 거친면(tuberosity of navicular) 먼쪽, 적백육제

취혈: 발 안쪽복사(medial malleolus)의 앞아래, 발배뼈(navicular) 아래 오목한 곳(안쪽쐐기뼈; 안쪽쐐기뼈) 사이에서 취혈

침법: 직자: 0.3~0.5촌, 사자: 0.5~1촌

특성: 형화혈(滎火穴), 음교맥의 기시혈(起始穴)

太谿(KI3, 태계, Taegye)

부위: 발목 뒤 안쪽면, 안쪽복사 융기(prominence of medial malleolus)와 발꿈치힘줄(calcaneal tendon) 사이의 오목한 곳

취혈: 발목 뒤 안쪽면, 안쪽복사융기와 발꿈치 힘줄 사이의 오목한 곳에서 취혈
태계(太谿, KI3)에 상응하는 가쪽의 경혈은 곤륜(崑崙, BL60)임

침법: 직자: 0.3~0.5촌, 사자: 0.5~1촌

특성: 수토혈(兪土穴), 원혈(原穴), 회양구침혈(回陽九鍼穴)

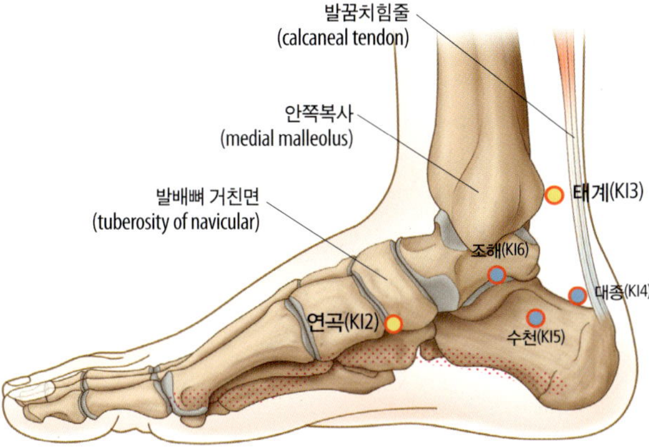
발꿈치힘줄
(calcaneal tendon)
안쪽복사
(medial malleolus)
발배뼈 거친면
(tuberosity of navicular)
태계(KI3)
조해(KI6)
대종(KI4)
연곡(KI2)
수천(KI5)

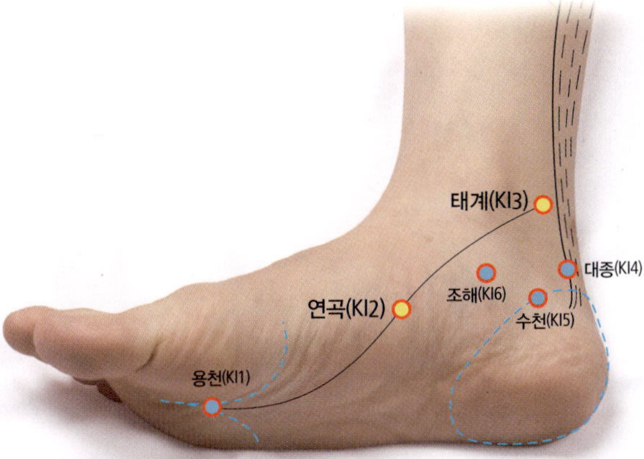
태계(KI3)
대종(KI4)
조해(KI6)
연곡(KI2)
수천(KI5)
용천(KI1)

大鍾(KI4, 대종, Daejong)

부위: 발 안쪽면, 안쪽 복사(medial malleolus) 뒤쪽 아래, 발꿈치뼈(calcaneus) 위쪽, 발꿈치힘줄(calcaneal tendon) 안쪽 부착부의 앞쪽 오목한 곳

취혈: 발 안쪽면, 태계(太谿, KI3)에서 아래쪽 0.5촌, 안쪽복사 아래 뒤쪽, 발꿈치뼈 위쪽, 발꿈치 힘줄 안쪽 부착부의 앞쪽 오목한 곳에서 취혈

침법: 직자: 0.2~0.3촌, 사자:0.3~0.5촌

특성: 락혈(絡穴)

水泉(KI5, 수천, Sucheon)

부위: 발 안쪽면, 태계(太谿, KI3)에서 아래쪽 1촌, 발꿈치뼈융기(calcaneal tuberosity) 앞쪽 오목한 곳

취혈: 발안쪽면, 태계(太谿, KI3)에서 아래쪽 1촌, 발꿈치뼈융기 앞쪽 오목한 곳에서 취혈

침법: 직자: 0.1~0.3촌, 사자: 0.3~0.5촌

특성: 극혈(郄穴)

照海(KI6, 조해, Johae)

부위: 발 안쪽면, 안쪽복사 융기(prominence of medial malleolus)에서 아래쪽으로 1촌, 안쪽복사 아래쪽 오목한 곳

취혈: 발 안쪽면, 안쪽복사융기에서 아래쪽으로 1촌, 안쪽복사 아래쪽 오목한 곳(안쪽복사 아래모서리에서 0.4촌)에서 취혈

☑ 조해(照海, KI6)에 상응하는 가쪽의 경혈은 신맥(申脈, BL62)임

침법: 직자: 0.3~0.5촌, 사자: 0.5~1촌

특성: 팔맥교회혈(八脈交會穴; 음교맥)

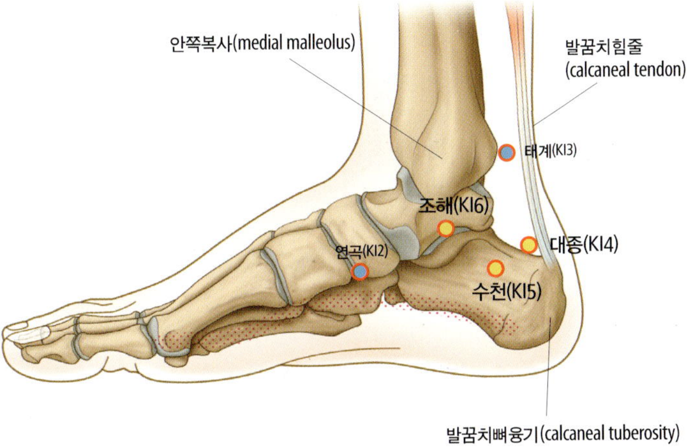
안쪽복사(medial malleolus)
발꿈치힘줄
(calcaneal tendon)
태계(KI3)
조해(KI6)
대종(KI4)
연곡(KI2)
수천(KI5)
발꿈치뼈융기(calcaneal tuberosity)

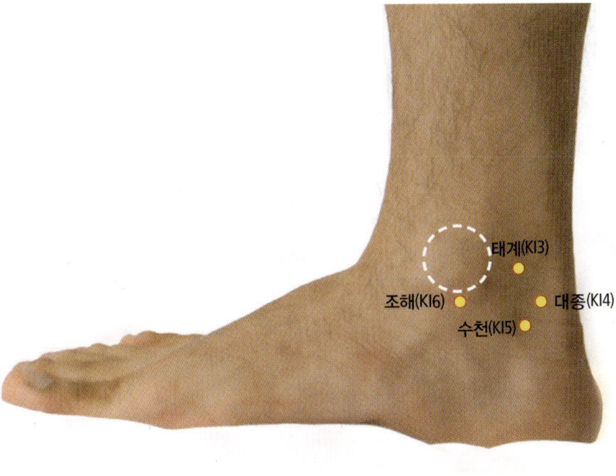
태계(KI3)
조해(KI6)
대종(KI4)
수천(KI5)

復溜(KI7, 부류, Buryu)

부위: 종아리 뒤안쪽면, 발꿈치힘줄(calcaneal tendon) 앞쪽, 안쪽복사 융기(prominence of medial malleolus)에서 몸쪽으로 2촌

취혈: 태계(太谿, KI3)에서 수직으로 몸쪽으로 2촌, 교신(交信, KI8)의 뒤쪽, 교신(交信, KI8)과 같은 높이에서 취혈

침법: 직자: 0.3~0.5촌, 사자: 1~1.5촌

침법: 경금혈(經金穴), 자경보혈(自經補穴)

交信(KI8, 교신, Gyosin)

부위: 종아리 안쪽면, 정강뼈 안쪽모서리(medial border of tibia)의 뒤쪽, 안쪽복사 융기에서 몸쪽으로 2촌 오목한 곳

취혈: 부류(復溜, KI7)에서 앞쪽으로 0.5촌에서 취혈

침법: 직자: 0.3~0.5촌, 사자: 0.5~1촌

특성: 음교맥의 극혈(郄穴)

築賓(KI9, 축빈, Chukbin)

부위: 종아리 뒤안쪽면, 가자미근과 발꿈치힘줄 사이, 안쪽복사 융기에서 몸쪽으로 5촌

취혈: 무릎을 굽히고, 저항을 받으며 종아리를 뻗을 때(발바닥쪽 굽힘), 정강뼈 안쪽모서리를 따라 가자미근이 현저하게 드러남. 태계(太谿, KI3)와 음곡(陰谷, KI10)을 연결하는 선 위로 태계(太谿, KI3) 상방 5촌, 여구(蠡溝, LR5)와 같은 높이에서 취혈

침법: 직자: 0.3~0.8촌, 사자: 1~2촌

특성: 음유맥의 극혈(郄穴), 음유맥의 기시혈(起始穴)

陰谷(KI10, 음곡, Eumgok)

부위: 무릎 뒤안쪽면, 반힘줄근힘줄(semitendinosus tendon)의 바로 가쪽, 오금주름 위

취혈: 무릎뒤 안쪽면, 반막근힘줄(semimembranosus tendon) 위에 있는 반힘줄근힘줄바로 안쪽 , 오금주름 위 안쪽 오목한 곳에서 취혈

음곡(陰谷, KI10) 앞쪽에 곡천(曲泉, LR8)이 위치하고 있으며, 곡천(曲泉, LR8)은 넙다리빗근(sartorius)과 두덩정강근힘줄(gracilis tendon) 사이에서 넙다리빗근(sartorius)쪽으로 오목한 곳에서 취혈

침법: 직자: 0.5~1촌, 사자: 1~2촌

특성: 합수혈(合水穴), 충맥(衝脈) · 음유맥의 교회혈(交會穴), 자성혈(自性穴)

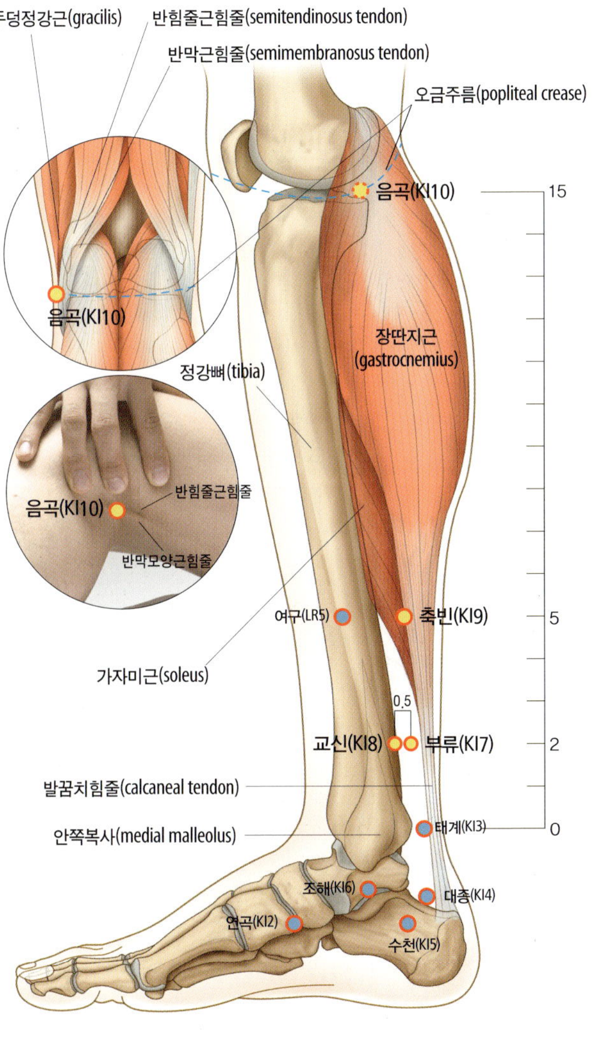
두덩정강근(gracilis)
반힘줄근힘줄(semitendinosus tendon)
반막근힘줄(semimembranosus tendon)
오금주름(popliteal crease)
음곡(KI10)
15
음곡(KI10)
장딴지근
(gastrocnemius)
정강뼈(tibia)
반힘줄근힘줄
음곡(KI10)
반막모양근힘줄
여구(LR5)
축빈(KI9)
5
가자미근(soleus)
0.5
교신(KI8)
부류(KI7)
2
발꿈치힘줄(calcaneal tendon)
태계(KI3)
0
안쪽복사(medial malleolus)
조해(KI6)
대종(KI4)
연곡(KI2)
수천(KI5)

橫骨(KI11, 횡골, Hoenggol)

부위: 아랫배, 배꼽 중심에서 아래쪽으로 5촌, 앞정중선(anterior median line)에서 가쪽으로 0.5촌

취혈: 곡골(曲骨, CV2)에서 가쪽(양방)으로 0.5촌에서 취혈

침법: 직자: 0.5~0.8촌, 사자: 0.5~1촌, 禁刺(의학입문)

취혈: 충맥의 교회혈(交會穴)

大赫(KI12, 대혁, Daehyeok)

부위: 아랫배, 배꼽중심에서 아래쪽으로 4촌, 앞정중선에서 가쪽으로 0.5촌

취혈: 중극(中極, CV3)에서 가쪽(양방)으로 0.5촌에서 취혈

침법: 직자: 0.5~0.8촌, 사자: 0.5~1촌

특성: 충맥의 교회혈(交會穴)

氣穴(KI13, 기혈, Gihyeol)

부위: 아랫배, 배꼽중심에서 아래쪽으로 3촌, 앞정중선에서 가쪽으로 0.5촌

취혈: 관원(關元, CV4)에서 가쪽(양방)으로 0.5촌에서 취혈

침법: 직자: 0.5~1촌, 사자: 0.5~1촌

특성: 충맥의 교회혈(交會穴)

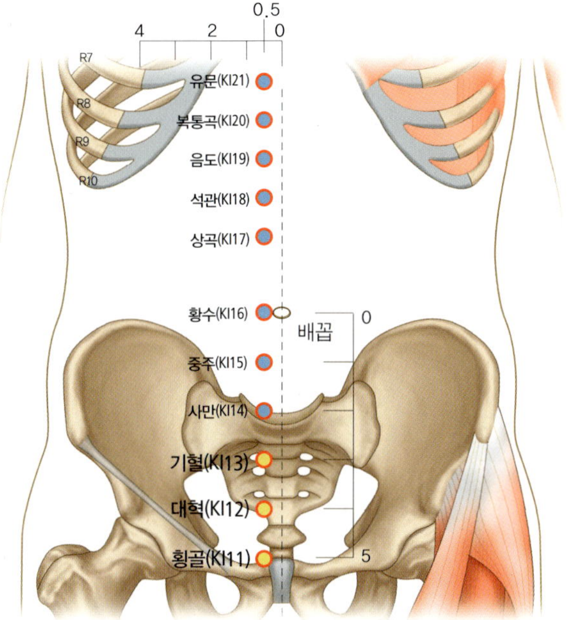
0.5
4
2
0
R7
R8
R9
R10
유문(KI21)
복통곡(KI20)
음도(KI19)
석관(KI18)
상곡(KI17)
황수(KI16)
배꼽
0
중주(KI15)
사만(KI14)
기혈(KI13)
대혁(KI12)
횡골(KI11)
5

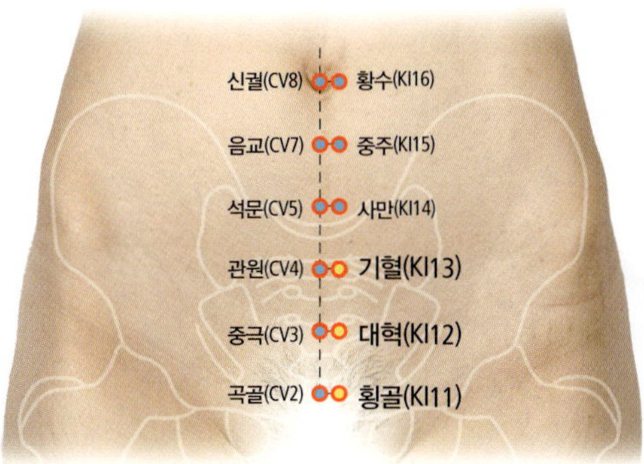
신궐(CV8)
황수(KI16)
음교(CV7)
중주(KI15)
석문(CV5)
사만(KI14)
관원(CV4)
기혈(KI13)
중극(CV3)
대혁(KI12)
곡골(CV2)
횡골(KI11)

四滿(KI14, 사만, Saman)

부위: 아랫배, 배꼽(umbilicus)의 중심에서 아래쪽으로 2촌, 앞정중선(anterior median line)에서 가쪽으로 0.5촌

취혈: 석문(石門, CV5)에서 가쪽(양방)으로 0.5촌에서 취혈

침법: 직자: 0.5~1촌, 사자: 0.5~1촌

특성: 충맥과의 교회혈(交會穴)

中注(KI15, 중주, Jungju)

부위: 아랫배, 배꼽중심에서 아래쪽으로 1촌, 앞정중선에서 가쪽으로 0.5촌

취혈: 음교(陰交, CV7)에서 가쪽(양방)으로 0.5촌에서 취혈

취혈: 직자: 0.5~1촌, 사자: 0.5~1촌

肓兪(KI16, 황수, Hwangsu)

부위: 윗배, 배꼽의 중심에서 가쪽으로 0.5촌

취혈: 신궐(神闕, CV8) 가쪽(양방) 0.5촌에서 취혈

침법: 직자: 0.5~1촌, 사자: 0.5~1촌

특성: 충맥과의 교회혈(交會穴)

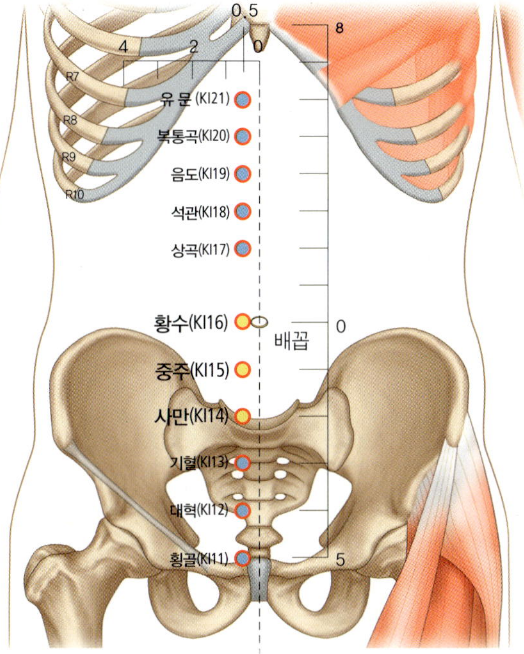
0.5
8
4
2
0
R7
R8
R9
R10
유 문 (KI21)
복통곡(KI20)
음도(KI19)
석관(KI18)
상곡(KI17)
황수(KI16)
배꼽
0
중주(KI15)
사만(KI14)
기혈(KI13)
대혁(KI12)
횡골(KI11)
5

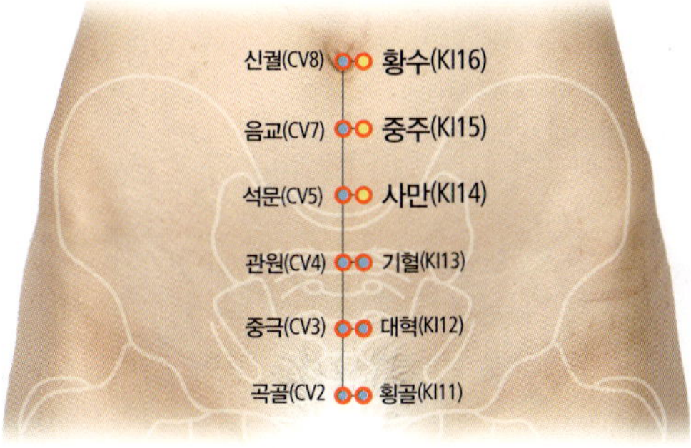
신궐(CV8)
황수(KI16)
음교(CV7)
중주(KI15)
석문(CV5)
사만(KI14)
관원(CV4)
기혈(KI13)
중극(CV3)
대혁(KI12)
곡골(CV2
횡골(KI11)

商曲(KI17, 상곡, Sanggok)

부위: 윗배, 배꼽(umbilicus)의 중심에서 위로 2촌, 앞정중선(anterior median line)에서 가쪽으로 0.5촌

취혈: 하완(下脘, CV10) 가쪽(양방) 0.5촌에서 취혈

침법: 직자: 0.5~1촌, 사자: 0.5~1촌

특성: 충맥의 교회혈(交會穴)

石關(KI18, 석관, Seokgwan)

부위: 윗배, 배꼽의 중심에서 위쪽으로 3촌, 앞정중선에서 가쪽으로 0.5촌

취혈: 건리(建里, CV11) 가쪽(양방) 0.5촌에서 취혈

침법: 직자: 0.5~1촌, 사자: 0.5~1촌

특성: 충맥의 교회혈(交會穴)

陰都(KI19, 음도, Eumdo)

부위: 윗배, 배꼽중심에서 위쪽으로 4촌, 앞정중선에서 가쪽으로 0.5촌

취혈: 중완(中脘, CV12) 가쪽(양방) 0.5촌에서 취혈

침법: 직자: 0.5~1촌, 사자: 0.5~1촌

특성: 충맥의 교회혈(交會穴)

腹通谷(KI20, 복통곡, Boktonggok)

부위: 윗배, 배꼽중심에서 위쪽으로 5촌, 앞정중선에서 가쪽으로 0.5촌

취혈: 상완(上脘, CV13) 가쪽(양방) 0.5촌에서 취혈

침법: 직자: 0.3~0.8촌, 사자: 0.5~1촌

특성: 충맥의 교회혈(交會穴)

幽門(KI21, 유문, Yumun)

부위: 윗배, 배꼽중심에서 위쪽으로 6촌, 앞정중선에서 가쪽으로 0.5촌

취혈: 거궐(巨闕, CV14) 가쪽(양방) 0.5촌에서 취혈

침법: 직자: 0.3~0.7촌, 사자: 0.3~0.8촌

특성: 충맥의 교회혈(交會穴), 충맥의 종지혈(終止穴)

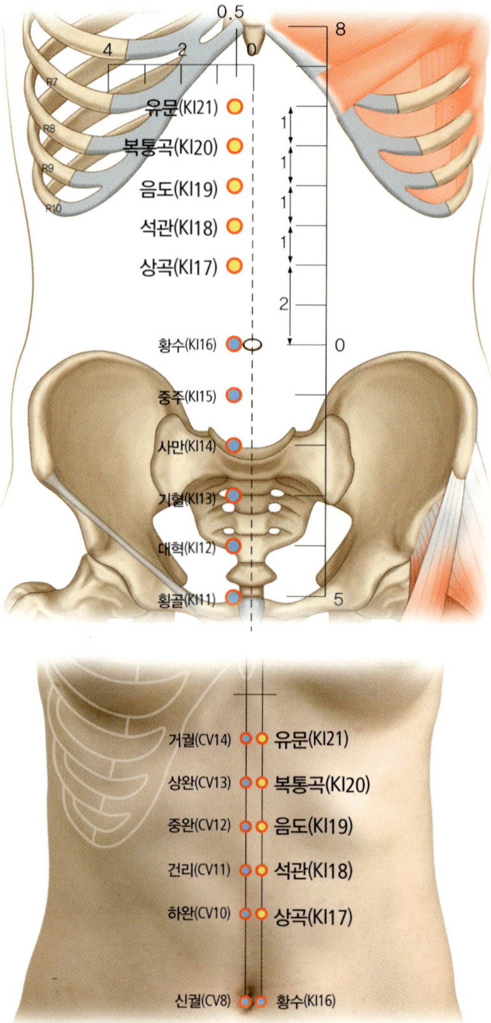
0.5
8
4
2
0
R7
R8
R9
R10
유문(KI21)
복통곡(KI20)
음도(KI19)
석관(KI18)
상곡(KI17)
1
1
1
1
2
0
황수(KI16)
중주(KI15)
사만(KI14)
기혈(KI13)
대혁(KI12)
횡골(KI11)
5
거궐(CV14)
유문(KI21)
상완(CV13)
복통곡(KI20)
중완(CV12)
음도(KI19)
건리(CV11)
석관(KI18)
하완(CV10)
상곡(KI17)
신궐(CV8)
황수(KI16)

步廊(KI22, 보랑, Borang)

부위: 앞가슴부위, 다섯째 갈비사이공간, 앞정중선에서 가쪽으로 2촌

취혈: 중정(中庭, CV16) 양방 2촌처로 5~6갈비사이공간에서 취혈

침법: 직자: 0.2~0.3촌, 사자: 0.3~0.5촌

☑ 흉강과 폐를 주의

神封(KI23, 신봉, Sinbong)

부위: 앞가슴부위, 넷째 갈비사이공간, 앞정중선에서 가쪽으로 2촌

취혈: 단중(膻中, CV17) 양방 2촌처로 4~5갈비사이공간에서 취혈

침법: 직자: 0.2~0.4촌, 사자: 0.3~0.5촌

☑ 흉강과 폐를 주의

靈墟(KI24, 영허, Yeongheo)

부위: 앞가슴부위, 셋째 갈비사이공간, 앞정중선에서 가쪽으로 2촌

취혈: 옥당(玉堂, CV18) 양방 2촌처로 3~4갈비사이공간에서 취혈

침법: 직자: 0.2~0.4촌, 사자: 0.3~0.5촌

☑ 흉강과 폐를 주의

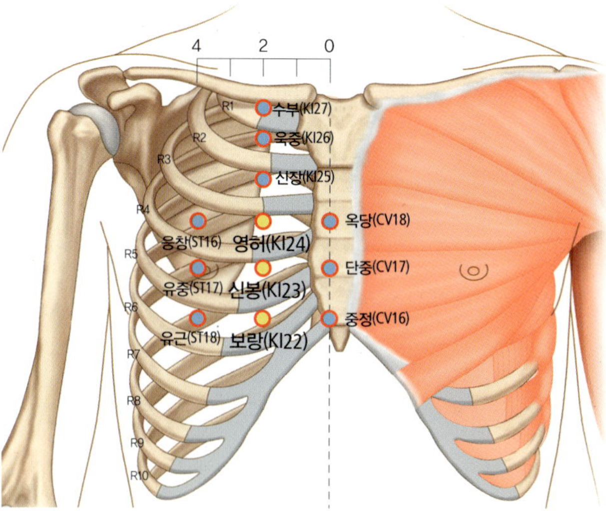
4
2
0
R1
R2
R3
R4
R5
R6
R7
R8
R9
R10
수부(KI27)
욱중(KI26)
신장(KI25)
옥당(CV18)
응창(ST16)
영허(KI24)
단중(CV17)
유중(ST17)
신봉(KI23)
중정(CV16)
유근(ST18)
보랑(KI22)

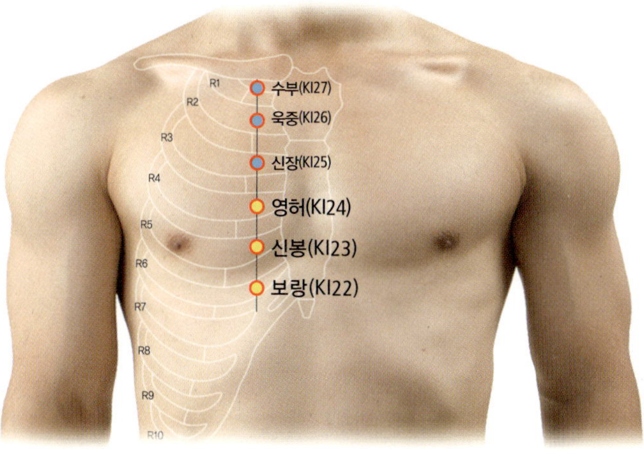
R1
R2
R3
R4
R5
R6
R7
R8
R9
R10
수부(KI27)
욱중(KI26)
신장(KI25)
영허(KI24)
신봉(KI23)
보랑(KI22)

神藏(KI25, 신장, Sinjang)

부위: 앞가슴부위, 둘째 갈비사이공간, 앞정중선에서 가쪽으로 2촌

취혈: 자궁(紫宮, CV19) 양방 2촌처로 2~3갈비사이공간에서 취혈

침법: 직자: 0.3~0.4촌, 사자: 0.3~0.5촌
☑ 흉강과 폐를 주의

彧中(KI26, 욱중, Ukjung)

부위: 앞가슴부위, 첫째 갈비사이공간, 앞정중선에서 가쪽으로 2촌

취혈: 화개(華蓋, CV20) 양방 2촌처로 1~2갈비사이공간에서 취혈

침법: 직자: 0.2~0.4촌, 사자: 0.3~0.5촌
☑ 흉강과 폐를 주의

兪府(KI27, 수부, Subu)

부위: 앞가슴부위, 빗장뼈 바로 아래쪽, 앞정중선에서 가쪽으로 2촌

취혈: 선기(璇璣, CV21) 양방 2촌처로 빗장뼈 아래쪽에서 취혈

침법: 직자: 0.2~0.4촌, 사자: 0.3~0.5촌
☑ 흉강과 폐를 주의

특성: 종지혈(終止穴)

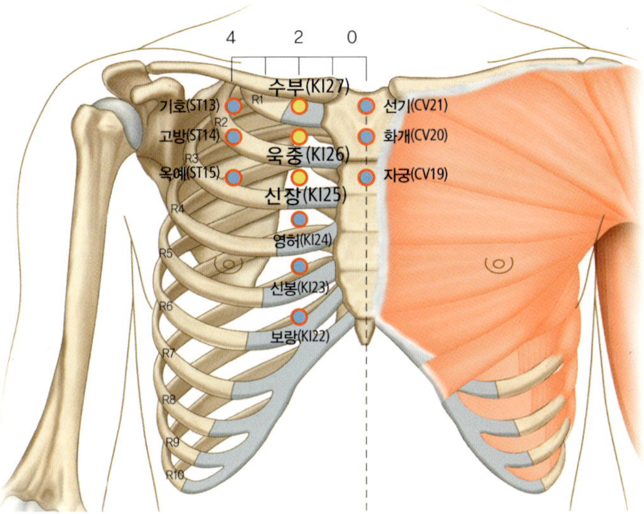
4
2
0
수부(KI27)
기호(ST13)
R1
선기(CV21)
R2
고방(ST14)
화개(CV20)
욱중(KI26)
R3
옥예(ST15)
자궁(CV19)
신장(KI25)
R4
영허(KI24)
R5
신봉(KI23)
R6
보랑(KI22)
R7
R8
R9
R10

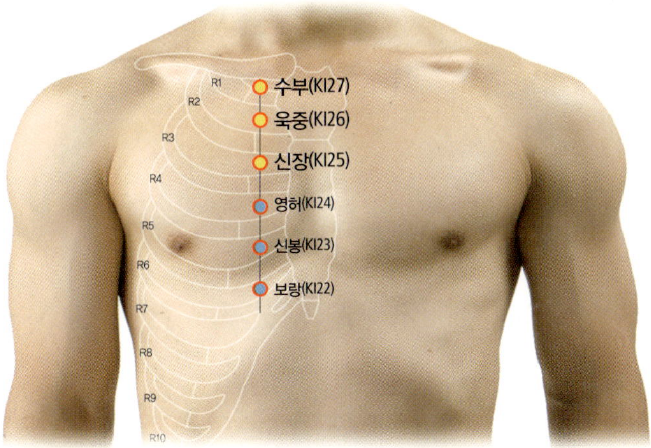
R1
수부(KI27)
R2
욱중(KI26)
R3
신장(KI25)
R4
영허(KI24)
R5
신봉(KI23)
R6
보랑(KI22)
R7
R8
R9
R10

수궐음심포경(手厥陰心包經)

Pericardium Meridian (PC)

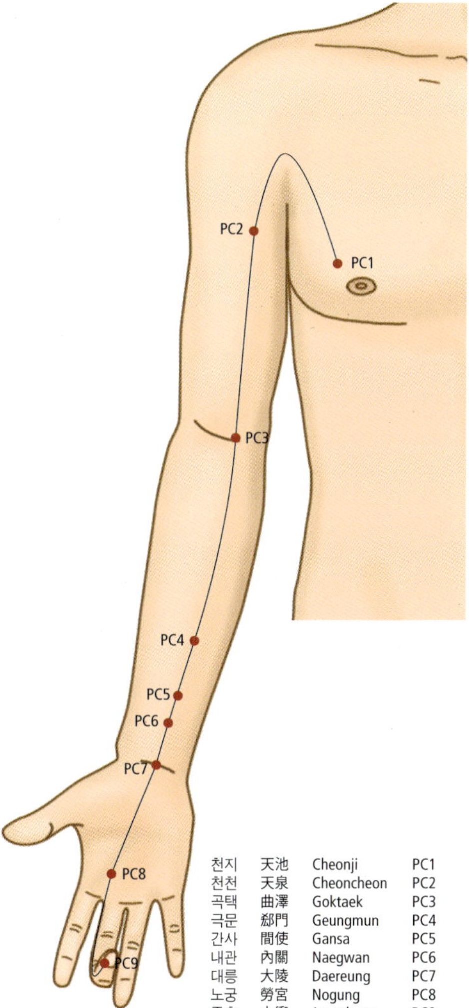

천지	天池	Cheonji	PC1
천천	天泉	Cheoncheon	PC2
곡택	曲澤	Goktaek	PC3
극문	郄門	Geungmun	PC4
간사	間使	Gansa	PC5
내관	內關	Naegwan	PC6
대릉	大陵	Daereung	PC7
노궁	勞宮	Nogung	PC8
중충	中衝	Jungchung	PC9

天池(PC1, 천지, Cheonji)

부위: 앞가슴부위, 넷째 갈비사이공간(intercostal space), 앞정중선(midsternal line)에서 가쪽으로 5촌

취혈: 남성은 유두 가쪽 1촌 부위에서 취혈

침법: 직자: 0.2~0.3촌(깊이 자침하지 않음), 사자: 0.3~0.5촌(가쪽 향해 사자)

특성: 기시혈(起始穴), 수소음심경·족궐음간경·수소양삼초경·족소양담경의 교회혈(交會穴)

天泉(PC2, 천천, Cheoncheon)

부위: 위팔 앞쪽면, 위팔두갈래근(biceps brachii)의 긴갈래와 짧은갈래 사이, 앞겨드랑주름(anterior axillary fold)에서 먼쪽으로 2촌

침법: 직자: 0.3~0.5촌, 사자: 0.5~0.7촌

曲澤(PC3, 곡택, Goktaek)

부위: 팔꿈치 앞쪽면, 팔오금주름(cubital crease) 위, 위팔두갈래근힘줄의 안쪽 오목한곳

취혈: 팔꿈치를 45°로 굽혔을 때, 위팔두갈래근힘줄의 안쪽에 위치

침법: 직자: 0.5~1촌, 사자: 0.5~1촌

특성: 합수혈(合水穴), 사만혈(四彎穴)

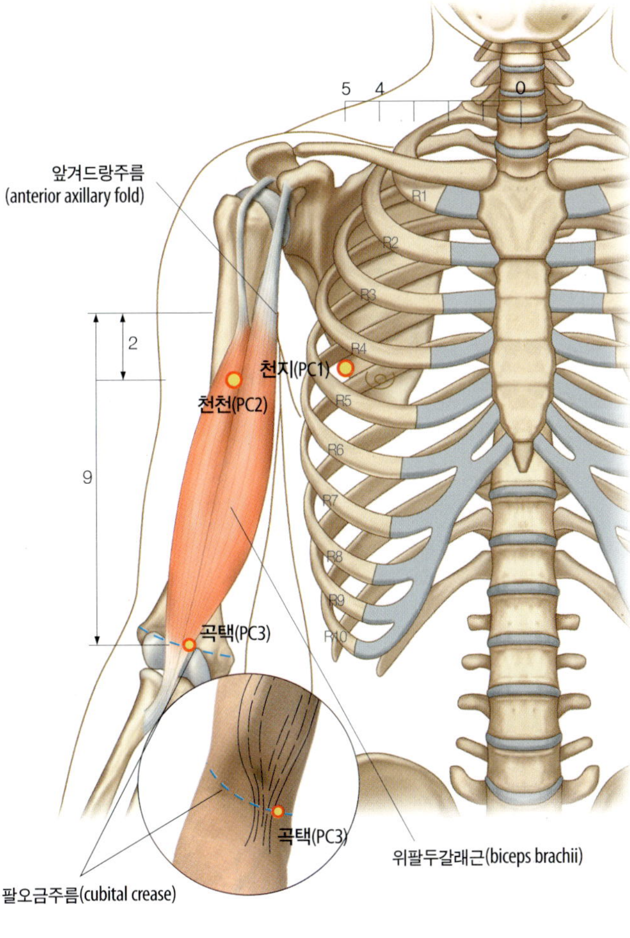
5
4
0
앞겨드랑주름
(anterior axillary fold)
R1
R2
R3
R4
R5
R6
R7
R8
R9
R10
2
9
천지(PC1)
천천(PC2)
곡택(PC3)
곡택(PC3)
위팔두갈래근(biceps brachii)
팔오금주름(cubital crease)

郄門(PC4, 극문, Geungmun)

부위: 아래팔 앞쪽면, 긴손바닥근힘줄(palmaris longus tendon)과 노쪽 손목굽힘근힘줄(flexor carpi radialis tendon)의 사이, 손바닥쪽 손목주름(palmar wrist crease)에서 몸쪽으로 5촌

취혈: 주먹을 움켜쥐고, 손바닥이 위로 향하도록 손목을 돌린채, 팔꿈치를 약간 굽히면, 이 두 힘줄(긴손바닥근힘줄과 노쪽손목굽힘근힘줄)이 현저하게 나타남. 곡택(曲澤, PC3)과 대릉(大陵, PC7)을 연결하는 선의 중점에서 먼쪽으로 1촌에 위치

긴손바닥근힘줄이 보이지 않을 때, 노쪽 손목굽힘근힘줄의 안쪽에 위치

침법: 직자: 0.5~1촌, 사자: 0.5~1촌

특성: 극혈(郄穴)

間使(PC5, 간사, Gansa)

부위: 아래팔 앞쪽면, 긴손바닥근힘줄과 노쪽 손목굽힘근힘줄의 사이, 손바닥쪽 손목주름에서 몸쪽으로 3촌

침법: 직자: 0.5~1촌, 사자: 1~1.5촌

특성: 경금혈(經金穴)

內關(PC6, 내관, Naegwan)

부위: 아래팔 앞쪽면, 긴손바닥근힘줄과 노쪽 손목굽힘근힘줄의 사이, 손바닥쪽 손목주름에서 몸쪽으로 2촌

취혈: 내관(內關, PC6)과 상응하는 뒤쪽의 경혈은 외관(外關, TE5)

침법: 직자: 0.5~1촌, 사자: 0.3~2촌, 투자: 외관(外關, TE5)을 향해

특성: 락혈(絡穴), 팔맥교회혈(八脈交會穴; 음유맥), 육총혈(六總穴; 심흉)

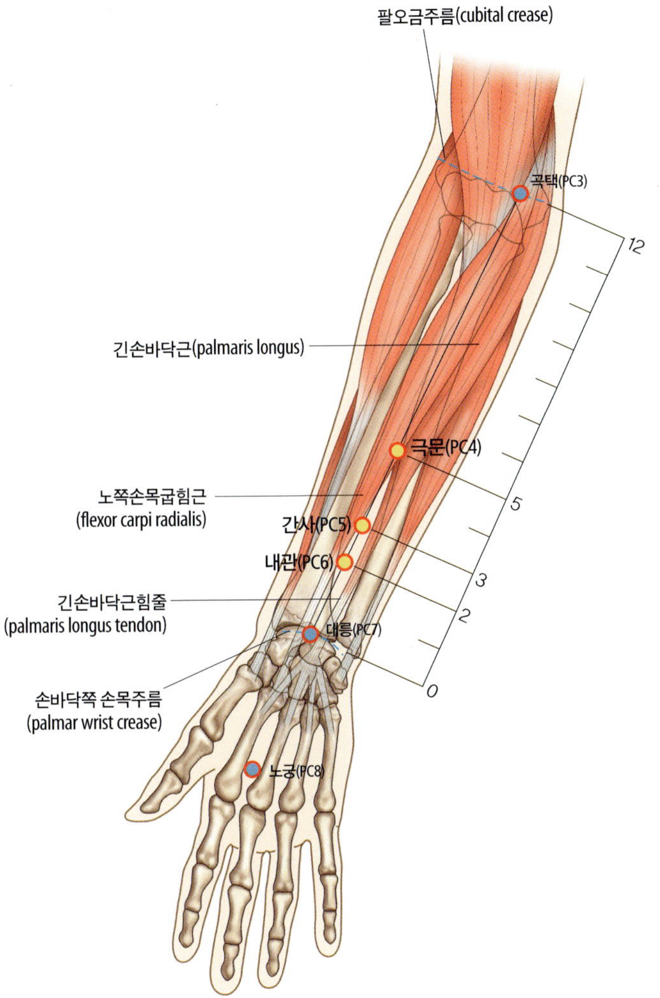

팔오금주름(cubital crease)
곡택(PC3)
12
긴손바닥근(palmaris longus)
극문(PC4)
노쪽손목굽힘근
(flexor carpi radialis)
5
간사(PC5)
내관(PC6)
3
2
긴손바닥근힘줄
(palmaris longus tendon)
대릉(PC7)
0
손바닥쪽 손목주름
(palmar wrist crease)
노궁(PC8)

大陵(PC7, 대릉, Daereung)

부위: 손목 앞쪽면, 긴손바닥근힘줄(palmaris longus tendon)과 노쪽 손목굽힘근힘줄(flexor carpi radialis tendon) 사이, 손바닥쪽 손목주름(palmar wrist crease) 위

취혈: 손가락을 움켜쥐고, 손목을 약간 굴곡하면, 긴손바닥근힘줄과 노쪽손목굽힘근힘줄이 현저하게 나타남. 손바닥쪽 손목주름(palmar wrist crease)의 중점, 긴손바닥근힘줄과 노쪽손목굽힘근힘줄의 사이. 신문(神門, HT7)과 같은 높이에 위치

침법: 직자: 0.3~0.5촌, 사자: 0.5~0.8촌

특성: 수토혈(兪土穴), 원혈(原穴), 자경사혈(自經瀉穴), 십삼귀혈(十三鬼穴)

勞宮(PC8, 노궁, Nogung)

부위: 손바닥, 둘째·셋째 손허리뼈(metacarpal bone)의 사이의 오목한 곳, 손허리손가락관절(metacarpophalangeal joint)의 몸쪽

☑ 노궁(勞宮, PC8)의 부위가 손바닥, 셋째·넷째 손허리뼈 사이의 오목한 곳, 손허리손가락관절의 몸쪽이라는 의견도 있음

침법: 직자: 0.3~0.5촌, 사자: 0.3~0.5촌

특성: 형화혈(滎火穴), 십삼귀혈(十三鬼穴), 회양구침혈(回陽九鍼穴), 자성혈(自性穴)

中衝(PC9, 중충, Jungchung)

부위: 가운뎃손가락, 가운뎃손가락 끝의 중심

취혈: 중충(中衝, PC9)의 부위가 가운뎃손가락, 가운뎃 손톱 노쪽 뿌리각에서 몸쪽으로 0.1촌

☑ 손톱 노쪽모서리를 지나는 수직선과 손톱 뿌리를 지나는 수평선이 만나는 지점이라는 의견도 있음

침법: 직자: 0.1~0.2촌, 삼릉침으로 점자출혈

특성: 정목혈(井木穴), 종지혈(終止穴), 자경보혈(自經補穴)

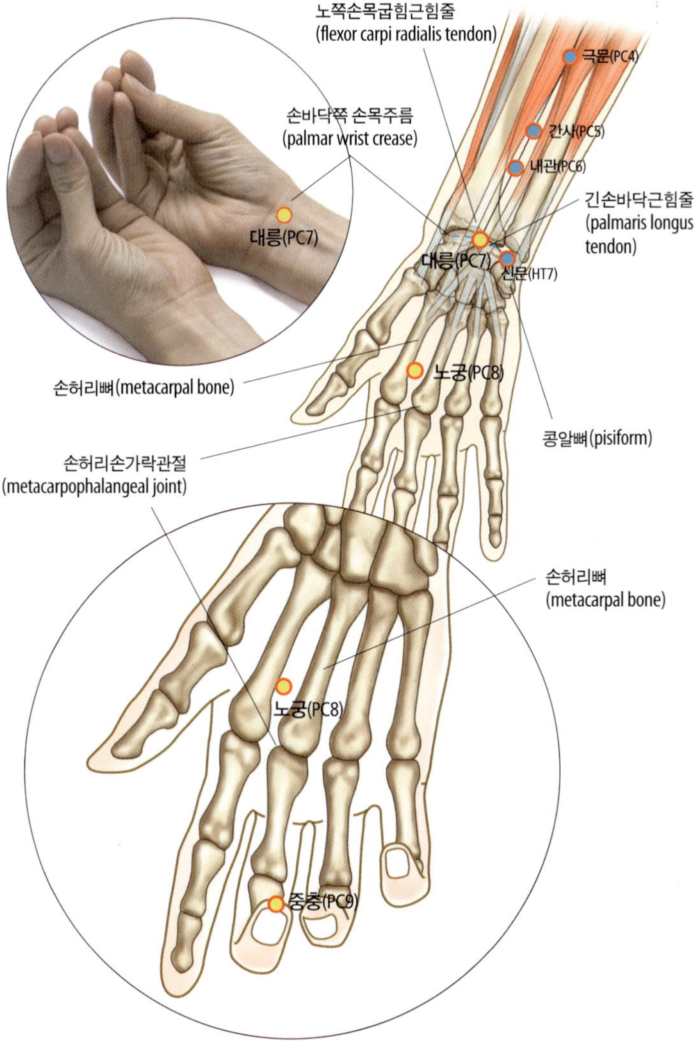
노쪽손목굽힘근힘줄
(flexor carpi radialis tendon)
극문(PC4)
손바닥쪽 손목주름
(palmar wrist crease)
간사(PC5)
내관(PC6)
대릉(PC7)
긴손바닥근힘줄
(palmaris longus
tendon)
대릉(PC7)
신문(HT7)
손허리뼈(metacarpal bone)
노궁(PC8)
콩알뼈(pisiform)
손허리손가락관절
(metacarpophalangeal joint)
손허리뼈
(metacarpal bone)
노궁(PC8)
중충(PC9)

수소양삼초경(手少陽三焦經)

Triple Energizer Meridian (TE)

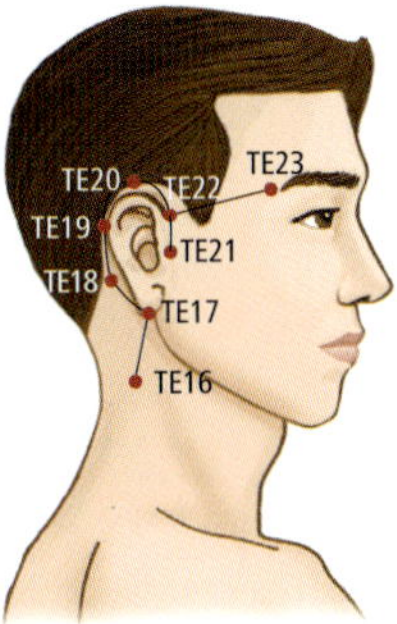

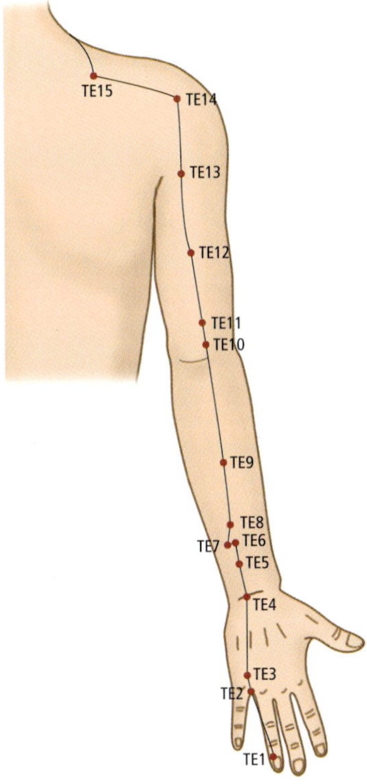

관충	關衝	Gwanchung	TE1
액문	液門	Aengmun	TE2
중저	中渚	Jungjeo	TE3
양지	陽池	Yangji	TE4
외관	外關	Oegwan	TE5
지구	支溝	Jigu	TE6
회종	會宗	Hoejong	TE7
삼양락	三陽絡	Samyangnak	TE8
사독	四瀆	Sadok	TE9
천정	天井	Cheonjeong	TE10
청랭연	淸冷淵	Cheongnaengyeon	TE11
소락	消濼	Sorak	TE12
노회	臑會	Nohoe	TE13
견료	肩髎	Gyeollyo	TE14
천료	天髎	Cheollyo	TE15
천유	天牖	Cheonyu	TE16
예풍	翳風	Yepung	TE17
계맥	瘈脈	Gyemaek	TE18
노식	顱息	Nosik	TE19
각손	角孫	Gakson	TE20
이문	耳門	Imun	TE21
화료	和髎	Hwaryo	TE22
사죽공	絲竹空	Sajukgon	TE23

關衝(TE1, 관충, Gwanchung)

부위: 약손가락, 끝마디뼈(distal phalanx)의 자쪽, 넷째손톱 자쪽 뿌리각(ulnar corner of fingernail)에서 몸쪽으로 0.1촌

취혈: 넷째손톱의 자쪽모서리를 지나는 수직선과 손톱뿌리를 지나는 수평선이 만나는 지점에서 취혈

침법: 직자: 0.1~0.2촌, 사자: 0.2~0.3촌, 삼릉침으로 점자출혈

특성: 정금혈(井金穴), 기시혈(起始穴)

液門(TE2, 액문, Aengmun)

부위: 손등, 약손가락과 새끼손가락 사이, 손샅 가장자리(web margin) 위쪽 오목한 곳, 적백육제

취혈: 주먹을 가볍게 쥐고, 손바닥이 아래쪽을 향하게 한 자세에서, 약손가락과 새끼손가락이 만나는 지점의 몸쪽 오목한 곳으로 적백육제에서 취혈

침법: 직자: 0.3~0.5촌, 사자: 0.3~0.5촌

특성: 형수혈(滎水穴)

中渚(TE3, 중저, Jungjeo)

부위: 손등, 넷째와 다섯째 손허리뼈(metacarpal bone) 사이, 넷째손허리손가락관절(metacarpophalangeal joint) 몸쪽 오목한 곳

취혈: 가볍게 주먹을 쥐고 취혈

침법: 직자: 0.3~0.5촌, 사자: 0.5~1촌

특성: 수목혈(兪木穴), 자경보혈(自經補穴)

陽池(TE4, 양지, Yangji)

부위: 손목 뒤쪽면, 손등쪽 손목주름(dorsal wrist crease) 위, 손가락폄근힘줄 자쪽 오목한 곳.

취혈: 손바닥을 아래로 하고, 저항을 주면서 손목을 손등쪽으로 굽히면 손가락폄근힘줄을 더욱 쉽게 촉지할 수 있다. 손가락을 넷째와 다섯째 손허리뼈 사이를 따라서 몸쪽으로 움직이다가 손등쪽 손목주름과 만나는 오목한 곳에서 취혈. 양계(陽谿, LI5), 양곡(陽谷, SI5)과 같은 높이에 위치

침법: 직자: 0.3~0.5촌, 사자: 0.3~0.5촌

특성: 원혈(原穴)

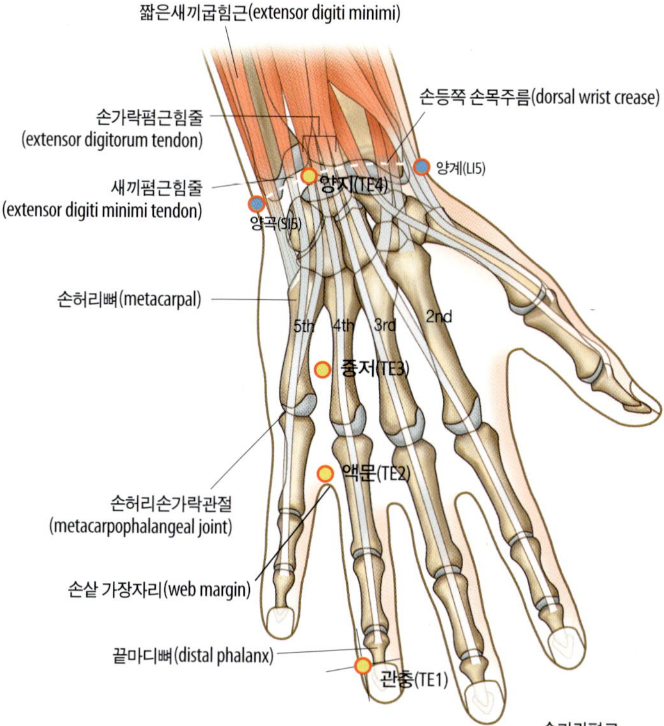

짧은새끼굽힘근(extensor digiti minimi)
손등쪽 손목주름(dorsal wrist crease)
손가락폄근힘줄
(extensor digitorum tendon)
양계(LI5)
새끼폄근힘줄
(extensor digiti minimi tendon)
양지(TE4)
양곡(SI5)
손허리뼈(metacarpal)
5th
4th
3rd
2nd
중저(TE3)
액문(TE2)
손허리손가락관절
(metacarpophalangeal joint)
손샅 가장자리(web margin)
끝마디뼈(distal phalanx)
관충(TE1)

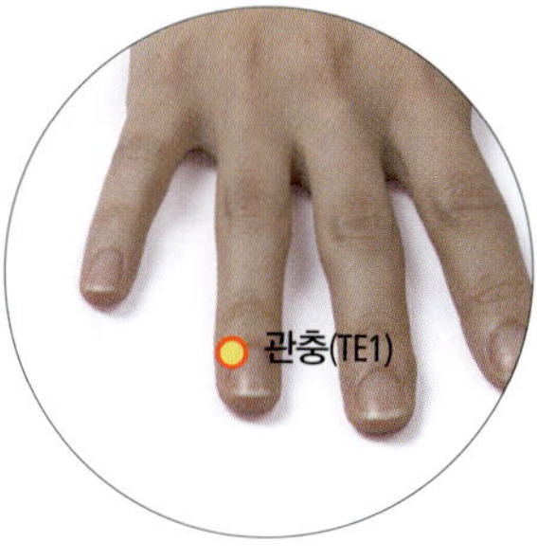

관충(TE1)

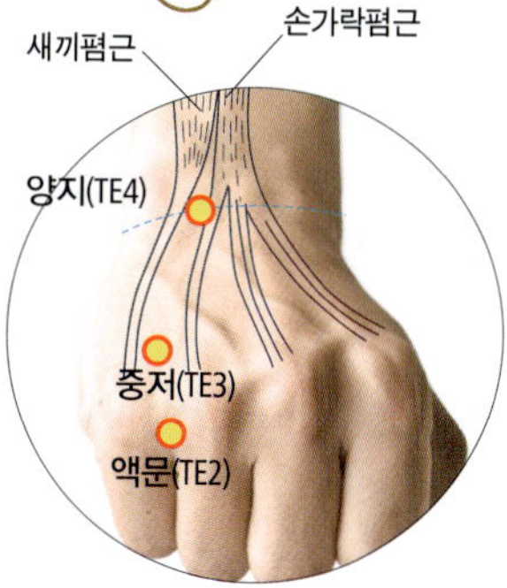

새끼폄근
손가락폄근
양지(TE4)
중저(TE3)
액문(TE2)

外關(TE5, 외관, Oegwan)

부위: 아래팔 뒤쪽면, 자뼈(ulna)와 노뼈(radius) 뼈사이공간(interosseous space)의 중점, 손등쪽 손목주름(dorsal wrist crease)에서 몸쪽으로 2촌

취혈: 양지(陽池, TE4)에서 몸쪽으로 2촌, 자뼈와 노뼈 사이의 오목한 곳에서 취혈. 외관(外關, TE5)에 상응하는 앞쪽 혈은 내관(內關, PC6)임

침법: 직자: 0.5~1촌(혹은 내관(PC6)을 향해 투자), 사자: 1~1.5촌

특성: 팔맥교회혈(八脈交會穴), 락혈(絡穴)

支溝(TE6, 지구, Jigu)

부위: 아래팔 뒤쪽면, 자뼈와 노뼈 뼈사이공간 중점, 손등쪽 손목주름(dorsal wrist crease)에서 몸쪽으로 3촌

취혈: 외관(外關, TE5)에서 몸쪽으로 1촌, 회종(會宗, TE7)과 같은 높이, 자뼈와 노뼈 사이에서 취혈

침법: 직자: 0.5~1촌, 사자: 1~1.5촌

특성: 경화혈(經火穴), 자성혈(自性穴), 육총혈(六總穴)

會宗(TE7, 회종, Hoejong)

부위: 아래팔 뒤쪽면, 자뼈의 바로 노쪽, 손등쪽 손목주름에서 몸쪽으로 3촌

취혈: 지구(支溝, TE6)의 자쪽에서 취혈, 편력(偏歷, LI6)과 같은 높이

침법: 직자: 0.5~0.9촌, 사자: 0.5~1촌

특성: 극혈(郄穴)

三陽絡(TE8, 삼양락, Samyangnak)

부위: 아래팔 뒤쪽면, 자뼈와 노뼈 뼈사이공간 중점, 손등쪽 손목주름에서 몸쪽으로 4촌

취혈: 양지(陽池, TE4)와 팔꿈치 끝을 연결하는 선에서 몸쪽으로부터 2/3와 먼쪽으로부터 1/3이 되는 지점에서 취혈

침법: 직자: 0.5~1촌, 사자: 0.8~1.5촌(심자할 때에는 극문을 향해 2~3촌 자입)

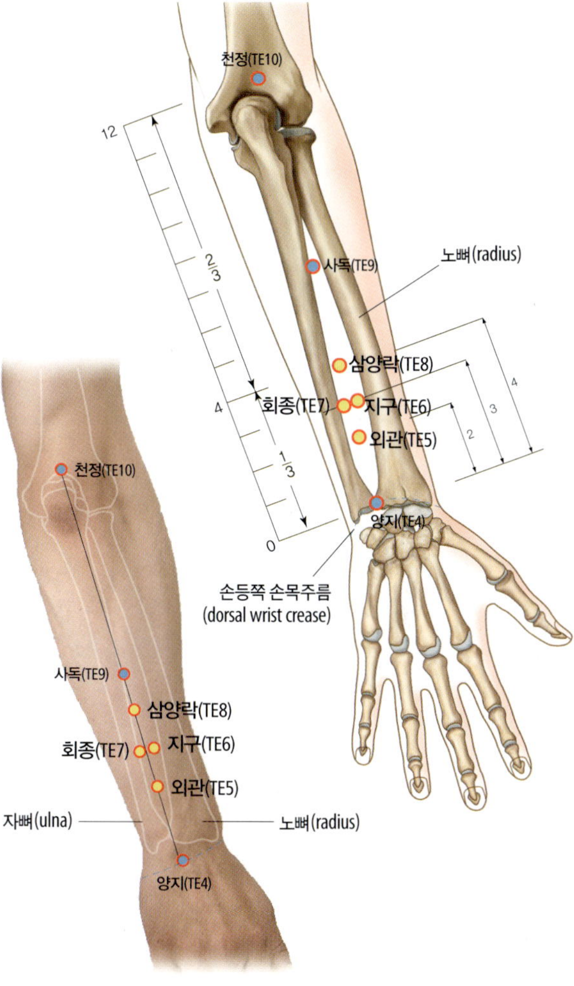
천정(TE10)
12
2/3
사독(TE9)
노뼈(radius)
삼양락(TE8)
4
회종(TE7)
지구(TE6)
외관(TE5)
4
3
2
1/3
양지(TE4)
0
손등쪽 손목주름
(dorsal wrist crease)
천정(TE10)
사독(TE9)
삼양락(TE8)
회종(TE7)
지구(TE6)
외관(TE5)
자뼈(ulna)
노뼈(radius)
양지(TE4)

四瀆(TE9, 사독, Sadok)

부위: 아래팔 뒤쪽면, 자뼈(ulna)와 노뼈(radius) 뼈사이공간(interosseous space)의 중점, 팔꿈치머리 융기(prominence of olecranon)에서 먼쪽으로 5촌

취혈: 양지(陽池, TE4)와 팔꿈치머리 융기를 연결하는 선의 중점에서 몸쪽으로 1촌 지점에서 취혈

침법: 직자: 0.5~1촌, 사자: 0.5~1촌

天井(TE10, 천정, Cheonjeong)

부위: 팔꿈치 뒤쪽면, 팔꿈치머리 융기에서 몸쪽으로 1촌이 되는 오목한 곳

취혈: 팔꿈치를 굽혔을 때, 팔꿈치머리 오목에서 취혈

침법: 직자: 0.3~0.5촌, 사자: 0.5~1촌

특성: 합토혈(合 土穴), 자경사혈(自經瀉穴)

清冷淵(TE11, 청랭연, Cheongnaengyeon)

부위: 위팔 뒤쪽면, 팔꿈치머리 융기(prominence of olecranon)와 봉우리각(acromial angle)을 연결하는 선 위, 팔꿈치머리 융기에서 몸쪽으로 2촌

취혈: 팔꿈치를 펴고, 팔꿈치머리 융기로부터 몸쪽으로 2촌에서 취혈

침법: 직자: 0.3~0.5촌, 사자: 0.5~1촌

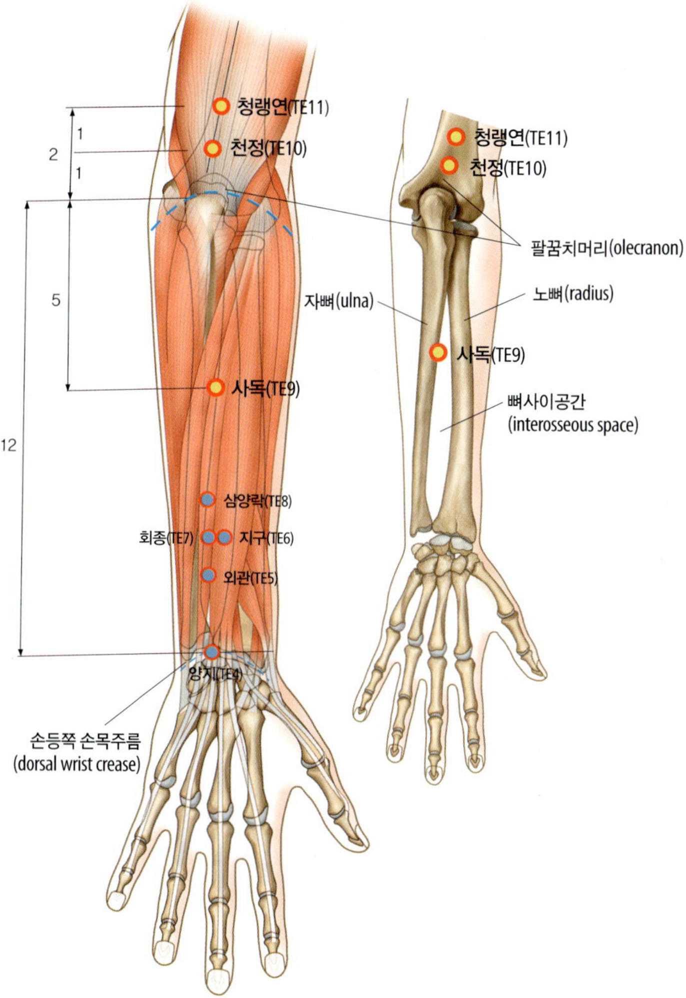
청랭연(TE11)
천정(TE10)
1
2
1
5
12
사독(TE9)
삼양락(TE8)
회종(TE7)
지구(TE6)
외관(TE5)
양지(TE4)
손등쪽 손목주름
(dorsal wrist crease)
청랭연(TE11)
천정(TE10)
팔꿈치머리(olecranon)
자뼈(ulna)
노뼈(radius)
사독(TE9)
뼈사이공간
(interosseous space)

消濼(TE12, 소락, Sorak)

부위: 위팔 뒤쪽면, 팔꿈치머리 융기(prominence of olecranon)와 봉우리각(acromial angle)을 연결하는 선 위, 팔꿈치머리융기에서 몸쪽으로 5촌

침법: 직자: 0.3~0.7촌, 사자: 0.5~1촌

臑會(TE13, 노회, Nohoe)

부위: 위팔 뒤쪽면, 어깨세모근(deltoid)의 뒤모서리 아래뒤쪽, 봉우리각(acromial angle)에서 먼쪽으로 3촌

침법: 직자: 0.5~1촌, 사자: 0.5~1촌

특성: 수소양삼초경 · 양유맥의 교회혈(交會穴)

肩髎(TE14, 견료, Gyeollyo)

부위: 팔이음뼈(shoulder girdle), 봉우리각(acromial angle)과 위팔뼈 큰결절(greater tubercle of humerus) 사이의 오목한 곳

취혈: 팔꿈치를 굽히고 위팔을 외전시키면, 어깨뼈봉우리(acromion) 앞뒤로 각각 두 개의 오목한 곳이 나타남. 견료(肩髎, TE14)는 뒤쪽에 위치하며, 앞쪽에 위치한 견우(肩髃, LI15)보다 덜 오목함

침법: 직자: 0.5~1촌, 사자: 1~2촌

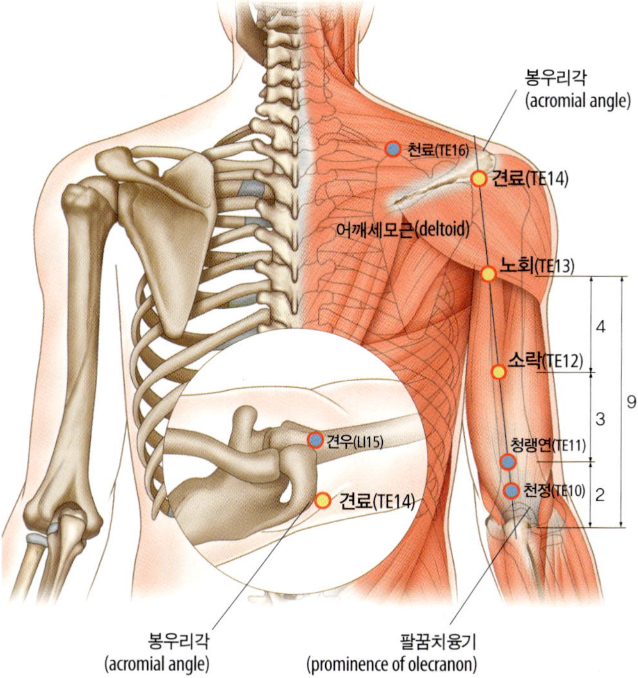
봉우리각
(acromial angle)
천료(TE16)
견료(TE14)
어깨세모근(deltoid)
노회(TE13)
4
소락(TE12)
9
3
청랭연(TE11)
천정(TE10)
2
견우(LI15)
견료(TE14)
봉우리각
(acromial angle)
팔꿈치융기
(prominence of olecranon)

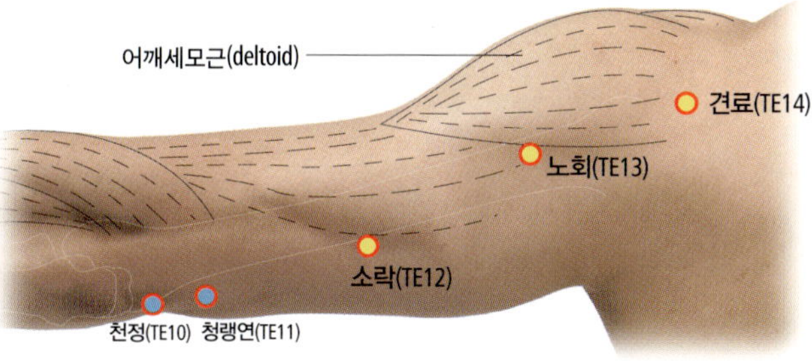
어깨세모근(deltoid)
견료(TE14)
노회(TE13)
소락(TE12)
천정(TE10)
청랭연(TE11)

天髎(TE15, 천료, Cheollyo)

부위: 어깨뼈 부위, 어깨뼈 위각(superior angle of scapula)에서 위쪽 오목한 곳

취혈: 바르게 앉아 팔을 몸통 옆으로 늘어뜨리고, 견정(肩井, GB21)과 곡원(曲垣, SI13)의 중간에서 취혈

침법: 직자: 0.3~0.5촌(어깨뼈가시 방향으로 치우치게 자입, 심자하지 않음)
사자: 0.5~0.8촌

특성: 수소양삼초경·족소양담경·양유맥의 교회혈(交會穴)

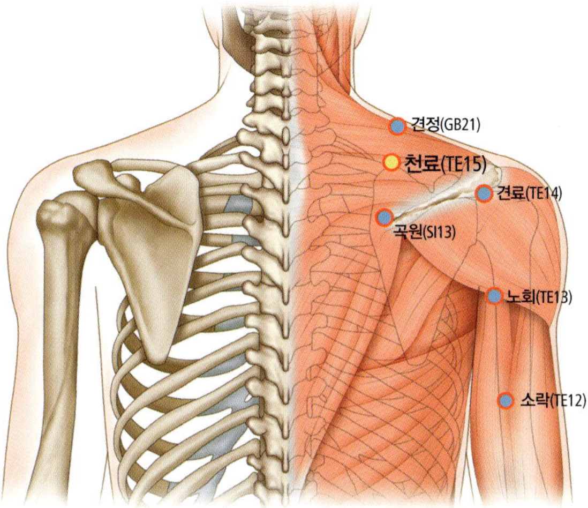
견정(GB21)
천료(TE15)
견료(TE14)
곡원(SI13)
노회(TE13)
소락(TE12)

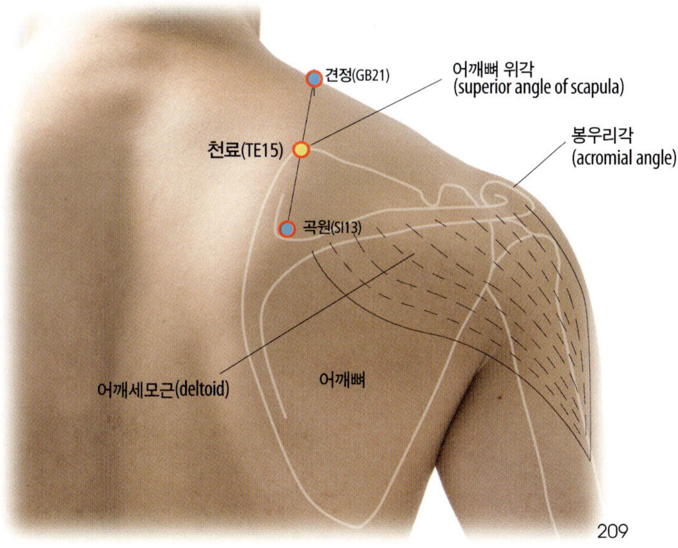
견정(GB21)
어깨뼈 위각
(superior angle of scapula)
봉우리각
(acromial angle)
천료(TE15)
곡원(SI13)
어깨세모근(deltoid)
어깨뼈

天牖(TE16, 천유, Cheonyu)

부위: 목앞 부위, 턱뼈각(mandibular angle)과 같은 높이, 목빗근(sternocleido mastoid)의 뒤쪽 오목한 곳

취혈: 목빗근 앞쪽의 천용(天容, SI17)과 같은 높이에 위치

침법: 직자: 0.3~0.5촌(깊이 자침하지 않음), 사자: 0.5~0.8촌

翳風(TE17, 예풍, Yepung)

부위: 목앞 부위, 귓불(ear lobe)의 뒤쪽, 꼭지돌기(mastoid process) 아래끝의 앞쪽 오목한 곳

침법: 직자: 0.5~1촌, 사자: 1~1.5촌

특성: 수소양삼초경·족소양담경과의 교회혈(交會穴)

瘈脈(TE18, 계맥, Gyemaek)

부위: 머리, 꼭지돌기 중심, 예풍(翳風, TE17)에서 각손(角孫, TE20)을 연결하는 곡선에서 위쪽으로부터 2/3와 아래쪽으로부터 1/3이 되는 지점

침법: 직자: 0.1~0.2촌, 사자: 0.5~1촌, 삼릉침으로 점자출혈

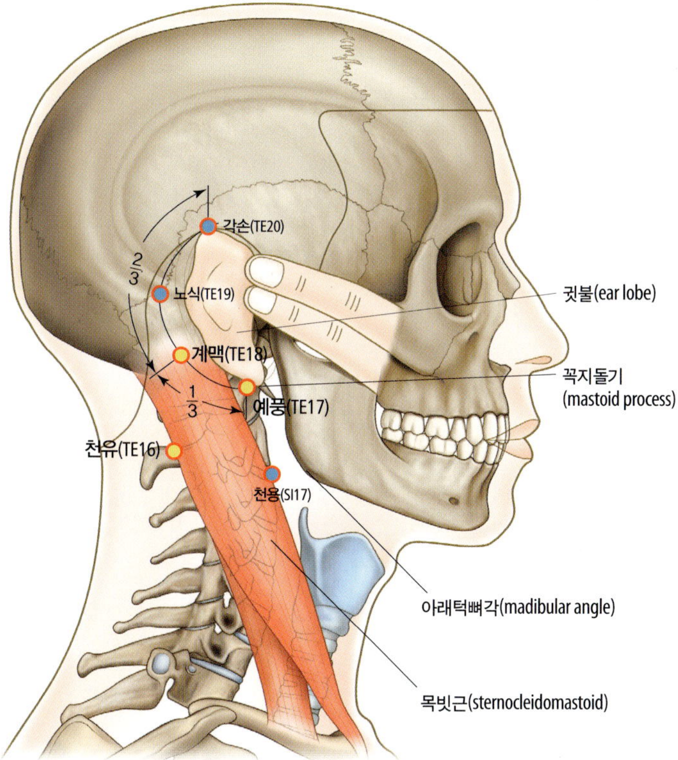
각손(TE20)
2/3
노식(TE19)
계맥(TE18)
1/3
예풍(TE17)
천유(TE16)
천용(SI17)
귓불(ear lobe)
꼭지돌기
(mastoid process)
아래턱뼈각(madibular angle)
목빗근(sternocleidomastoid)

顱息(TE19, 노식, Nosik)

부위: 머리, 예풍(翳風, TE17)에서 각손(角孫, TE20)을 연결하는 곡선에서 위쪽으로부터 1/3과 아래쪽으로부터 2/3가 되는 지점

침법: 직자: 0.1~0.2촌
사자: 0.1~0.3촌(0.1촌 자입한 후 뒤쪽을 향해 0.5촌 사자하기도 한다)

角孫(TE20, 각손, Gakson)

부위: 머리, 귓바퀴끝(auricular apex)의 바로 위쪽 지점

취혈: 귓바퀴를 앞으로 접어 머리에 눌러 붙일 때, 귓바퀴끝이 머리에 닿는 지점에서 취혈

침법: 직자: 0.1~0.2촌, 사자: 0.1~0.3촌

특성: 수소양삼초경·족소양담경·수태양소장경과의 교회혈(交會穴)

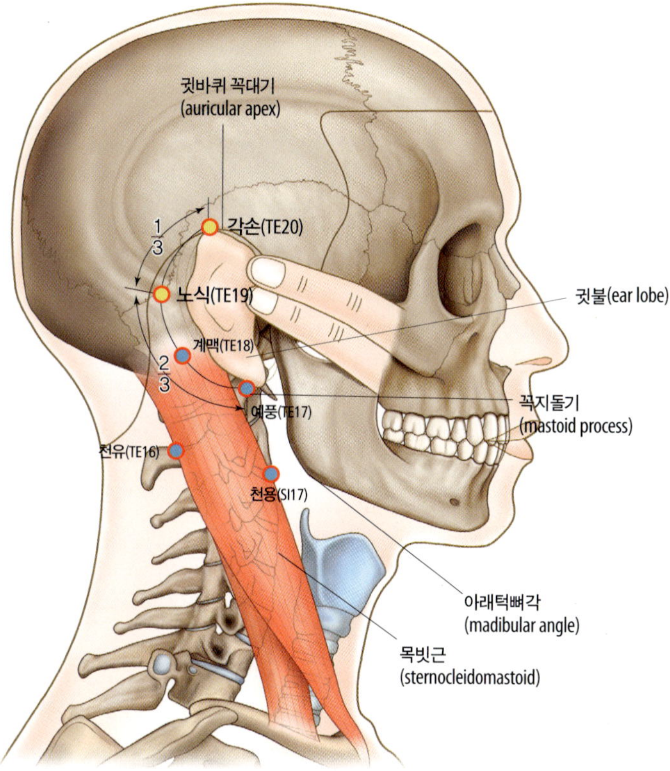

귓바퀴 꼭대기
(auricular apex)
1/3
각손(TE20)
노식(TE19)
귓불(ear lobe)
계맥(TE18)
2/3
예풍(TE17)
꼭지돌기
(mastoid process)
천유(TE16)
천용(SI17)
아래턱뼈각
(madibular angle)
목빗근
(sternocleidomastoid)

耳門(TE21, 이문, Imun)

부위: 얼굴, 귀구슬위패임(supratragic notch)과 아래턱뼈 관절돌기(condylar process of mandible) 사이의 오목한 곳

취혈: 입을 약간 벌리고, 귀구슬위패임 앞쪽의 오목한 곳, 청궁(聽宮, SI19)에서 수직으로 위쪽에서 취혈

침법: 직자: 0.3~0.5촌, 사자: 0.3~0.5촌, 0.5~1.5촌(입을 벌리고 침을 아래로 향하여 청궁(聽宮, SI19) 및 청회(聽會, GB2)로 자입)

和髎(TE22, 화료, Hwaryo)

부위: 머리, 관자놀이 머리카락경계선의 뒤쪽, 귓바퀴뿌리의 앞쪽, 얕은관자동맥(superficial temporal artery)의 뒤쪽

침법: 직자: 0.1~0.2촌, 사자: 0.3~0.5촌

특성: 족소양담경·수태양소장경과의 교회혈(交會穴)

絲竹空(TE23, 사죽공, Sajukgong)

부위: 머리, 눈썹 가쪽끝의 오목한 곳

취혈: 동자료(瞳子髎, GB1) 위쪽에 위치

침법: 직자: 0.2~0.3촌, 사자: 0.3~1촌(피하를 따라서 뒤쪽 방향으로)
횡자: 0.5~1촌(뒤쪽 방향 또는 어요(魚腰, EX-HN4)를 향해 피하를 따라) / 점자 출혈

특성: 종지혈(終止穴), 족소양담경과의 교회혈(交會穴)

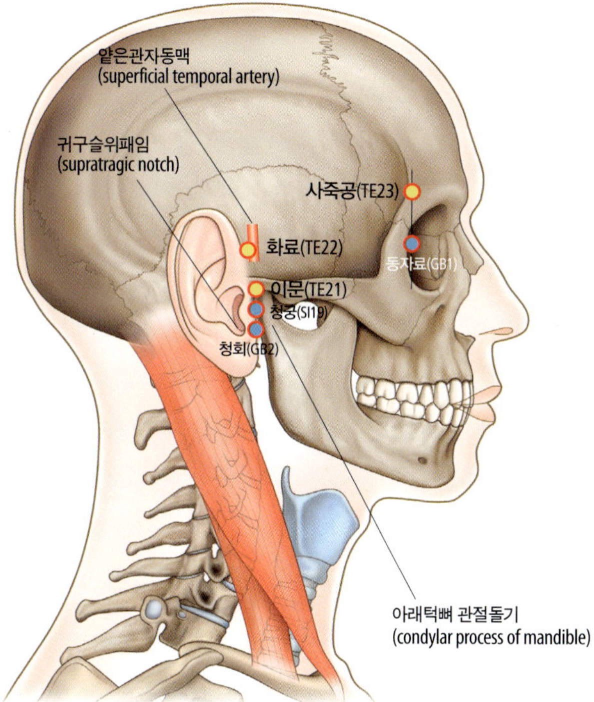
얕은관자동맥
(superficial temporal artery)
귀구슬위패임
(supratragic notch)
사죽공(TE23)
화료(TE22)
동자료(GB1)
이문(TE21)
청궁(SI19)
청회(GB2)
아래턱뼈 관절돌기
(condylar process of mandible)

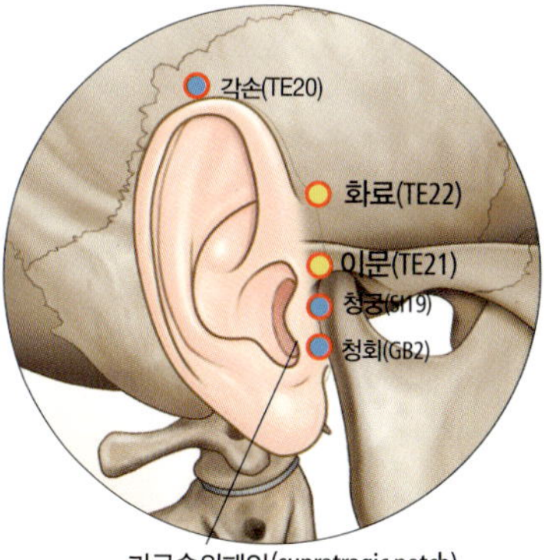
각손(TE20)
화료(TE22)
이문(TE21)
청궁(SI19)
청회(GB2)
귀구슬위패임(supratragic notch)

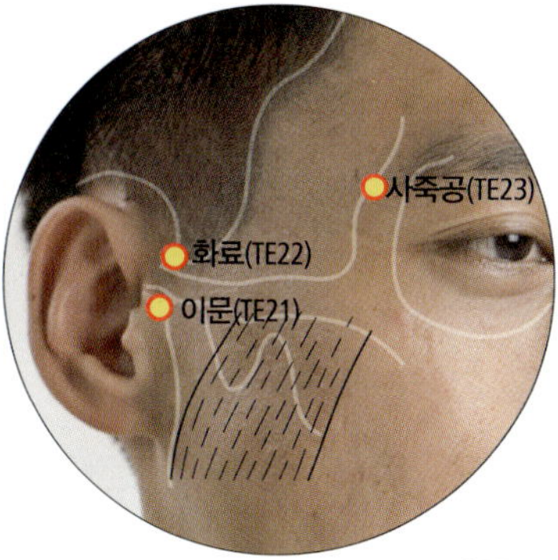
사죽공(TE23)
화료(TE22)
이문(TE21)

족소양담경(足少陽膽經)

Gallbladder Meridian (GB)

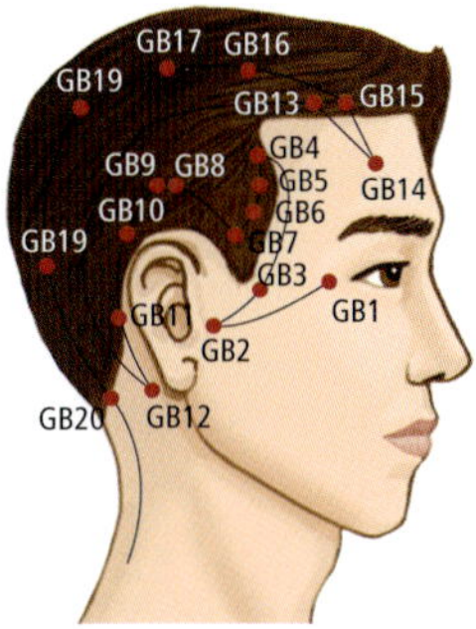

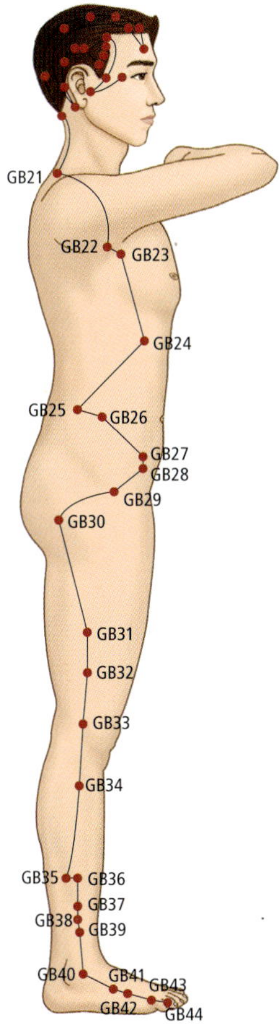

동자료	瞳子髎	Dongjaryo	GB1
청회	聽會	Cheonghoe	GB2
상관	上關	Sanggwan	GB3
함염	頷厭	Hamyeom	GB4
현로	懸顱	Hyeollo	GB5
현리	懸釐	Hyeonri	GB6
곡빈	曲鬢	Gokbin	GB7
솔곡	率谷	Solgok	GB8
천충	天衝	Cheonchung	GB9
부백	浮白	Bubaek	GB10
두규음	頭竅陰	Dugyueum	GB11
완골	完骨	Wangol	GB12
본신	本神	Bonsin	GB13
양백	陽白	Yangbaek	GB14
두임읍	頭臨泣	Duimeup	GB15
목창	目窓	Mokchang	GB16
정영	正營	Jeongyeong	GB17
승령	承靈	Seungnyeong	GB18
뇌공	腦空	Noegong	GB19
풍지	風池	Pungji	GB20
견정	肩井	Gyeonjeong	GB21
연액	淵腋	Yeonaek	GB22
첩근	輒筋	Cheopgeu	GB23
일월	日月	Irwol	GB24
경문	京門	Gyeongmun	GB25
대맥	帶脈	Daemaek	GB26
오추	五樞	Ochu	GB27
유도	維道	Yudo	GB28
거료	巨髎	Georyo	GB29
환도	環跳	Hwando	GB30
풍시	風市	Pungsi	GB31
중독	中瀆	Jungdok	GB32
슬양관	膝陽關	Seuryanggwan	GB33
양릉천	陽陵泉	Yangneungcheon	GB34
양교	陽交	Yanggyo	GB35
외구	外丘	Oegu	GB36
광명	光明	Gwangmyeong	GB37

양보	陽輔	Yangbo	GB38
현종	懸鍾	Hyeonjong	GB39
구허	丘墟	Guheo	GB40
족임읍	足臨泣	Jogimeup	GB41
지오회	地五會	Jiohoe	GB42
협계	俠谿	Hyeopgye	GB43
족규음	足竅陰	Jokgyueum	GB44

瞳子髎(GB1, 동자료, Dongjaryo)

부위: 머리, 가쪽눈구석(outer canthus)에서 가쪽으로 0.5촌 오목한 곳

취혈: 눈초리(目外眥) 가쪽 약 0.5촌으로, 눈확가쪽모서리 오목한 곳에서 취혈

침법: 직자: 0.2~0.3촌, 사자: 0.3~0.5촌
횡자: 0.5~1촌(太陽을 향해 자입)

특성: 기시혈(起始穴), 수태양소장경·수소양삼초경·족소양담경의 교회혈(交會穴)

聽會(GB2, 청회, Cheonghoe)

부위: 얼굴, 귀구슬사이패임(intertragic notch)과 아래턱뼈 관절돌기(condylar process of mandible) 사이의 오목한 곳

취혈: 입을 벌리고, 귀구슬사이패임 앞쪽의 오목한 곳에서 취혈. 청궁(聽宮, SI19)에서 수직으로 아래쪽에 위치

침법: 직자: 0.3~0.5촌, 사자: 0.5~0.7촌
입을 벌리고 약간 비스듬히 뒤쪽으로 1~1.5촌 자입

上關(GB3, 상관, Sanggwan)

부위: 머리, 광대활(zygomatic arch) 중점 위쪽의 오목한 곳

취혈: 광대활 위쪽, 하관(下關, ST7) 위쪽의 오목한 곳에서 취혈

침법: 직자: 0.2~0.3촌, 사자: 0.3~0.5촌(깊게 자침하지 않음)

특성: 수소양삼초경·족소양담경·족양명위경의 교회혈(交會穴)

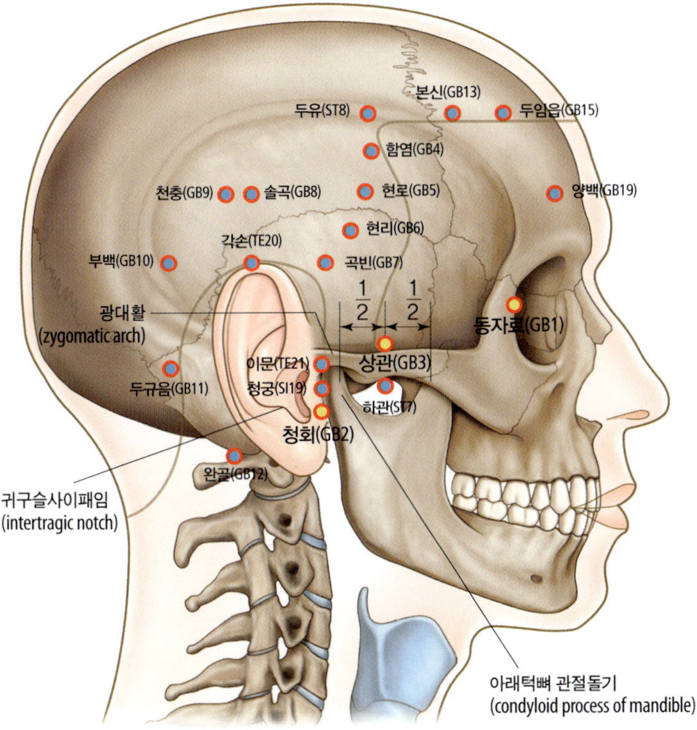
본신(GB13)
두유(ST8)
두임읍(GB15)
함염(GB4)
천충(GB9)
솔곡(GB8)
현로(GB5)
양백(GB19)
현리(GB6)
각손(TE20)
부백(GB10)
곡빈(GB7)
1/2
1/2
광대활
(zygomatic arch)
동자료(GB1)
이문(TE21)
상관(GB3)
두규음(GB11)
청궁(SI19)
하관(ST7)
청회(GB2)
완골(GB12)
귀구슬사이패임
(intertragic notch)
아래턱뼈 관절돌기
(condyloid process of mandible)

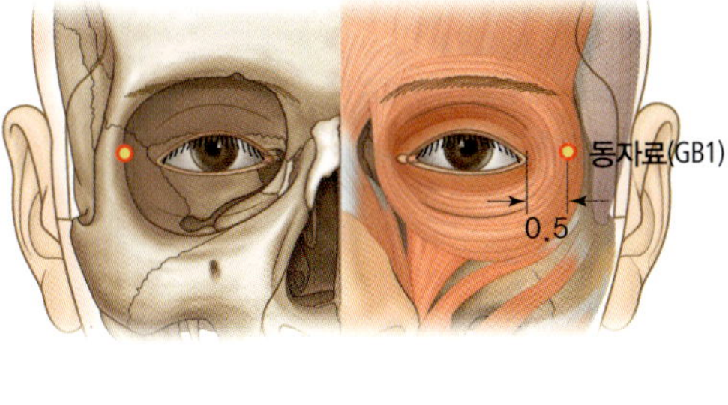
동자료(GB1)
0.5

頷厭(GB4, 함염, Hamyeom)

부위: 머리, 두유(頭維, ST8)와 곡빈(曲鬢, GB7)을 연결하는 곡선에서 위쪽으로부터 1/4과 아래쪽으로부터 3/4이 되는 지점

취혈: 직자: 0.2~0.3촌, 사자: 0.3~0.5촌

특성: 수소양삼초경·족소양담경·수양명대장경·족양명위경의 교회혈(交會穴)

懸顱(GB5, 현로, Hyeollo)

부위: 머리, 두유(頭維, ST8)와 곡빈(曲鬢, GB7)을 연결하는 곡선의 중점

침법: 직자: 0.2~0.3촌, 사자: 0.3~0.5촌

특성: 수소양삼초경·족소양담경·수양명대장경의 교회혈(交會穴)

懸釐(GB6, 현리, Hyeonri)

부위: 머리, 두유(頭維, ST8)와 곡빈(曲鬢, GB7)을 연결하는 곡선에서 위쪽으로부터 3/4과 아래쪽으로부터 1/4이 되는 지점

침법: 직자: 0.2~0.3촌, 사자: 0.3~0.5촌

취혈: 수소양삼초경·족소양담경·수양명대장경·족양명위경의 교회혈(交會穴)

曲鬢(GB7, 곡빈, Gokbin)

부위: 머리, 귓바퀴끝(auricular apex)을 지나는 수평선과 관자놀이 머리카락경계선(temporal hairline)의 뒤모서리를 지나는 수직선이 만나는 지점

침법: 직자: 0.2~0.3촌, 사자: 0.3~0.5촌

특성: 중풍칠처혈(中風七處穴), 족소양담경·족태양방광경의 교회혈(交會穴)

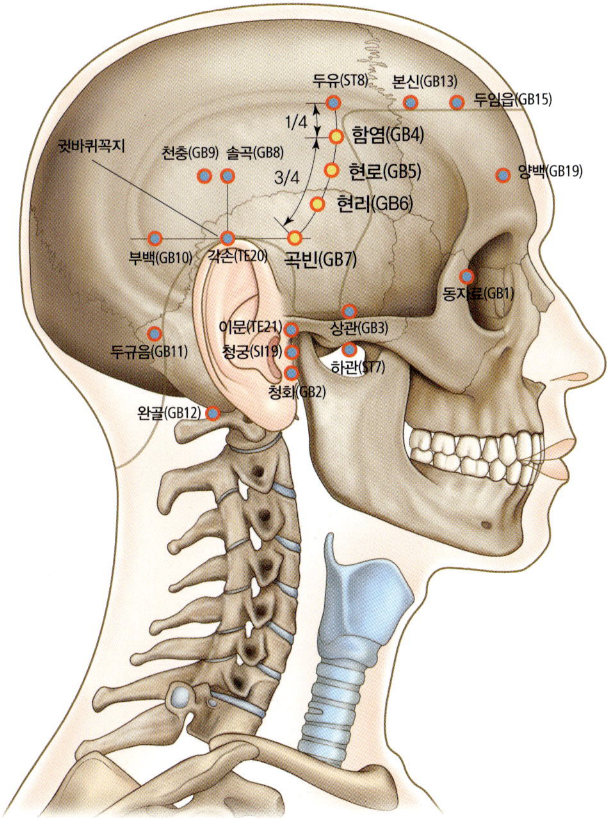
두유(ST8)
본신(GB13)
두임읍(GB15)
1/4
함염(GB4)
귓바퀴꼭지
천충(GB9)
솔곡(GB8)
3/4
현로(GB5)
양백(GB19)
현리(GB6)
부백(GB10)
각손(TE20)
곡빈(GB7)
동자료(GB1)
이문(TE21)
상관(GB3)
두규음(GB11)
청궁(SI19)
하관(ST7)
청회(GB2)
완골(GB12)

率谷(GB8, 솔곡, Solgok)

부위: 머리, 귓바퀴끝(auricular apex)에서 수직으로 위쪽, 관자놀이 머리카락경계선(temporal hairline)에서 위쪽으로 1.5촌

취혈: 각손(角孫, TE20) 위쪽, 발제(hairline)에서 머리 안쪽으로 1.5촌 지점으로, 음식을 씹을 때 쉽게 촉지

침법: 직자: 0.2~0.3촌, 사자: 0.3~0.5촌

특성: 족소양담경·족태양방광경의 교회혈(交會穴)

天衝(GB9, 천충, Cheonchung)

부위: 머리, 귓바퀴뿌리(auricular root) 뒤모서리에서 수직으로 위쪽, 발제(hairline)에서 위쪽으로 2촌

침법: 직자: 0.2~0.3촌, 사자: 0.3~0.5촌

특성: 족소양담경·족태양방광경의 교회혈(交會穴)

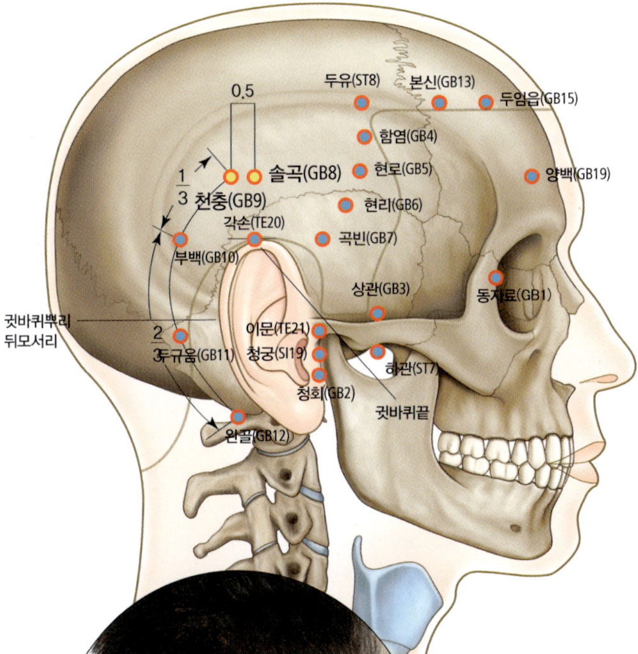
두유(ST8)
본신(GB13)
두임읍(GB15)
0.5
함염(GB4)
현로(GB5)
솔곡(GB8)
양백(GB19)
1/3
천충(GB9)
현리(GB6)
각손(TE20)
곡빈(GB7)
부백(GB10)
상관(GB3)
동자료(GB1)
귓바퀴뿌리 뒤모서리
2/3
이문(TE21)
두규음(GB11)
청궁(SI19)
하관(ST7)
청회(GB2)
귓바퀴끝
완골(GB12)

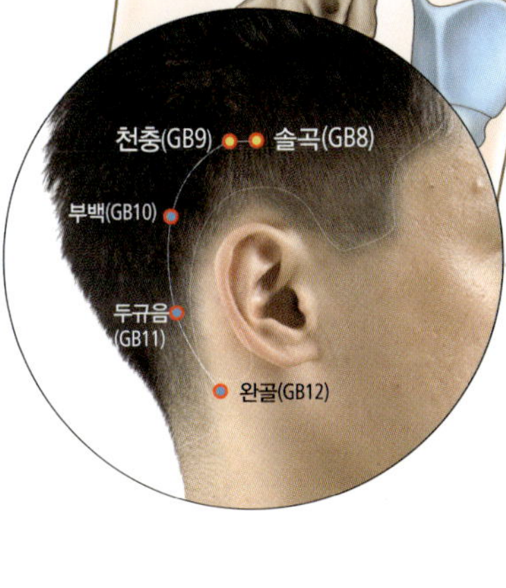
천충(GB9)
솔곡(GB8)
부백(GB10)
두규음
(GB11)
완골(GB12)

浮白(GB10, 부백, Bubaek)

부위: 머리, 꼭지돌기(mastoid process)의 위뒤쪽, 천충(天衝, GB9)에서 완골(完骨, GB12)을 연결하는 곡선에서 위로부터 1/3과 아래로부터 2/3가 되는 지점

침법: 직자: 0.2~0.3촌, 사자: 0.3~0.5촌

특성: 족소양담경·족태양방광경의 교회혈(交會穴)

頭竅陰(GB11, 두규음, Dugyueum)

부위: 머리, 꼭지돌기위 뒤쪽, 천충(天衝, GB9)에서 완골(完骨, GB12)을 연결하는 곡선에서 위쪽으로부터 2/3과 아래쪽으로부터 1/3이 되는 지점

침법: 직자: 0.2~0.3촌, 사자: 0.3~0.5촌

특성: 족소양담경·족태양방광경·수소양삼초경의 교회혈(交會穴)

完骨(GB12, 완골, Wangol)

부위: 목 앞부위, 꼭지돌기 아래 뒤쪽의 오목한 곳

침법: 직자: 0.2~0.3촌, 사자: 0.3~0.5촌

특성: 족소양담경·족태양방광경·수소양삼초경의 교회혈(交會穴)

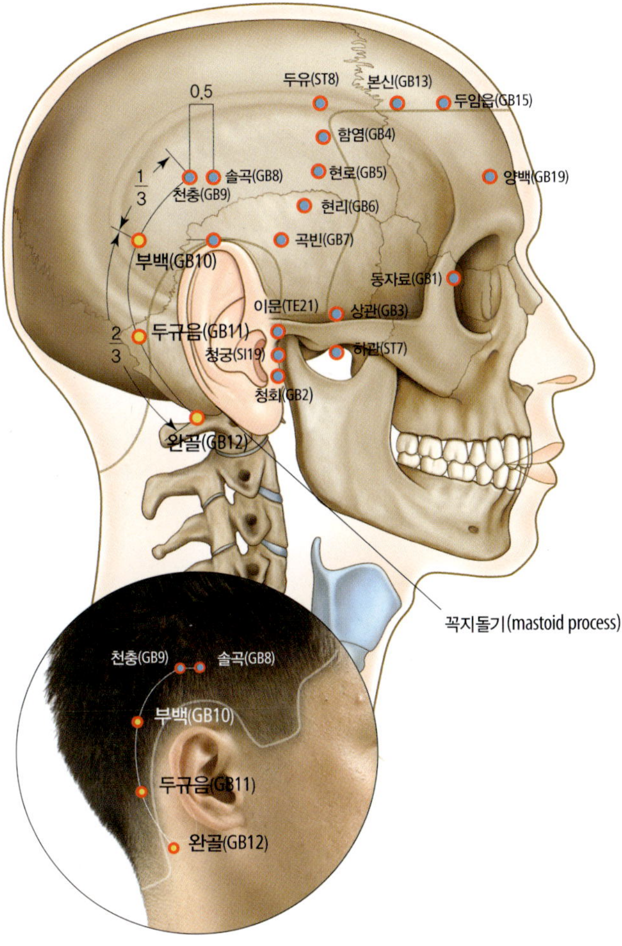

두유(ST8)
본신(GB13)
두임읍(GB15)
0.5
함염(GB4)
1
3
솔곡(GB8)
천충(GB9)
현로(GB5)
양백(GB19)
현리(GB6)
부백(GB10)
곡빈(GB7)
동자료(GB1)
이문(TE21)
상관(GB3)
2
3
두규음(GB11)
청궁(SI19)
하관(ST7)
청회(GB2)
완골(GB12)
꼭지돌기(mastoid process)
천충(GB9)
솔곡(GB8)
부백(GB10)
두규음(GB11)
완골(GB12)

本神(GB13, 본신, Bonsin)

부위: 머리, 전발제(anterior hairline)에서 머리 안쪽으로 0.5촌, 앞정중선(anterior median line)에서 가쪽으로 3촌

취혈: 신정(神庭, GV24)에서 두유(頭維, ST8)를 연결하는 곡선에서 안쪽으로부터 2/3와 가쪽으로부터 1/3이 되는 지점에서 취혈

침법: 직자: 0.2~0.3촌, 사자: 0.3~0.5촌

특성: 족소양담경·양유맥의 교회혈(交會穴)

陽白(GB14, 양백, Yangbaek)

부위: 머리, 동공(pupil) 중심에서 수직으로 위쪽, 눈썹 위쪽으로 1촌

침법: 직자: 0.2~0.3촌, 사자: 0.3~0.5촌
횡자하여 어요(魚腰, EX HN4)로 투자 0.3~0.5촌

특성: 수소양삼초경·수양명대장경·족소양담경·족양명위경·양유맥의 교회혈(交會穴)

頭臨泣(GB15, 두임읍, Duimeup)

부위: 머리, 동공 중심에서 수직으로 위쪽, 전발제에서 머리 안쪽으로 0.5촌

취혈: 정면을 바라볼 때, 동공 중심에서 위쪽, 신정(神庭, GV24)에서 두유(頭維, ST8)를 연결하는 곡선의 중점에서 취혈

침법: 직자: 0.2~0.3촌, 사자: 0.3~0.5촌
삼릉침으로 점자출혈

특성: 족소양담경·족태양방광경·양유맥의 교회혈(交會穴)

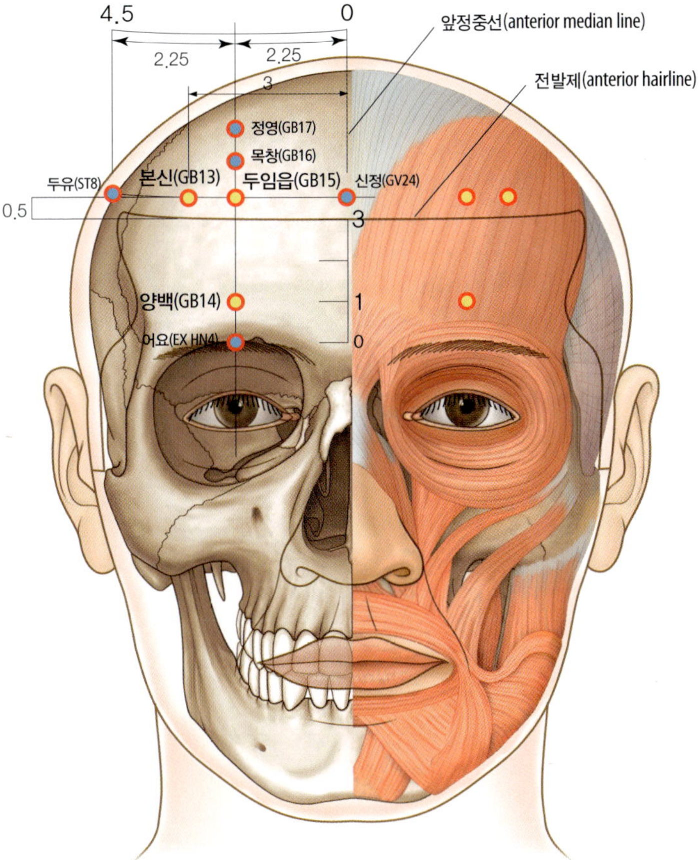
4.5
0
2.25
2.25
3
앞정중선(anterior median line)
전발제(anterior hairline)
정영(GB17)
목창(GB16)
두유(ST8)
본신(GB13)
두임읍(GB15)
신정(GV24)
0.5
3
양백(GB14)
1
어요(EX HN4)
0

目窓(GB16, 목창, Mokchang)

부위: 머리, 동공(pupil) 중심에서 수직으로 위쪽, 전발제(anterior hairline)에서 머리 안쪽으로 1.5촌

취혈: 두임읍(頭臨泣, GB15)에서 위쪽으로 1촌에 위치

침법: 직자: 0.2~0.3촌, 사자: 0.3~0.5촌, 삼릉침으로 점자출혈

특성: 족소양담경·양유맥의 교회혈(交會穴)

正營(GB17, 정영, Jeongyeong)

부위: 머리, 동공 중앙에서 수직으로 위쪽, 전발제에서 머리 안쪽으로 2.5촌

취혈: 두임읍(頭臨泣, GB15)에서 위쪽으로 2촌에 위치. 승광(承光, BL6)과 같은 높이에 위치

침법: 직자: 0.2~0.3촌, 사자: 0.3~0.5촌

특성: 족소양담경·양유맥의 교회혈(交會穴)

承靈(GB18, 승령, Seungnyeong)

부위: 머리, 동공 중심에서 수직으로 위쪽, 전발제에서 머리 안쪽으로 4촌

취혈: 정영(正營, GB17)에서 뒤쪽으로 1.5촌, 통천(通天, BL7)과 같은 높이에 위치

침법: 직자: 0.2~0.3촌, 사자: 0.3~0.5촌

특성: 족소양담경·양유맥의 교회혈(交會穴)

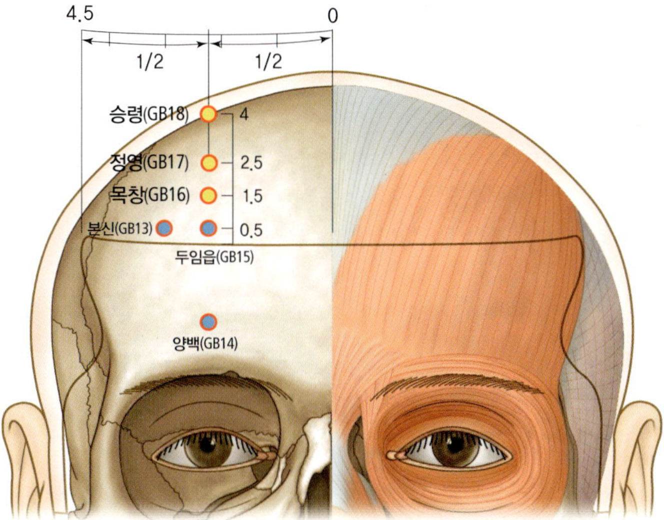
4.5
0
1/2
1/2
승령(GB18)
4
정영(GB17)
2.5
목창(GB16)
1.5
본신(GB13)
0.5
두임읍(GB15)
양백(GB14)

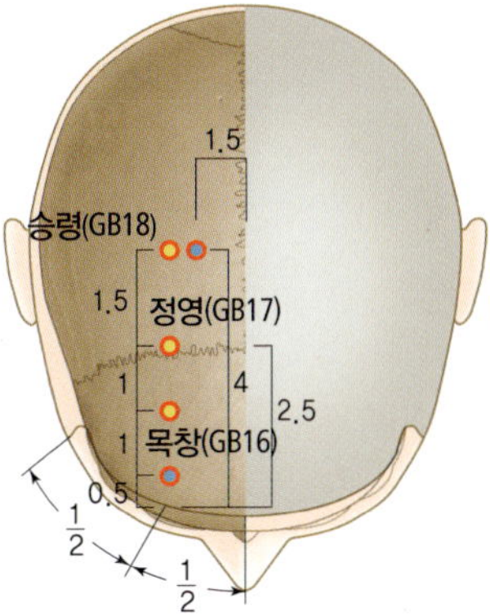
1.5
승령(GB18)
1.5
정영(GB17)
1
4
2.5
1
목창(GB16)
0.5
1/2
1/2

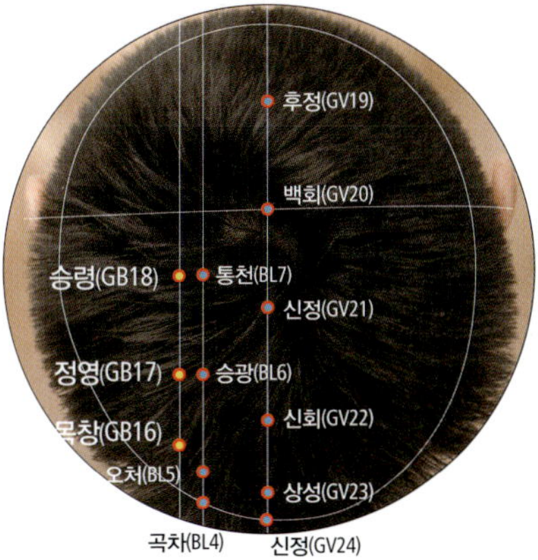
후정(GV19)
백회(GV20)
승령(GB18)
통천(BL7)
신정(GV21)
정영(GB17)
승광(BL6)
신회(GV22)
목창(GB16)
오처(BL5)
상성(GV23)
곡차(BL4)
신정(GV24)

腦空(GB19, 뇌공, Noegong)

부위: 머리, 풍지(風池, GB20)에서 수직으로 위쪽, 바깥뒤통수뼈융기(external occipital protuberance) 위모서리와 같은 높이

취혈: 뇌호(腦戶, GV17), 옥침(玉枕, BL9)과 같은 높이에 위치

침법: 직자: 0.2~0.3촌, 사자: 0.3~0.5촌

특성: 족소양담경·양유맥의 교회혈(交會穴)

風池(GB20, 풍지, Pungji)

부위: 목 뒤부위, 뒤통수뼈(occipital bone)의 아래쪽, 목빗근(sternocleidomastoid)이 시작하는 곳과 등세모근(trapezius) 사이의 오목한 곳

취혈: 풍부(風府, GV16)와 같은 높이에 위치

침법: 직자: 0.3~1촌(반대쪽 안구 방향으로 자입)
사자: 0.5~1.5촌(약간 아래쪽으로 귓불과 수평으로 자입)

특성: 양교맥의 종지혈(終止穴), 수소양삼초경·족소양담경·양유맥·양교맥의 교회혈(交會穴)

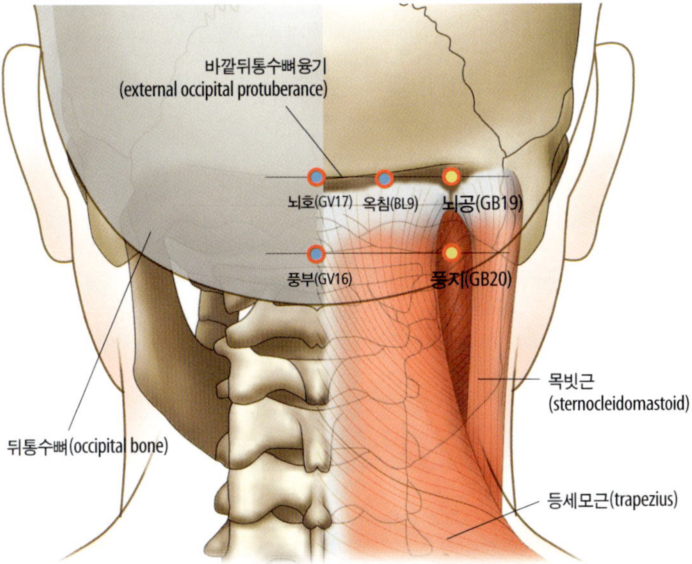
바깥뒤통수뼈융기
(external occipital protuberance)
뇌호(GV17)
옥침(BL9)
뇌공(GB19)
풍부(GV16)
풍지(GB20)
목빗근
(sternocleidomastoid)
뒤통수뼈(occipital bone)
등세모근(trapezius)

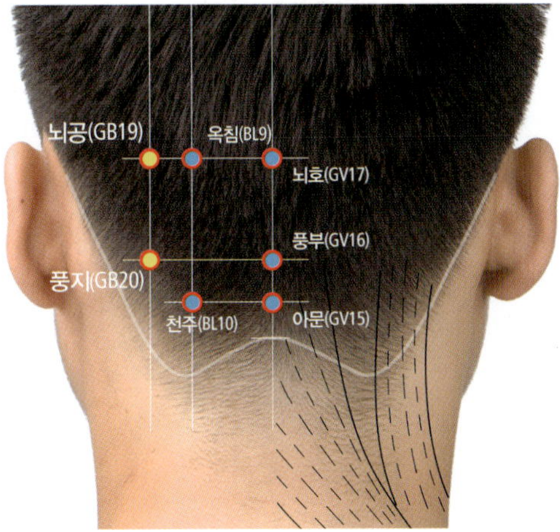
뇌공(GB19)
옥침(BL9)
뇌호(GV17)
풍부(GV16)
풍지(GB20)
천주(BL10)
아문(GV15)

肩井(GB21, 견정, Gyeonjeong)

부위: 목 뒤부위, 일곱째 목뼈 가시돌기(spinous process of seventh cervical vertebra(C7))와 어깨뼈봉우리(acromion) 가쪽끝을 연결하는 선의 중점

취혈: 직자: 0.3~0.5촌, 사자: 0.5~1촌
침감이 비교적 강하고 아래에는 폐가 있으므로 신중히 자침

특성: 중풍칠처혈(中風七處穴), 수소양삼초경·족소양담경·족양명위경·양유맥의 교회혈(交會穴)

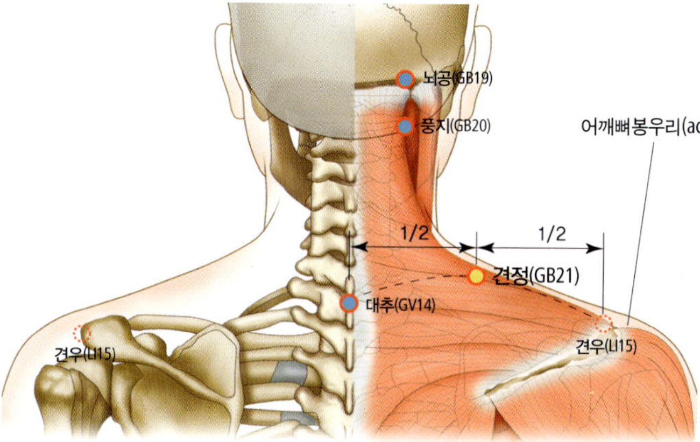
뇌공(GB19)
풍지(GB20)
어깨뼈봉우리(acromion)
1/2
1/2
견정(GB21)
대추(GV14)
견우(LI15)
견우(LI15)

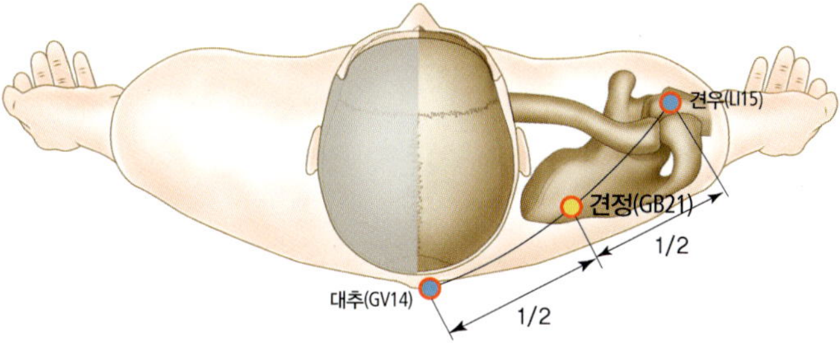
견우(LI15)
견정(GB21)
1/2
대추(GV14)
1/2

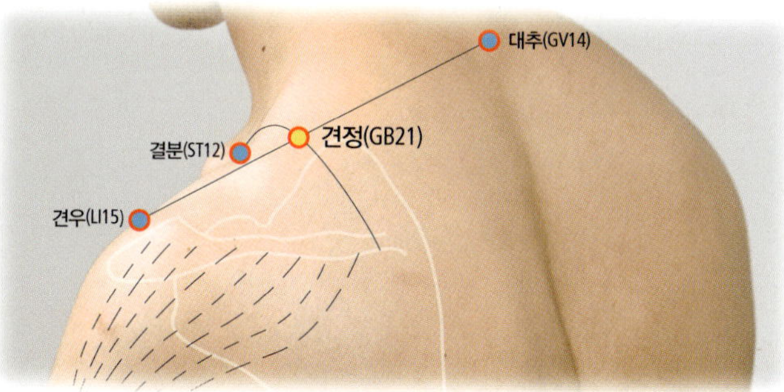
대추(GV14)
견정(GB21)
결분(ST12)
견우(LI15)

淵腋(GB22, 연액, Yeonaek)

부위: 가쪽가슴부위, 넷째 갈비사이공간(the fourth intercostal space), 중간겨드랑선(midaxillary line) 위

취혈: 직자: 0.2~0.3촌(깊게 자침하지 않음), 사자: 0.3~0.5촌

輒筋(GB23, 첩근, Cheopgeun)

부위: 가쪽가슴부위, 넷째 갈비사이공간, 중간겨드랑선에서 앞쪽으로 1촌

취혈: 연액(淵腋, GB22) 앞쪽 1촌에서 취혈

침법: 직자: 0.2~0.3촌(깊게 자침하지 않음), 사자: 0.3~0.5촌

특성: 족태양방광경·족소양담경의 교회혈(交會穴)

日月(GB24, 일월, Irwol)

부위: 앞가슴부위, 일곱째 갈비사이공간(the seventh intercostal space), 앞정중선(midsternal line)에서 가쪽으로 4촌

취혈: 젖꼭지(nipple) 중심의 아래쪽, 기문(期門, LR14)으로부터 갈비뼈 하나 아래에서 취혈. 여성의 경우에는 빗장중간선과 일곱째 갈비사이공간이 만나는 지점에서 취혈

침법: 직자: 0.3~0.5촌(깊게 자침하지 않음), 사자: 0.3~0.5촌

특성: 족소양담경의 복모혈(腹募穴), 족소양담경·족태음비경·양유맥의 교회혈(交會穴)

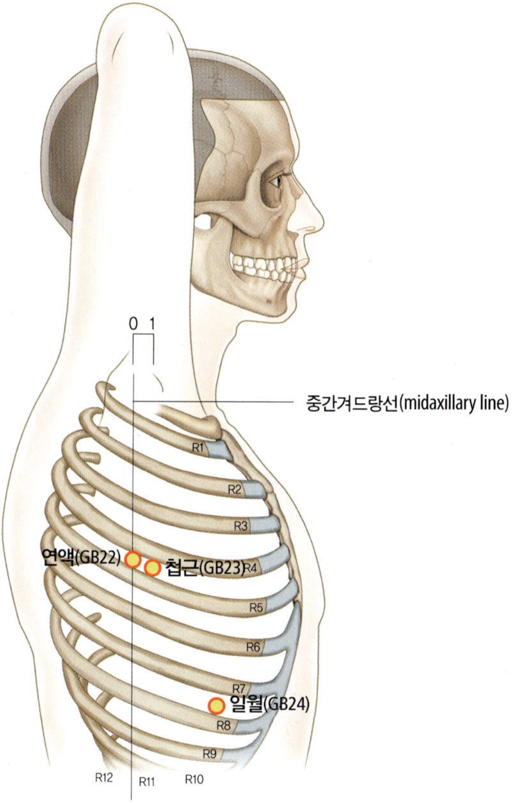
0 1
중간겨드랑선(midaxillary line)
R1
R2
R3
연액(GB22)
첩근(GB23)
R4
R5
R6
R7
일월(GB24)
R8
R9
R12
R11
R10

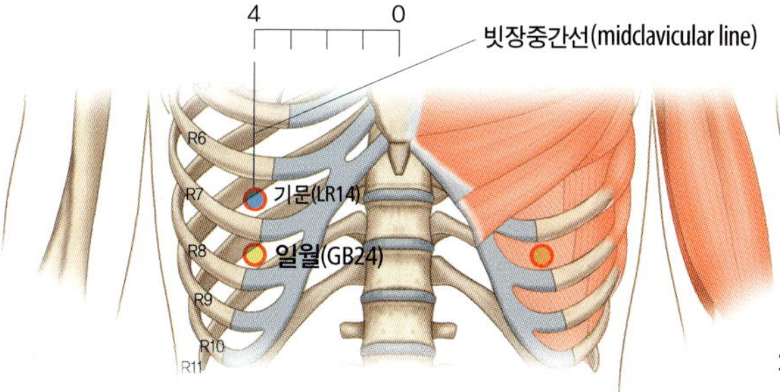
4
0
빗장중간선(midclavicular line)
R6
R7
기문(LR14)
R8
일월(GB24)
R9
R10
R11

京門(GB25, 경문, Gyeongmun)

부위: 옆배, 열두째 갈비뼈끝(free extremity of 12th rib)의 아래쪽

취혈: 옆으로 누워 팔을 머리 위쪽으로 올리고 취혈. 열두째 갈비뼈끝은 뒤겨드랑선으로부터 뒤쪽의 갈비뼈활 아래쪽 모서리에서 촉지

침법: 직자: 0.3~0.5촌(깊게 자침하지 않음), 사자: 0.5~1촌

특성: 족소음신경의 복모혈(腹募穴)

帶脈(GB26 대맥, Daemaek)

부위: 옆배, 열한째 갈비뼈끝(free extremity of 11th rib)의 아래쪽, 배꼽(umbilicus) 중심과 같은 높이

취혈: 먼저 열째 갈비뼈를 찾은 후, 갈비뼈활의 아래모서리 바로 밑에서 열한째 갈비뼈끝을 찾아 그 아래에서 취혈. 장문(章門, LR13)의 아래쪽, 신궐(神闕, CV8)과 같은 높이에서 취혈

침법: 직자: 0.5~0.8촌, 사자: 0.5~1촌

특성: 대맥의 기시혈(起始穴), 족소양담경·대맥의 교회혈(交會穴)

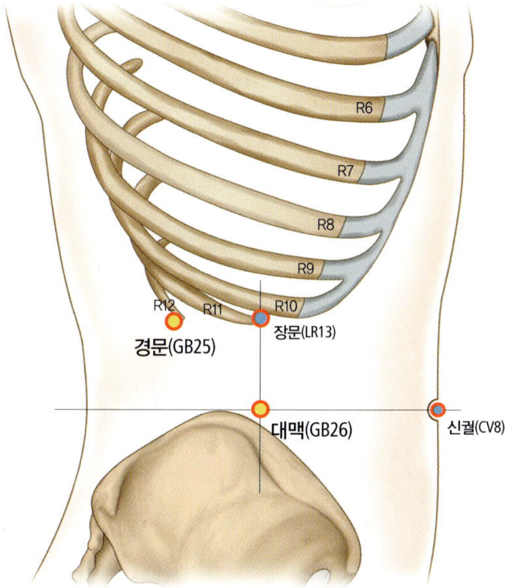
R6
R7
R8
R9
R10
R11
R12
장문(LR13)
경문(GB25)
대맥(GB26)
신궐(CV8)

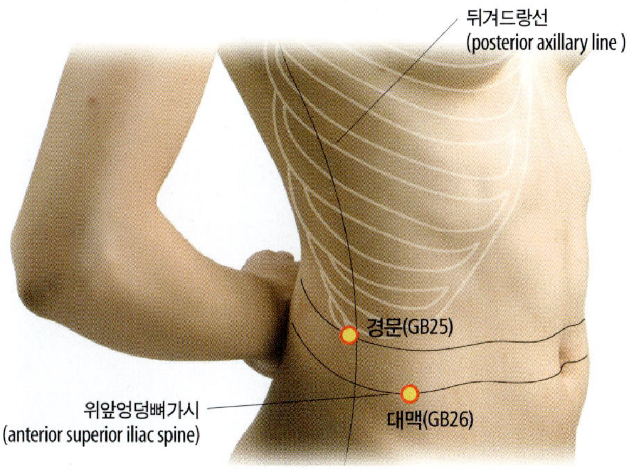
뒤겨드랑선
(posterior axillary line)
경문(GB25)
위앞엉덩뼈가시
(anterior superior iliac spine)
대맥(GB26)

五樞(GB27, 오추, Ochu)

부위: 아랫배, 배꼽 중심에서 아래쪽으로 3촌, 위앞엉덩뼈가시(anterior superior iliac spine)의 안쪽

취혈: 대맥(帶脈, GB26)에서 아래쪽으로 3촌, 관원(關元, CV4)과 같은 높이에 위치

침법: 직자: 0.5~0.8촌, 사자: 0.5~1촌

특성: 족소양담경·대맥의 교회혈(交會穴)

維道(GB28, 유도, Yudo)

부위: 아랫배, 위앞엉덩뼈가시에서 아래안쪽으로 0.5촌

취혈: 오추(五樞, GB27)에서 안쪽 아래로 0.5촌에 위치

침법: 직자: 0.5~0.8촌, 사자: 0.5~1촌

특성: 대맥의 종지혈(終止穴), 족소양담경·대맥의 교회혈(交會穴)

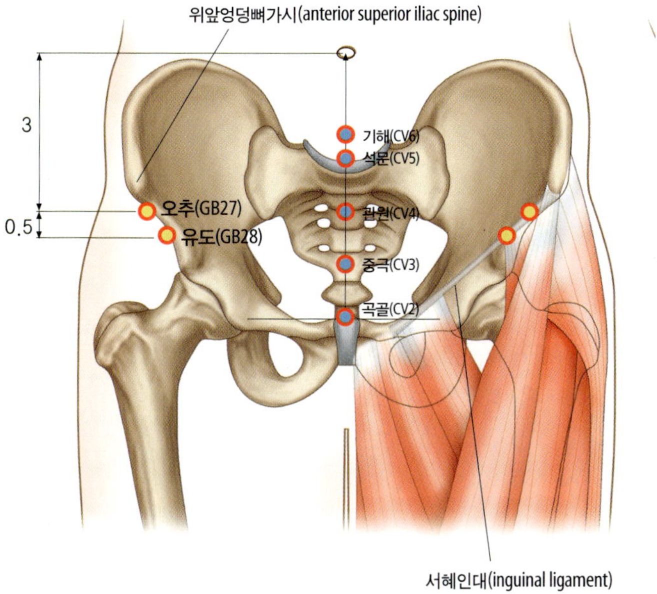
위앞엉덩뼈가시(anterior superior iliac spine)
3
0.5
기해(CV6)
석문(CV5)
오추(GB27)
관원(CV4)
유도(GB28)
중극(CV3)
곡골(CV2)
서혜인대(inguinal ligament)

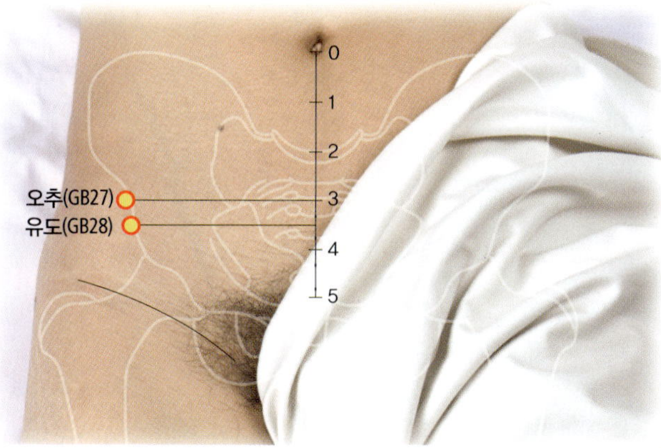
0
1
2
오추(GB27)
3
유도(GB28)
4
5

居髎(GB29, 거료, Georyo)

부위: 엉덩이부위, 위앞엉덩뼈가시(anterior superior iliac spine)와 큰돌기 융기(prominence of greater trochanter)를 연결하는 선의 중점

침법: 직자: 0.5~1촌, 사자: 2~3촌(엉덩관절을 향해 자입)

특성: 족소양담경·양교맥의 교회혈(交會穴)

環跳(GB30, 환도, Hwando)

부위: 엉덩이부위, 큰돌기 융기(prominence of greater trochanter)와 엉치뼈틈새(sacral hiatus)를 연결하는 선에서 가쪽으로부터 1/3과 안쪽으로부터 2/3가 되는 지점

☑ 환도(環跳, GB30)의 부위가 엉덩이부위, 위앞엉덩뼈가시와 큰돌기 융기를 연결하는 선에서 가쪽으로부터 1/3과 안쪽으로부터 2/3가 되는 지점이라는 의견도 있음

취혈: 옆으로 누워 넓적다리를 올려 엉덩관절을 굽혔을 때 쉽게 촉지됨

침법: 직자: 1~3촌 또는 2~3촌, 사자: 1~3촌

특성: 회양구침혈(回陽九鍼穴), 족소양담경·족태양방광경의 교회혈(交會穴)

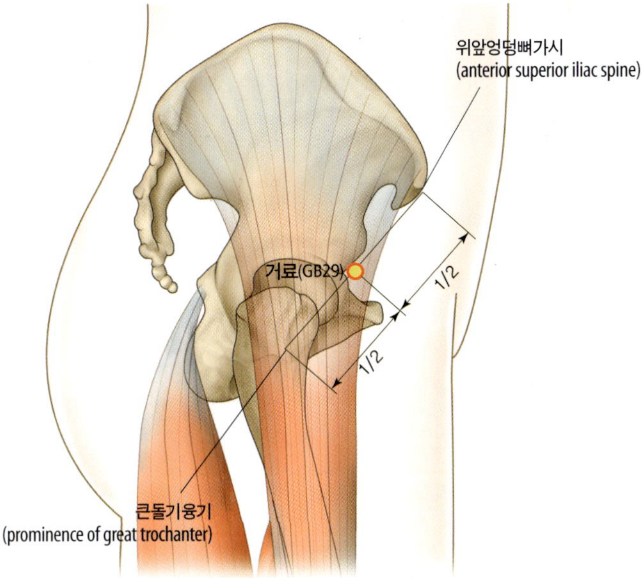
위앞엉덩뼈가시
(anterior superior iliac spine)
거료(GB29)
1/2
1/2
큰돌기융기
(prominence of great trochanter)

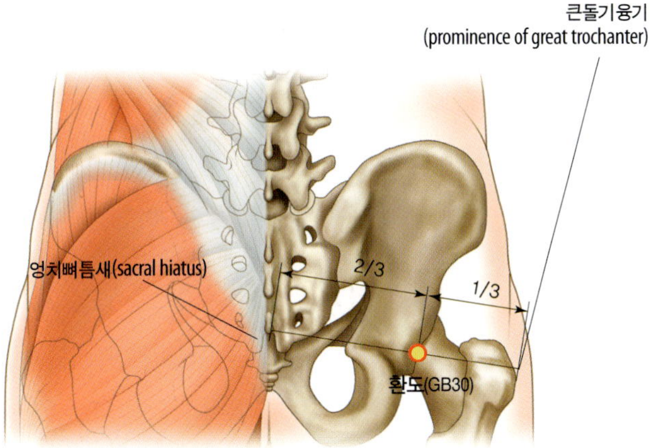
큰돌기융기
(prominence of great trochanter)
엉치뼈틈새(sacral hiatus)
2/3
1/3
환도(GB30)

風市(GB31, 풍시, Pungsi)

부위: 넓적다리 가쪽면, 양팔을 넓적다리에 나란히 늘어뜨리고 똑바로 섰을 때, 가운데 손가락 끝이 닿는 엉덩정강근막띠(iliotibial band) 뒤쪽의 오목한 곳

침법: 직자: 0.5~1.5촌, 사자: 0.7~1.5촌

특성: 각기팔처혈(脚氣八處穴), 중풍칠처혈(中風七處穴)

中瀆(GB32, 중독, Jungdok)

부위: 넓적다리 가쪽면, 엉덩정강근막띠의 뒤쪽, 오금주름(popliteal crease)에서 위쪽으로 7촌

침법: 직자: 0.5~1촌, 사자: 0.5~1촌

膝陽關(GB33, 슬양관, Seuryanggwan)

부위: 무릎 가쪽면, 넙다리두갈래근힘줄(biceps femoris tendon)과 엉덩정강근막띠의 사이, 넙다리뼈가쪽위관절융기(lateral epicondyle of femur) 위뒤쪽 오목한 곳

침법: 직자: 0.3~0.5촌, 사자: 0.3~0.8촌

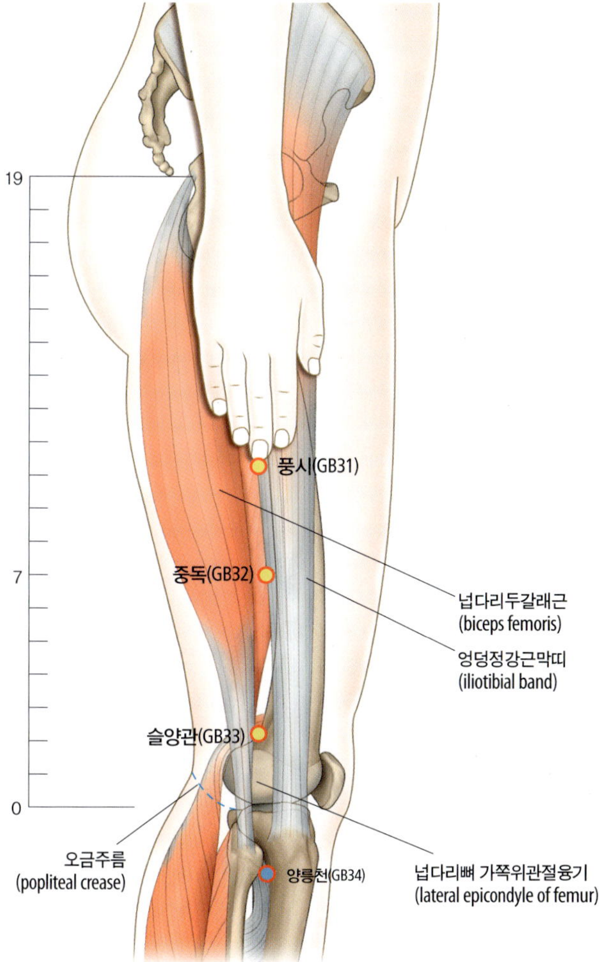
19
7
0
풍시(GB31)
중독(GB32)
슬양관(GB33)
양릉천(GB34)
넙다리두갈래근
(biceps femoris)
엉덩정강근막띠
(iliotibial band)
오금주름
(popliteal crease)
넙다리뼈 가쪽위관절융기
(lateral epicondyle of femur)

陽陵泉(GB34, 양릉천, Yangneungcheon)

부위: 종아리 종아리뼈쪽면, 종아리뼈 머리(head of fibula)에서 앞먼쪽 오목한 곳

침법: 직자: 0.8~1.2촌, 사자: 1~2촌

특성: 합토혈(合土穴), 팔회혈(八會穴; 근회),육부하합혈(六腑下合穴; 담)

陽交(GB35, 양교, Yanggyo)

부위: 종아리 종아리뼈쪽면, 종아리뼈 뒤, 가쪽복사 융기(prominence of lateral malleolus)에서 몸쪽으로 7촌

취혈: 오금주름(popliteal crease)의 가쪽끝과 가쪽복사 융기를 연결하는 선의 중점에서 먼쪽으로 1촌과 같은 높이, 외구(外丘, GB36)의 뒤쪽에서 취혈

침법: 직자: 0.3~0.8촌, 사자: 0.5~1촌

특성: 양유맥의 극혈(郄穴), 족소양담경·양유맥의 교회혈(交會穴)

外丘(GB36, 외구, Oegu)

부위: 종아리 종아리뼈쪽면, 종아리뼈 앞, 가쪽복사 융기에서 몸쪽으로 7촌

취혈: 오금주름의 가쪽끝과 가쪽복사 융기를 연결하는 선의 중점에서 먼쪽으로 1촌과 같은 높이, 양교(陽交, GB35)의 앞쪽에서 취혈

침법: 직자: 0.5~0.9촌, 사자: 0.7~1촌

특성: 극혈(郄穴)

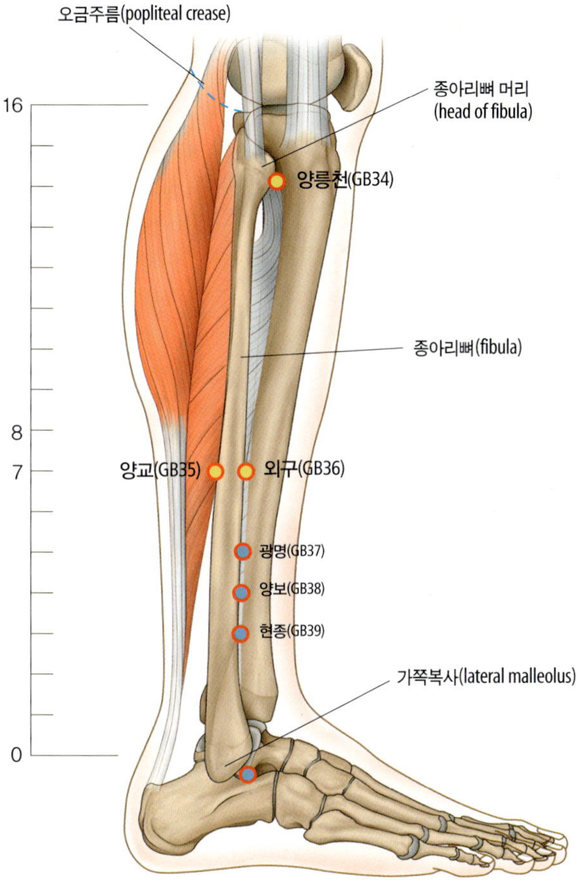
오금주름(popliteal crease)
16
종아리뼈 머리
(head of fibula)
양릉천(GB34)
종아리뼈(fibula)
8
7
양교(GB35)
외구(GB36)
광명(GB37)
양보(GB38)
현종(GB39)
가쪽복사(lateral malleolus)
0

光明(GB37, 광명, Gwangmyeong)

부위: 종아리 종아리뼈쪽면, 종아리뼈의 앞, 가쪽복사 융기(prominence of lateral malleolus)에서 몸쪽으로 5촌

침법: 직자: 0.5~0.7촌, 사자: 0.7~1촌

특성: 락혈(絡穴)

陽輔(GB38, 양보, Yangbo)

부위: 종아리 종아리뼈쪽면, 종아리뼈의 앞, 가쪽복사 융기에서 몸쪽으로 4촌

침법: 직자: 0.3~0.7촌, 사자: 0.5~1촌

특성: 경화혈(經火穴), 자경보혈(自經瀉穴)

懸鍾(GB39, 현종, Hyeonjong)

부위: 종아리 종아리뼈쪽면, 종아리뼈의 앞, 가쪽복사 융기에서 몸쪽으로 3촌

침법: 직자: 0.3~0.5촌, 사자: 0.5~1촌
투자: 삼음교(三陰交, SP6)로 향해

특성: 팔회혈(八會穴; 수회), 중풍칠처혈(中風七處穴), 각기팔처혈(脚氣八處穴)

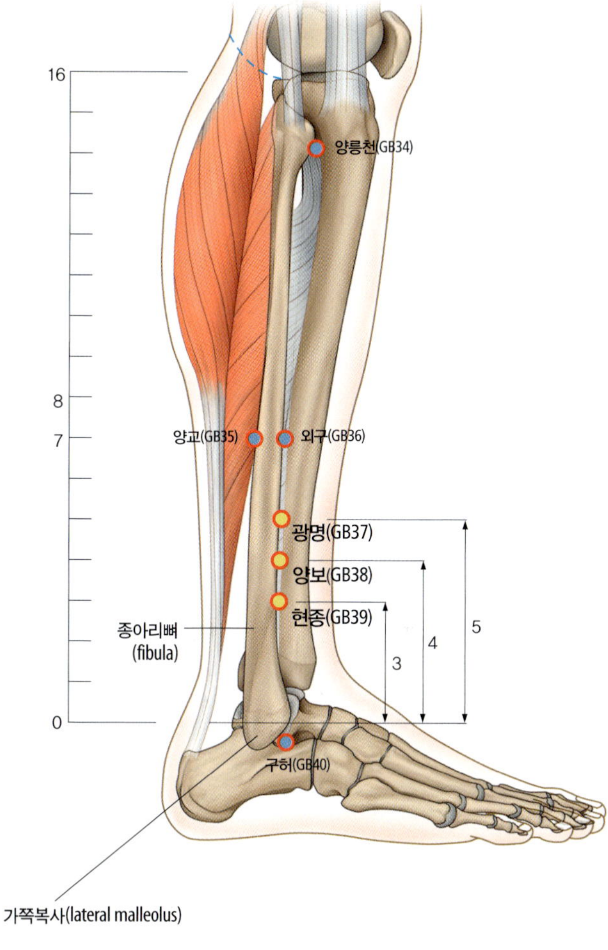
16
양릉천(GB34)
8
7
양고(GB35)
외구(GB36)
광명(GB37)
양보(GB38)
현종(GB39)
종아리뼈
(fibula)
5
4
3
0
구허(GB40)
가쪽복사(lateral malleolus)

丘墟(GB40, 구허, Guheo)

부위: 발목 앞가쪽면, 긴발가락폄근힘줄(extensor digitorum longus tendon)의 가쪽, 가쪽복사(lateral malleolus)의 앞먼쪽(anterior and distal) 오목한 곳

취혈: 둘째부터 다섯째발가락까지를 저항에 대항하면서 펴서, 먼저 긴발가락폄근힘줄을 찾고, 구허(丘墟, GB40)를 취혈

침법: 직자: 0.3~0.5촌, 사자: 0.5~1촌(안쪽복사 아래 모서리를 향해 자입)

특성: 원혈(原穴)

足臨泣(GB41, 족임읍, Jogimeup)

부위: 발등, 넷째와 다섯째 발허리뼈(the 4th and 5th metatarsal bones) 바닥의 연접부에서 먼쪽, 다섯째 긴발가락폄근힘줄의 가쪽 오목한 곳

침법: 직자: 0.3~0.5촌, 사자: 0.3~0.5촌

특성: 수목혈(兪木穴), 팔맥교회혈(八脈交會穴; 대맥), 자성혈(自性穴)

地五會(GB42, 지오회, Jiohoe)

부위: 발등, 넷째와 다섯째 발허리뼈 사이, 넷째 발허리발가락관절(the 4th metatarsophalangeal joints) 몸쪽 오목한 곳

침법: 직자: 0.1~0.4촌, 사자: 0.3~0.5촌

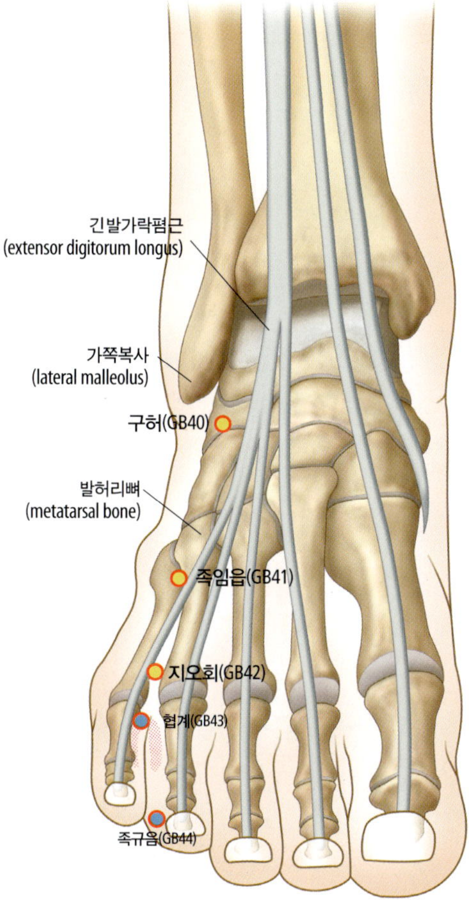
긴발가락폄근
(extensor digitorum longus)
가쪽복사
(lateral malleolus)
구허(GB40)
발허리뼈
(metatarsal bone)
족임읍(GB41)
지오회(GB42)
협계(GB43)
족규음(GB44)

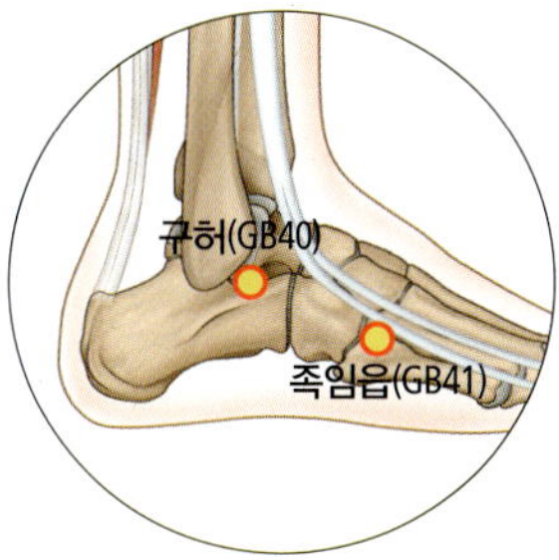
구허(GB40)
족임읍(GB41)

俠谿(GB43, 협계, Hyeopgye)

부위: 발등, 넷째와 다섯째 발가락 사이, 발샅 가장자리(web margin) 몸 쪽, 적백육제

침법: 직자: 0.2~0.3촌, 사자: 0.3~0.5촌

특성: 형수혈(滎水穴), 자경보혈(自經補穴)

足竅陰(GB44, 족규음, Jokgyueum)

부위: 넷째발가락, 끝마디뼈(distal phalanx)의 가쪽, 넷째발톱 가쪽 뿌리각(lateral corner of toenail)에서 몸쪽으로 0.1촌

취혈: 넷째발톱의 가쪽모서리를 지나는 수직선과 발톱뿌리를 지나는 수평선이 만나는 지점에서 취혈

침법: 직자: 0.1~0.2촌, 사자: 0.1~0.2촌

특성: 정금혈(井金穴), 종지혈(終止穴)

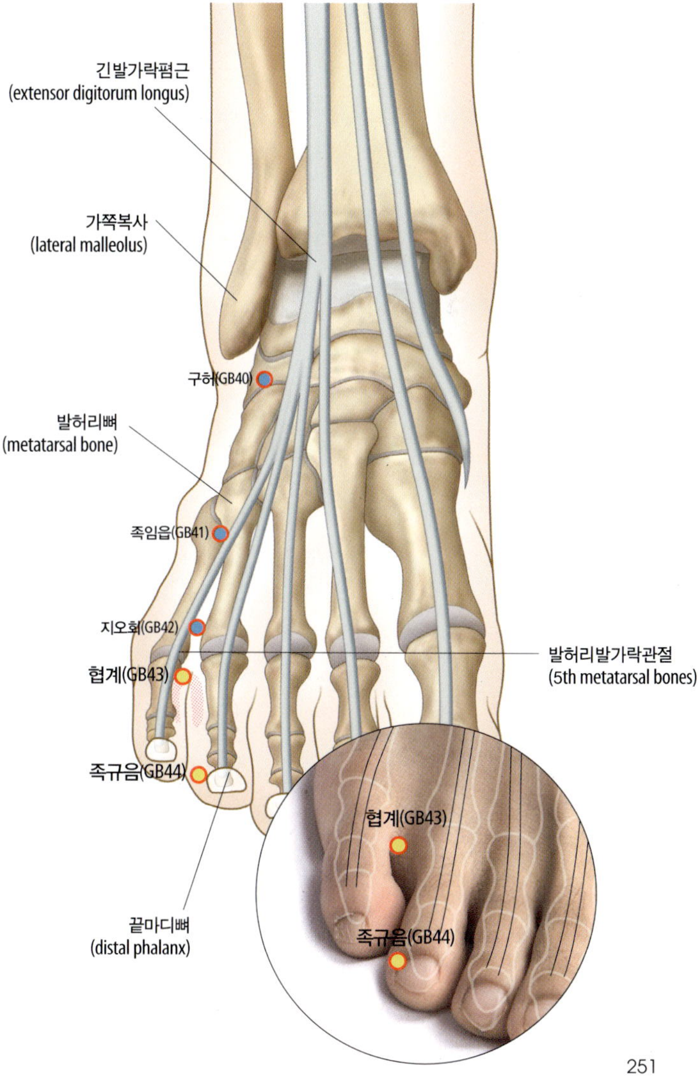
긴발가락폄근
(extensor digitorum longus)
가쪽복사
(lateral malleolus)
구허(GB40)
발허리뼈
(metatarsal bone)
족임읍(GB41)
지오회(GB42)
협계(GB43)
족규음(GB44)
발허리발가락관절
(5th metatarsal bones)
끝마디뼈
(distal phalanx)
협계(GB43)
족규음(GB44)

족궐음간경(足厥陰肝經)

Liver Meridian (LR)

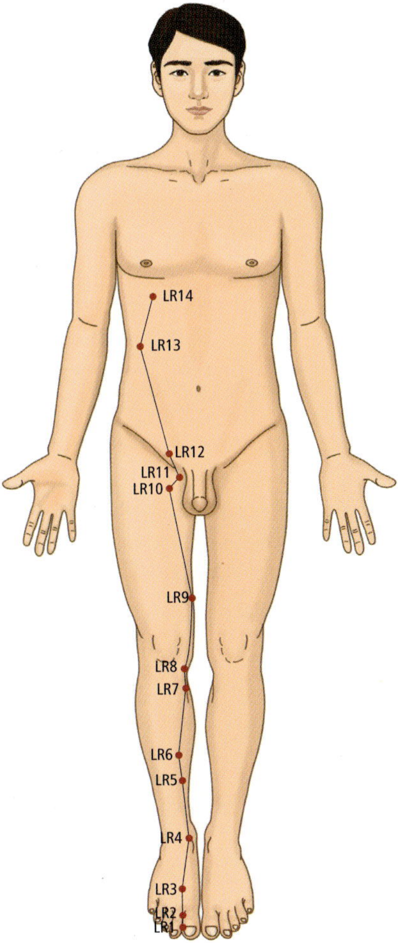

대돈	大敦	Daedon	LR1
행간	行間	Haenggan	LR2
태충	太衝	Taechung	LR3
중봉	中封	Jungbong	LR4
여구	蠡溝	Yeogu	LR5
중도	中都	Jungdo	LR6
슬관	膝關	Seulgwan	LR7
곡천	曲泉	Gokcheon	LR8
음포	陰包	Eumpo	LR9
족오리	足五里	Jogori	LR10
음렴	陰廉	Eumnyeom	LR11
급맥	急脈	Geummaek	LR12
장문	章門	Jangmun	LR13
기문	期門	Gimun	LR14

大敦(LR1, 대돈, Daedon)

부위: 엄지발가락, 끝마디뼈(distal phalanx)의 가쪽, 엄지발톱 가쪽 뿌리각(lateral corner of toe nail)에서 몸쪽으로 0.1촌

취혈: 엄지발톱의 가쪽모서리를 지나는 수직선과 발톱뿌리를 지나는 수평선이 만나는 지점에서 취혈

침법: 직자: 0.1~0.2촌, 사자: 0.1~0.2촌, 삼릉침으로 점자출혈

특성: 기시혈(起始穴), 정목혈(井木穴), 자성혈(自性穴)

行間(LR2, 행간, Haenggan)

부위: 발등, 첫째와 둘째 발가락 사이, 발샅 가장자리(web margin)에서 몸쪽, 적백육제

침법: 직자: 0.2~0.3촌, 사자: 0.5~1촌

특성: 형화혈(滎火穴), 자경사혈(自經瀉穴)

太衝(LR3, 태충, Taechung)

부위: 발등, 첫째와 둘째 발허리뼈(metatarsal bone) 사이, 두 발허리뼈의 바닥 연접부에서 먼쪽 오목한 곳, 발등동맥(dorsalis pedis artery)이 뛰는 곳

취혈: 손가락을 행간(行間, LR2)에서부터 첫째와 둘째발허리뼈 사이를 따라 그 바닥을 향하여 몸쪽으로 움직일 때 촉지되는 오목한 곳에서 취혈

침법: 직자: 0.3~0.5촌, 사자: 1~1.5촌, 용천(湧泉, KI1)으로 투자하기도 함

특성: 수토혈(兪土穴), 원혈(原穴)

中封(LR4, 중봉, Jungbong)

부위: 발목 앞안쪽면, 앞정강근 힘줄(tibialis anterior tendon) 안쪽, 안쪽복사 앞쪽의 오목한 곳

☑ 해계(解谿, ST41)와 상구(商丘, SP5)의 중간에 위치

침법: 직자: 0.3~0.5촌, 사자: 0.5~1촌

특성: 경금혈(經金穴)

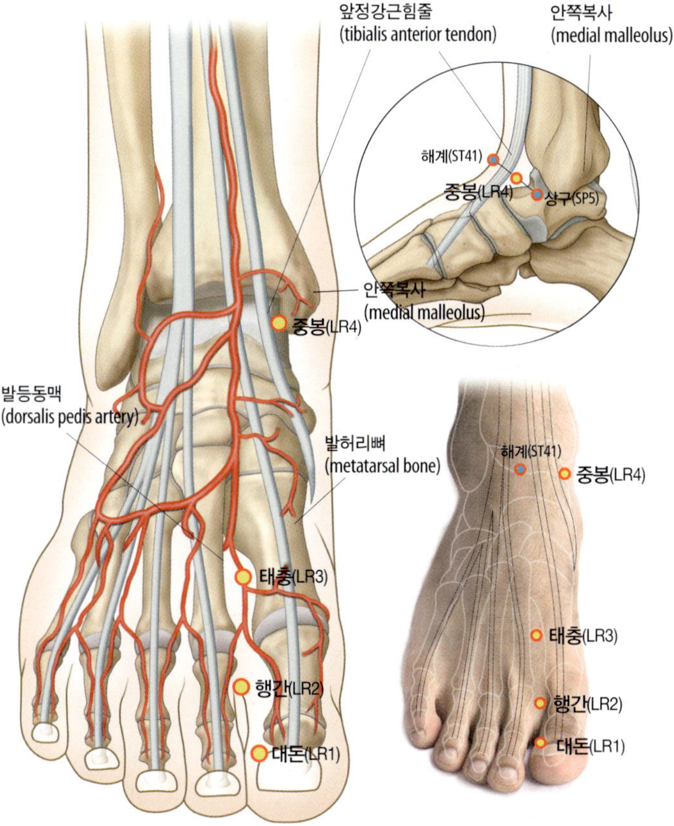
앞정강근힘줄
(tibialis anterior tendon)
안쪽복사
(medial malleolus)
해계(ST41)
중봉(LR4)
상구(SP5)
안쪽복사
(medial malleolus)
중봉(LR4)
발등동맥
(dorsalis pedis artery)
발허리뼈
(metatarsal bone)
태충(LR3)
행간(LR2)
대돈(LR1)
해계(ST41)
중봉(LR4)
태충(LR3)
행간(LR2)
대돈(LR1)

蠡溝(LR5, 여구, Yeogu)

부위: 종아리 앞안쪽면, 정강뼈 안쪽모서리(medial border of tibia)의 중앙, 안쪽복사융기(prominence of medial malleolus)에서 몸쪽으로 5촌

☑ 축빈(築賓, KI9)과 같은 높이에 위치

취혈: 정강뼈안쪽모서리 중앙, 무릎뼈꼭지(apex of patella)와 안쪽복사융기를 연결하는 선에서 몸쪽으로부터 2/3와 먼쪽으로부터 1/3이 되는 높이에서 취혈

침법: 직자: 0.3~0.5촌, 사자: 0.5~2촌(정강뼈 뒤모서리를 향하여 자입)

특성: 락혈(絡穴)

中都(LR6, 중도, Jungdo)

부위: 종아리 앞안쪽면, 정강뼈안쪽모서리의 중앙, 안쪽복사융기에서 몸쪽으로 7촌

취혈: 정강뼈안쪽모서리 중앙, 무릎뼈꼭지(apex of patella)와 안쪽복사융기를 연결하는 선의 중점에서 먼쪽으로 0.5촌에서 취혈

침법: 직자 0.3~0.5촌, 사자: 1~1.5촌(뒤를 향하여 횡자)

특성: 극혈(郄穴)

膝關(LR7, 슬관, Seulgwan)

부위: 종아리 정강뼈쪽면, 정강뼈안쪽관절융기(medial condyle of tibia) 먼쪽, 음릉천(陰陵泉, SP9)에서 뒤쪽으로 1촌

침법: 직자: 0.3~0.6촌, 사자: 1~1.5촌

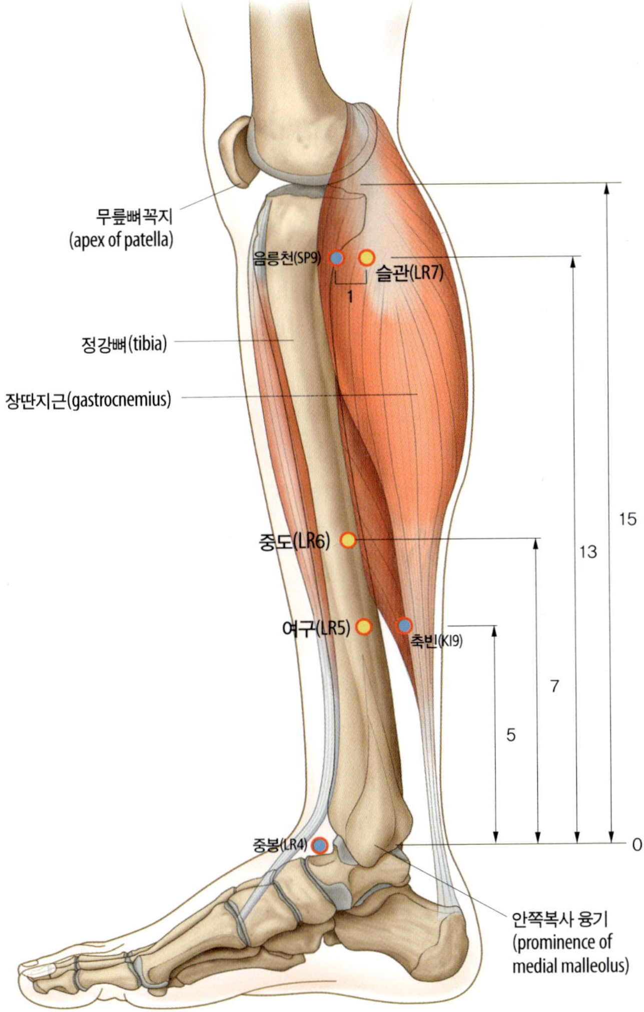

무릎뼈꼭지
(apex of patella)
음릉천(SP9)
슬관(LR7)
1
정강뼈(tibia)
장딴지근(gastrocnemius)
중도(LR6)
여구(LR5)
축빈(KI9)
중봉(LR4)
안쪽복사 융기
(prominence of
medial malleolus)
15
13
7
5
0

曲泉(LR8, 곡천, Gokcheon)

부위: 무릎 안쪽면, 반힘줄근힘줄(tendon of semimembranosus)과 반막근힘줄(tendon of semitendinosus)의 안쪽 오목한 곳, 다리오금주름(popliteal crease) 안쪽 끝

취혈: 무릎을 굽혔을 때, 다리오금주름 안쪽 끝에서 가장 두드러지는 반힘줄근과 반막근 안쪽의 오목한 곳에서 취혈

침법: 직자: 0.3~0.8촌, 사자: 1~1.5촌

특성: 합수혈(合水穴), 자경보혈(自經補穴)

陰包(LR9, 음포, Eumpo)

부위: 넓적다리 안쪽면, 두덩정강근과 넙다리빗근(sartorius)의 사이, 무릎뼈 바닥(base of patella)에서 몸쪽으로 4촌

취혈: 근육에 긴장을 준 상태에서 엉덩이를 살짝 굽혀 외전하면, 넙다리빗근이 현저하게 드러남. 넙다리빗근 뒤쪽에서 취혈

침법: 직자: 0.5~0.7촌, 사자: 1.5~2촌

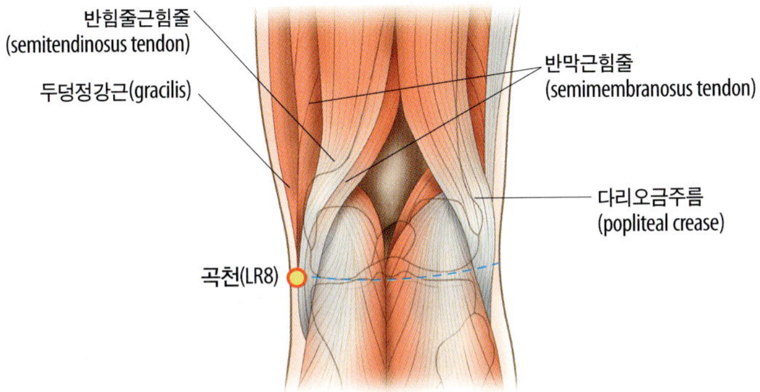
반힘줄근힘줄
(semitendinosus tendon)
두덩정강근(gracilis)
반막근힘줄
(semimembranosus tendon)
다리오금주름
(popliteal crease)
곡천(LR8)

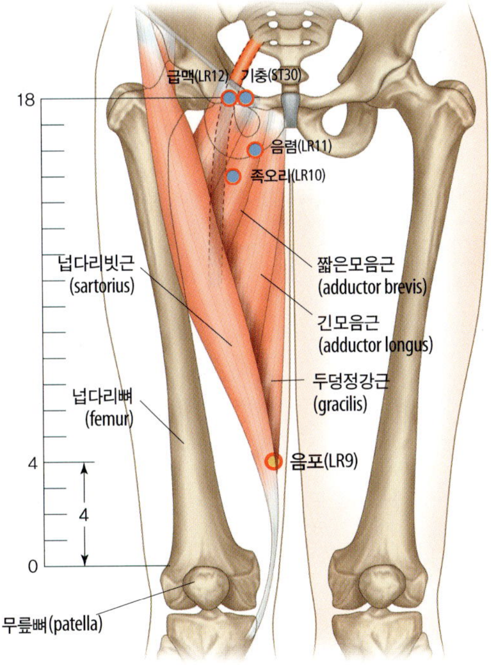
급맥(LR12)
기충(ST30)
18
음렴(LR11)
족오리(LR10)
넙다리빗근
(sartorius)
짧은모음근
(adductor brevis)
긴모음근
(adductor longus)
두덩정강근
(gracilis)
넙다리뼈
(femur)
4
음포(LR9)
4
0
무릎뼈(patella)

足五里(LR10, 족오리, Jogori)

부위: 넓적다리 안쪽면, 기충(氣衝, ST30)에서 먼쪽으로 3촌, 넙다리동맥(femoral artery)이 뛰는 곳

침법: 직자: 0.5~1촌, 사자: 0.5~1.5촌

陰廉(LR11, 음렴, Eumnyeom)

부위: 넓적다리 안쪽면, 기충(氣衝, ST30)에서 먼쪽으로 2촌

취혈: 엉덩이를 약간 굽혀 외전하고, 무릎을 굽힌 상태에서 저항에 대항하여 넓적다리를 내전시키면, 긴모음근(adductor longus)이 현저하게 드러남. 긴모음근의 가쪽에서 취혈

침법: 직자 0.3~0.7촌, 사자: 0.5~1촌

急脈(LR12, 급맥, Geummaek)

부위: 샅부위(groin region), 두덩결합(pubic symphysis) 위모서리와 같은 높이, 앞정중선(anterior median line)에서 가쪽으로 2.5촌

침법: 직자: 0.3~0.5촌, 사자: 0.5~1촌

☑ 혈관을 피하여 신중히 자입

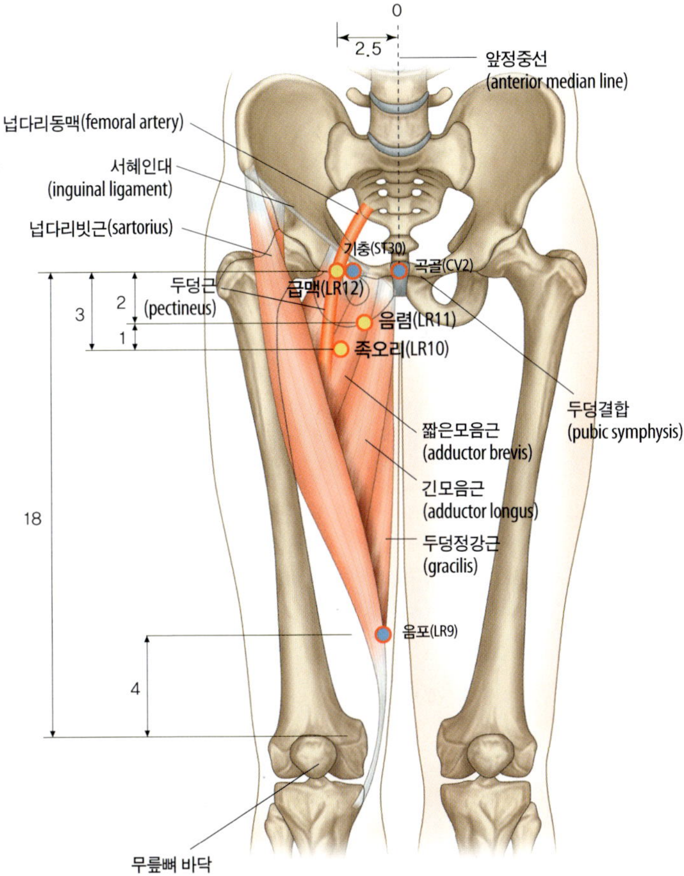

0
2.5
앞정중선
(anterior median line)
넙다리동맥(femoral artery)
서혜인대
(inguinal ligament)
넙다리빗근(sartorius)
기충(ST30)
곡골(CV2)
두덩근
(pectineus)
급맥(LR12)
음렴(LR11)
족오리(LR10)
3
2
1
두덩결합
(pubic symphysis)
짧은모음근
(adductor brevis)
긴모음근
(adductor longus)
두덩정강근
(gracilis)
18
음포(LR9)
4
무릎뼈 바닥

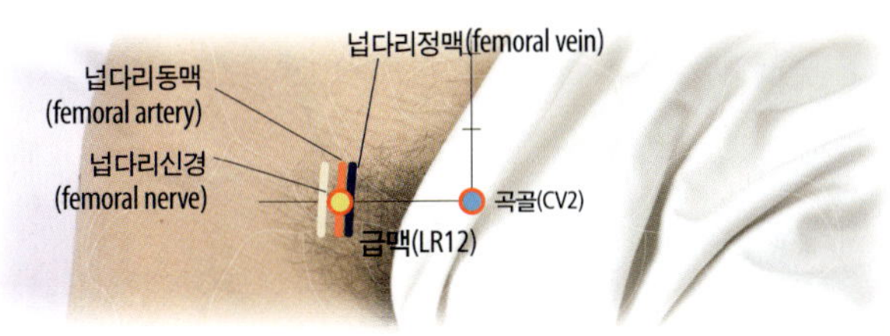

넙다리정맥(femoral vein)
넙다리동맥
(femoral artery)
넙다리신경
(femoral nerve)
곡골(CV2)
급맥(LR12)

章門(LR13, 장문, Jangmun)

부위: 옆배, 열한째 갈비뼈끝(free extremity of 11th rib)의 아래쪽

취혈: 옆으로 누워 팔을 머리 위쪽으로 올린 자세에서 취혈. 먼저 열째 갈비뼈를 찾은 후, 갈비뼈활(costal arch) 아래모서리 바로 밑에서 열한째 갈비뼈끝을 찾아 취혈

침법: 직자: 0.5~0.8촌(깊게 자침하지 않음), 사자: 0.8~1촌

특성: 비의 복모혈(腹募穴), 팔회혈(八會穴; 장회), 족궐음간경 · 족소양담경과의 교회혈(交會穴)

期門(LR14, 기문, Gimun)

부위: 앞가슴부위, 여섯째 갈비사이공간, 앞정중선(anterior median line)에서 가쪽으로 4촌

취혈: 젖꼭지(nipple) 중심에서 아래쪽, 불용(不容, ST19)에서 가쪽으로 2촌에서 취혈. 여성의 경우, 빗장중간선(midclavicular line)과 여섯째 갈비사이공간이 만나는 지점에서 취혈

침법: 직자: 0.2~0.3촌(깊게 자침하지 않음), 사자: 0.5~0.8촌

특성: 간의 복모혈(腹募穴)

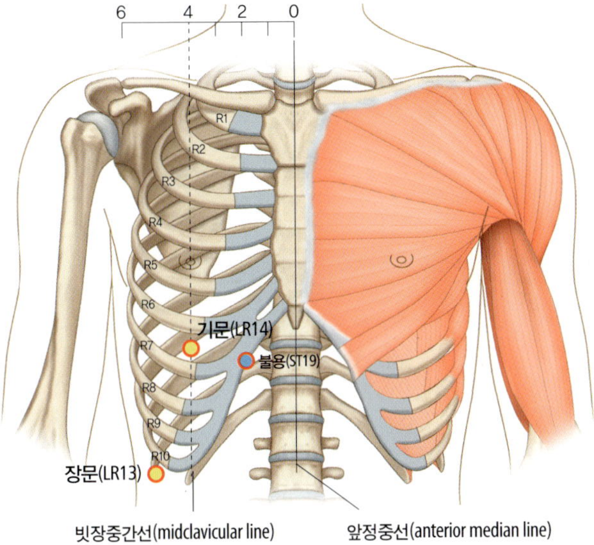
6
4
2
0
R1
R2
R3
R4
R5
R6
R7
R8
R9
R10
기문(LR14)
불용(ST19)
장문(LR13)
빗장중간선(midclavicular line)
앞정중선(anterior median line)

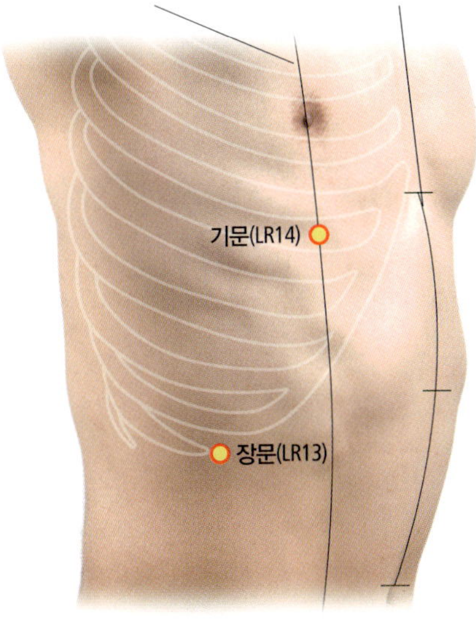
기문(LR14)
장문(LR13)

독맥(督脈)

Governor Vessel Meridian (GV)

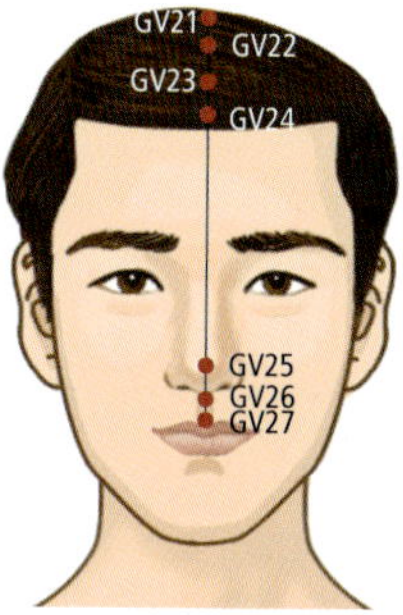

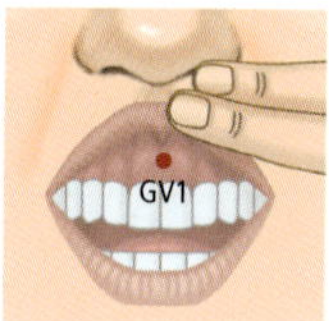

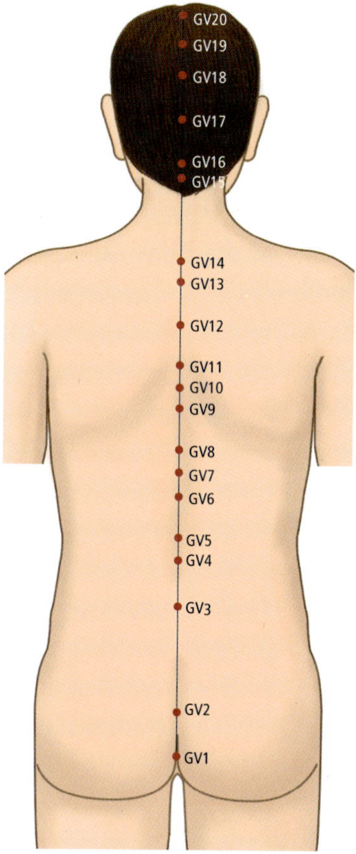

장강	長强	Janggang	GV1
요수	腰兪	Yosu	GV2
요양관	腰陽關	Yoyanggwan	GV3
명문	命門	Myeongmun	GV4
현추	懸樞	Hyeonchu	GV5
척중	脊中	Cheokjung	GV6
중추	中樞	Jungchu	GV7
근축	筋縮	Geunchuk	GV8
지양	至陽	Jiyang	GV9
영대	靈臺	Yeongdae	GV10
신도	神道	Sindo	GV11
신주	身柱	Sinju	GV12
도도	陶道	Dodo	GV13
대추	大椎	Daechu	GV14
아문	瘂門	Amun	GV15
풍부	風府	Pungbu	GV16
뇌호	腦戶	Noeho	GV17
강간	强間	Ganggan	GV18
후정	後頂	Hujeong	GV19
백회	百會	Baekhoe	GV20
전정	前頂	Jeonjeong	GV21
신회	顖會	Sinhoe	GV22
상성	上星	Sangseong	GV23
신정	神庭	Sinjeong	GV24
소료	素髎	Soryo	GV25
수구	水溝	Sugu	GV26
태단	兌端	Taedan	GV27
은교	齦交	Eungyo	GV28

長强(GV1, 장강, Janggang)

부위: 회음부위(perineal region), 꼬리뼈(coccyx) 아래쪽, 꼬리뼈 끝과 항문(anus)을 연결하는 선의 중점

취혈: 무릎을 꿇고 엎드리거나 혹은 무릎을 가슴에 댄 자세에서 취혈

침법: 직자: 0.3~0.5촌
사자: 1~1.5촌(꼬리뼈와 직장 사이를 따라 평행하게, 직장이 손상되지 않도록 주의)

특성: 락혈(絡穴), 기시혈(起始穴), 족소음신경 · 족소양담경 · 독맥의 교회혈(交會穴)

腰兪(GV2, 요수, Yosu)

부위: 엉치부위, 뒤정중선(posterior median line) 위, 엉치뼈틈새(sacral hiatus)

취혈: 엉치뼈틈새는 항문 바로 위쪽에서 작고 오목하게 촉지 됨
백환수(白環兪, BL30), 하료(下髎, BL34), 질변(秩邊, BL54)과 같은 높이에 위치

침법: 직자: 0.3~0.5촌, 사자: 0.5~1촌

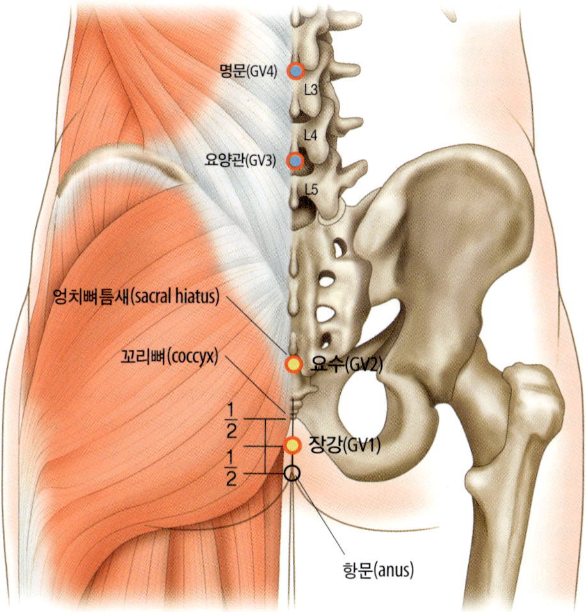

명문(GV4)
L3
L4
요양관(GV3)
L5
엉치뼈틈새(sacral hiatus)
꼬리뼈(coccyx)
요수(GV2)
1/2
장강(GV1)
1/2
항문(anus)

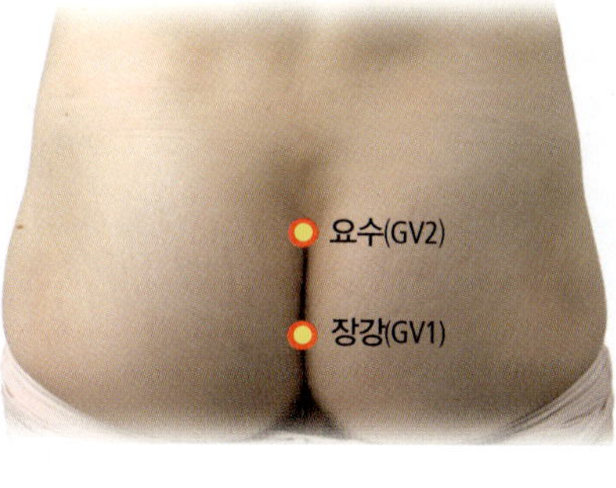

요수(GV2)
장강(GV1)

腰陽關(GV3, 요양관, Yoyanggwan)

부위: 허리부위, 뒤정중선 위, 넷째 허리뼈 가시돌기(spinous process of 4th lumbar vertebra) 아래쪽 오목한 곳

취혈: 먼저 양쪽 엉덩뼈능선(iliac crest)의 가장 높은 지점을 연결하는 선의 중점에서 넷째 허리뼈 가시돌기를 찾고, 그 아래쪽 오목한 곳에서 취혈. 대장수(大腸兪, BL25)와 같은 높이에 위치

침법: 직자: 0.3~0.5촌, 사자: 0.5~1촌(약간 위로 향해)

命門(GV4, 명문, Myeongmun)

부위: 허리부위, 뒤정중선 위, 둘째 허리뼈 가시돌기(spinous process of 2nd lumbar vertebra) 아래쪽 오목한 곳

취혈: 신수(腎兪, BL23), 지실(志室, BL52)과 같은 높이에 위치

침법: 직자: 0.3-0.5촌, 사자: 1~1.5촌(약간 위로 향해)

懸樞(GV5, 현추, Hyeonchu)

부위: 허리부위, 뒤정중선 위, 첫째 허리뼈 가시돌기(spinous process of 1st lumbar vertebra) 아래쪽 오목한 곳

취혈: 삼초수(三焦兪, BL22), 황문(肓門, BL51)과 같은 높이에 위치

침법: 직자: 0.3~0.5촌, 사자: 0.5~1.5촌(약간 위로 향해)

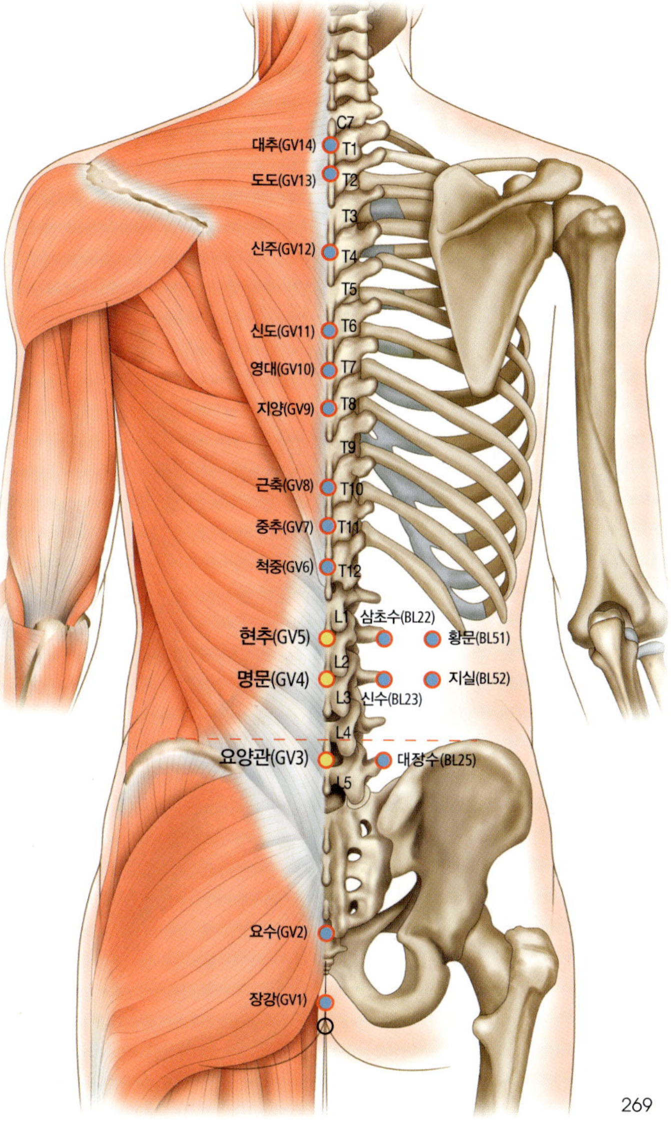

C7
대추(GV14)
T1
도도(GV13)
T2
T3
신주(GV12)
T4
T5
신도(GV11)
T6
영대(GV10)
T7
지양(GV9)
T8
T9
근축(GV8)
T10
중추(GV7)
T11
척중(GV6)
T12
L1
삼초수(BL22)
현추(GV5)
황문(BL51)
L2
명문(GV4)
지실(BL52)
L3
신수(BL23)
L4
요양관(GV3)
대장수(BL25)
L5
요수(GV2)
장강(GV1)

脊中(GV6, 척중, Cheokjung)

부위: 위쪽 등부위, 뒤정중선(posterior median line) 위, 열한째 등뼈 가시돌기(spinous process of 11th thoracic vertebra) 아래쪽 오목한 곳

취혈: 비수(脾兪, BL20), 의사(意舍, BL49)과 같은 높이에 위치

침법: 직자: 0.3~0.5촌, 사자: 0.5~1촌(약간 위로 향해).

中樞(GV7, 중추, Jungchu)

부위: 위쪽 등부위, 뒤정중선 위, 열번째 등뼈 가시돌기(spinous process of 10th thoracic vertebra) 아래쪽 오목한 곳

취혈: 담수(膽兪, BL19), 양강(陽綱, BL48)과 같은 높이에 위치

침법: 직자: 0.3~0.5촌, 사자: 0.5~1촌(약간 위로 향해).

筋縮(GV8, 근축, Geunchuk)

부위: 위쪽 등부위, 뒤정중선 위, 아홉째 등뼈 가시돌기(spinous process of 9th thoracic vertebra) 아래쪽 오목한 곳

취혈: 간수(肝兪, BL18), 혼문(魂門, BL47)과 같은 높이에 위치

침법: 직자: 0.3~0.5촌, 사자: 0.5~1촌(약간 위로 향해).

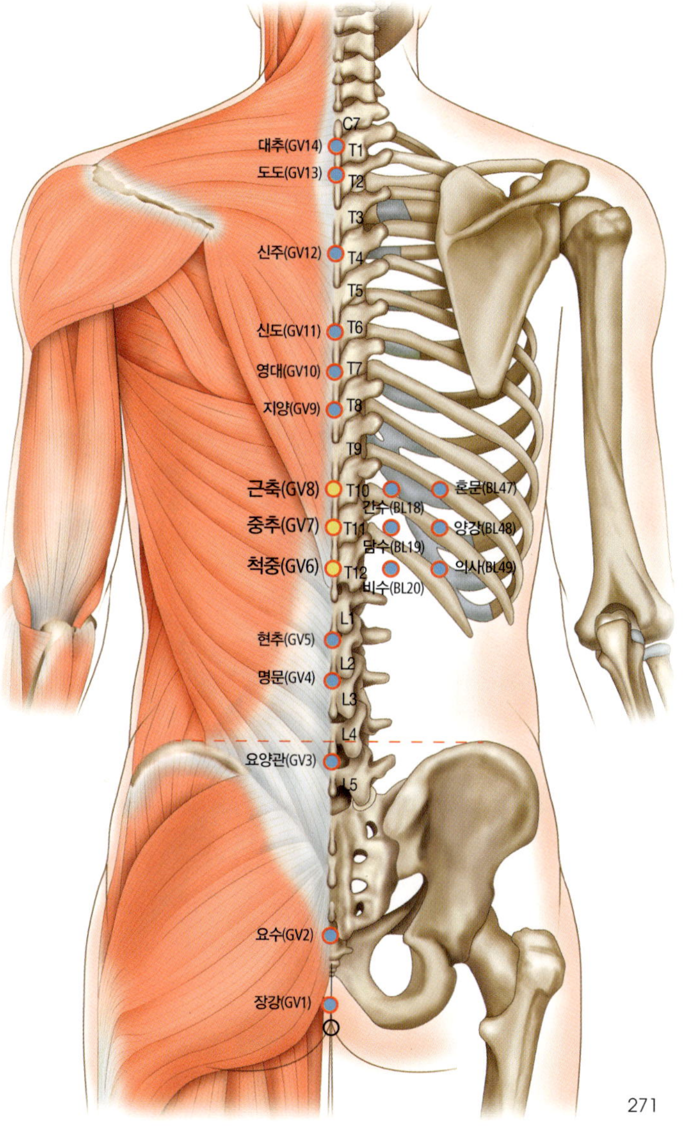

C7
대추(GV14)
T1
도도(GV13)
T2
T3
신주(GV12)
T4
T5
신도(GV11)
T6
영대(GV10)
T7
지양(GV9)
T8
T9
근축(GV8)
T10
혼문(BL47)
간수(BL18)
중추(GV7)
T11
양강(BL48)
담수(BL19)
척중(GV6)
T12
의사(BL49)
비수(BL20)
L1
현추(GV5)
L2
명문(GV4)
L3
L4
요양관(GV3)
L5
요수(GV2)
장강(GV1)

至陽(GV9, 지양, Jiyang)

부위: 위쪽 등 부위, 뒤정중선(posterior median line) 위, 일곱째 등뼈 가시돌기(spinous process of 7th thoracic vertebra) 아래쪽 오목한 곳

취혈: 양쪽 어깨뼈 아래각(inferior angle of scapula) 아래모서리를 지나는 수평선과 뒤정중선이 만나는 지점이 일곱째 등뼈. 그 가시돌기 아래쪽 오목한 곳에서 취혈. 격수(膈兪, BL17), 격관(膈關, BL46)과 같은 높이에 위치

침법: 직자: 0.3~0.5촌, 사자: 0.7-1촌(약간 위로 향해)

靈臺(GV10, 영대, Yeongdae)

부위: 위쪽 등 부위, 뒤정중선 위, 여섯째 등뼈 가시돌기(spinous process of 6th thoracic vertebra) 아래쪽 오목한 곳

취혈: 독수(督兪, BL16), 의희(譩譆, BL45)와 같은 높이에 위치

침법: 직자: 0.3~0.5촌, 사자: 0.5~1촌(약간 위로 향해)

神道(GV11, 신도, Sindo)

부위: 위쪽 등 부위, 뒤정중선 위, 다섯째 등뼈 가시돌기(spinous process of 5th thoracic vertebra) 아래쪽 오목한 곳

취혈: 심수(心兪, BL15), 신당(神堂, BL44)과 같은 높이에 위치

침법: 직자: 0.3~0.5촌, 사자: 0.5~1촌(약간 위로 향해)

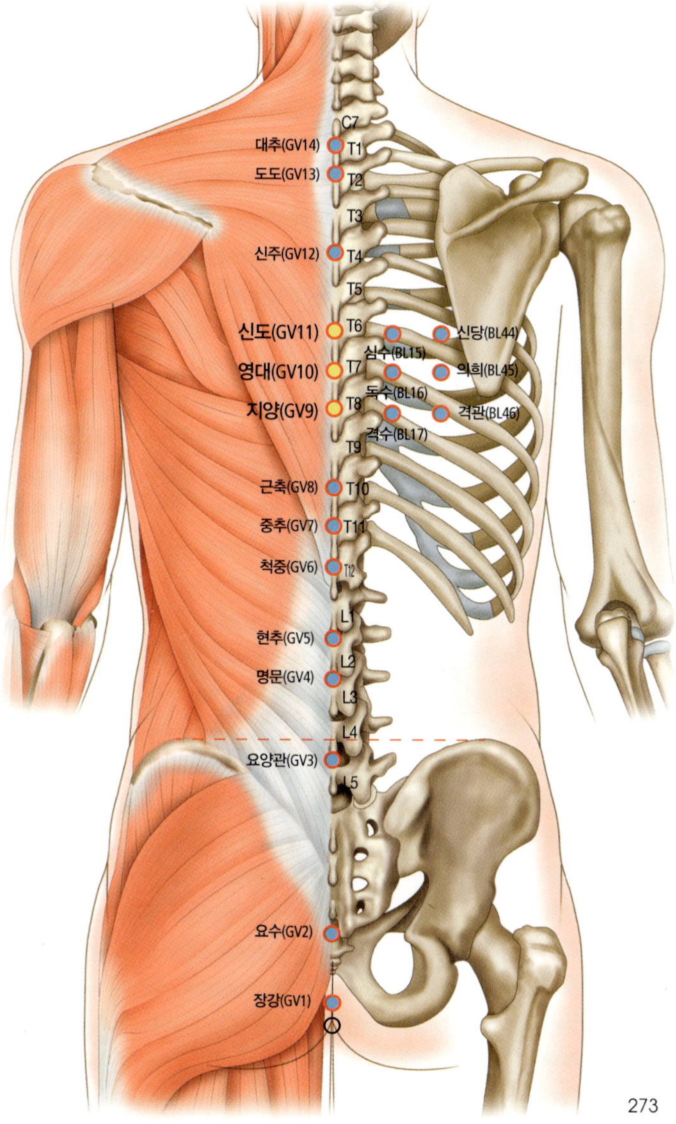
C7
대추(GV14)
T1
도도(GV13)
T2
T3
신주(GV12)
T4
T5
신도(GV11)
T6
신당(BL44)
심수(BL15)
영대(GV10)
T7
의희(BL45)
독수(BL16)
지양(GV9)
T8
격관(BL46)
격수(BL17)
T9
근축(GV8)
T10
중추(GV7)
T11
척중(GV6)
T12
L1
현추(GV5)
L2
명문(GV4)
L3
L4
요양관(GV3)
L5
요수(GV2)
장강(GV1)

身柱(GV12, 신주, Sinju)

부위: 위쪽 등부위, 뒤정중선 위, 셋째 등뼈 가시돌기(spinous process of 3rd thoracic vertebra) 아래쪽 오목한 곳

취혈: 어깨뼈가시 안쪽 끝을 지나는 수평선과 뒤정중선이 만나는 지점이 셋째 등뼈가 된다. 그 가시돌기 아래쪽 오목한 곳에서 취혈
폐수(肺兪, BL13), 백호(魄戶, BL42)와 같은 높이에 위치

침법: 직자: 0.3~0.5촌, 사자: 0.5~1촌(약간 위로 향해)

陶道(GV13, 도도, Dodo)

부위: 위쪽 등부위, 뒤정중선 위, 첫째 등뼈 가시돌기(spinous process of 1st thoracic vertebra) 아래쪽 오목한 곳

취혈: 대저(大杼, BL11), 견외수(肩外兪, SI14)와 같은 높이에 위치

침법: 직자: 0.3~0.5촌, 사자: 0.5~1촌(약간 위로 향해)

특성: 족태양방광경 · 독맥의 교회혈(交會穴)

大椎(GV14, 대추, Daechu)

부위: 뒤쪽 목 부위, 뒤정중선 위, 일곱째 목뼈 가시돌기(spinous process of 7th cervical vertebra) 아래쪽 오목한 곳

취혈: 앉은 상태에서 목에 힘을 빼고 고개를 숙이면, 목 뒤쪽면에서 가장 높이 튀어나온 곳이 일곱째 목뼈 가시돌기다. 목을 약간 숙인 상태에서 머리를 좌우로 돌리면 등뼈는 움직이지 않고, 목뼈는 움직인다. 일곱째 목뼈가시돌기 아래쪽 오목한 곳에서 취혈. 견중수(肩中兪, SI15)와 같은 높이에 위치

침법: 직자: 0.3~0.5촌, 사자: 0.5~1촌(약간 위로 향해)

특성: 수삼양경 · 족삼양경 · 독맥의 교회혈(交會穴)

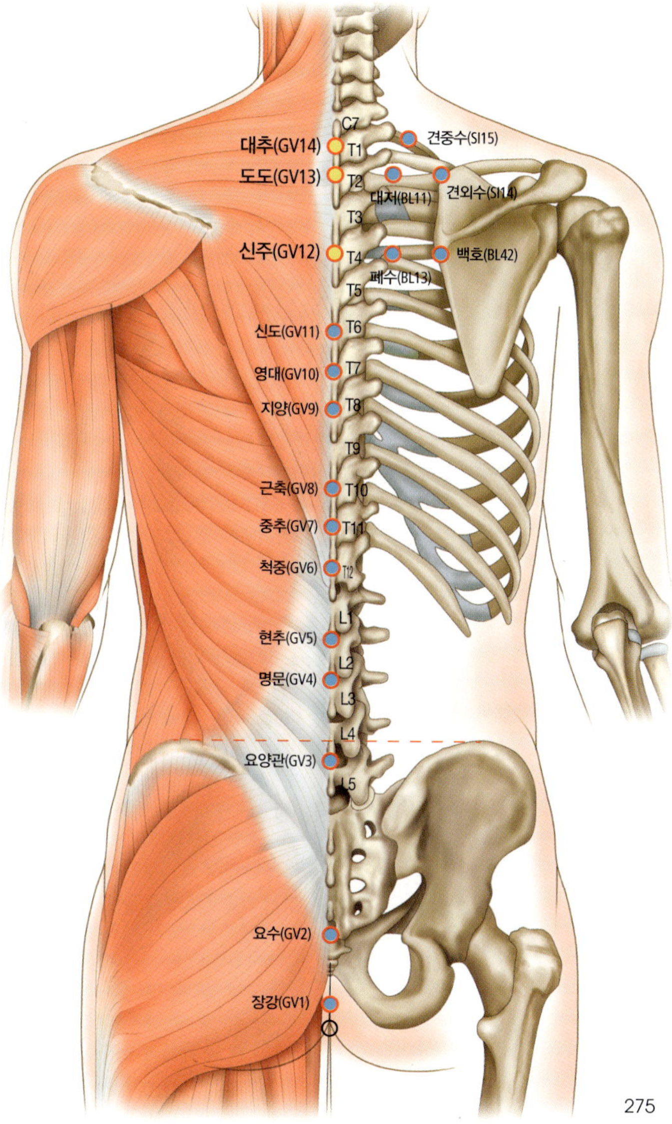
C7
대추(GV14)
T1
견중수(SI15)
도도(GV13)
T2
대저(BL11)
견외수(SI14)
T3
신주(GV12)
T4
백호(BL42)
폐수(BL13)
T5
신도(GV11)
T6
영대(GV10)
T7
지양(GV9)
T8
T9
근축(GV8)
T10
중추(GV7)
T11
척중(GV6)
T12
L1
현추(GV5)
L2
명문(GV4)
L3
L4
요양관(GV3)
L5
요수(GV2)
장강(GV1)

瘂門(GV15, 아문, Amun)

부위: 뒤쪽 목 부위, 뒤정중선(posterior median line), 둘째 목뼈 가시돌기(spinous process of 2nd cervical vertebra)위쪽 오목한 곳

취혈: 풍부(風府, GV16)를 먼저 취혈하고, 풍부(風府, GV16) 아래쪽 0.5촌에서 취혈, 천주(天柱, BL10)와 같은 높이에 위치

침법: 직자: 0.3~0.5촌, 사자: 0.5~1촌(심자 시 연수손상 주의)

특성: 독맥 · 양유맥의 교회혈(交會穴), 회양구침혈(回陽九鍼穴)

風府(GV16, 풍부, Pungbu)

부위: 뒤쪽 목 부위, 바깥 뒤통수뼈융기(external occipital protuberance)에서 수직으로 아래쪽, 양쪽 등세모근(trapezius) 사이의 오목한 곳

취혈: 앉은 상태에서 머리를 약간 뒤로 젖히고, 등세모근의 힘을 뺀 자세에서, 뒤 머리카락 경계선(posterior hairline)의 중점에서 뒤통수뼈를 향해 손가락을 움직여 오목한 곳에서 취혈

침법: 직자: 0.3~0.5촌, 사자: 0.5~1촌(심자 시 연수 손상에 주의)

특성: 족태양방광경 · 독맥 · 양유맥의 교회혈(交會穴), 십삼귀혈(十三鬼穴) 중 귀침

腦戶(GV17, 뇌호, Noeho)

부위: 머리, 뒤정중선 위, 바깥 뒤통수뼈융기 위쪽 오목한 곳

취혈: 옥침(玉枕, BL9), 뇌공(腦空, GB19)과 같은 높이에 위치

침법: 직자: 0.2~0.3촌, 사자: 0.5~0.8촌, 투자: 옥침(玉枕, BL9) 방향으로

특성: 족태양방광경 · 독맥의 교회혈(交會穴)

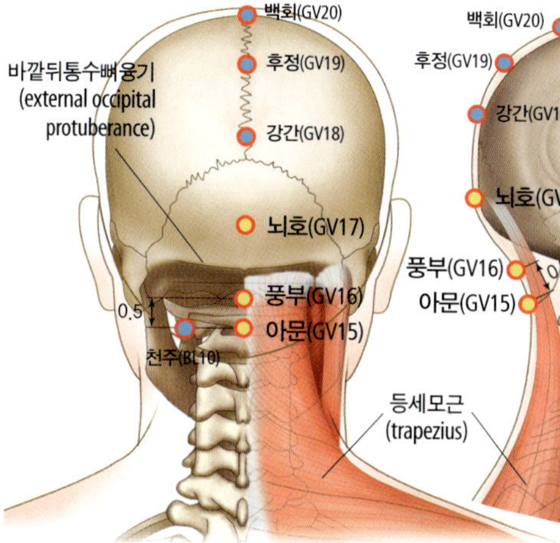
백회(GV20)
후정(GV19)
바깥뒤통수뼈융기
(external occipital
protuberance)
강간(GV18)
뇌호(GV17)
풍부(GV16)
0.5
아문(GV15)
천주(BL10)
등세모근
(trapezius)

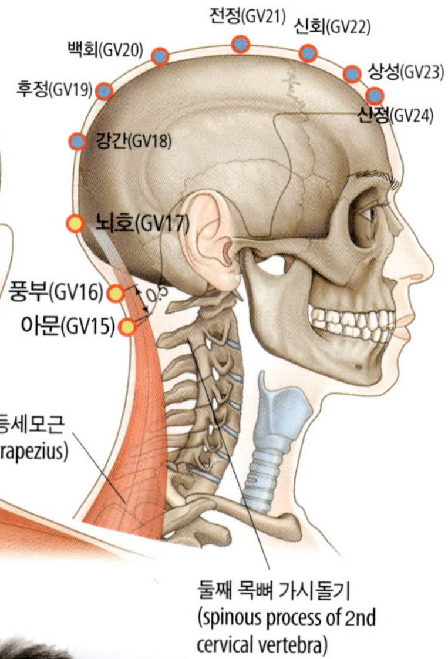
전정(GV21)
신회(GV22)
백회(GV20)
상성(GV23)
후정(GV19)
신정(GV24)
강간(GV18)
뇌호(GV17)
풍부(GV16)
0.5
아문(GV15)
둘째 목뼈 가시돌기
(spinous process of 2nd
cervical vertebra)

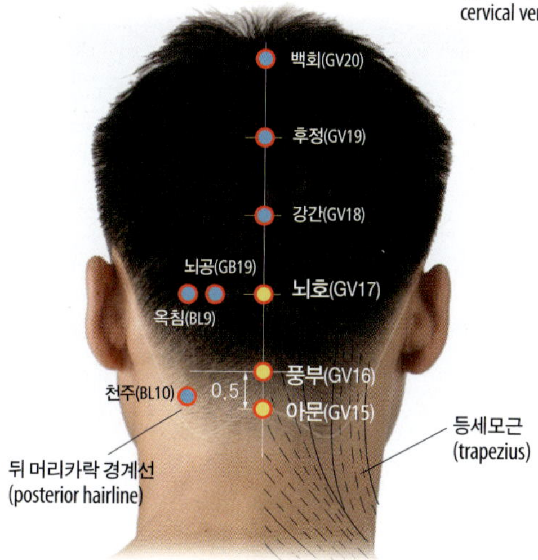
백회(GV20)
후정(GV19)
강간(GV18)
뇌공(GB19)
뇌호(GV17)
옥침(BL9)
풍부(GV16)
천주(BL10)
0.5
아문(GV15)
등세모근
(trapezius)
뒤 머리카락 경계선
(posterior hairline)

強間(GV18, 강간, Ganggan)

부위: 머리, 뒤정중선(posterior median line) 위, 뒤 머리카락 경계선(posterior hairline)에서 위쪽으로 4촌

취혈: 뇌호(腦戶, GV17)에서 위쪽으로 1.5촌 지점에 위치

침법: 직자: 0.2~0.3촌, 사자: 0.5~1촌[낙각(絡却, BL8)으로 투자]

後頂(GV19, 후정, Hujeong)

부위: 머리, 뒤정중선 위, 뒤 머리카락 경계선에서 위쪽으로 5.5촌

침법: 직자: 0.2~0.3촌, 사자: 0.5~0.8촌

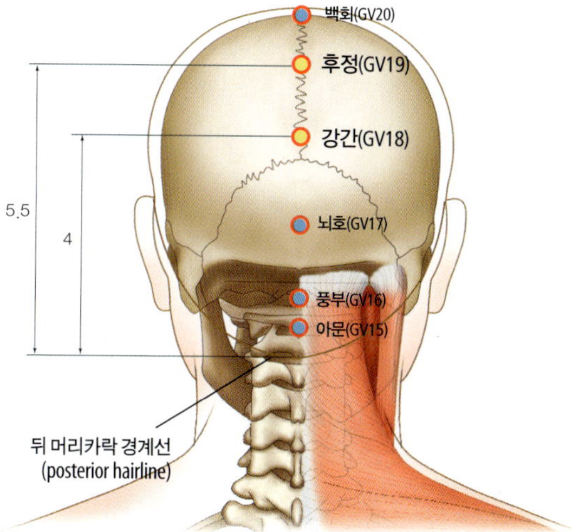
백회(GV20)
후정(GV19)
강간(GV18)
뇌호(GV17)
풍부(GV16)
아문(GV15)
5.5
4
뒤 머리카락 경계선
(posterior hairline)

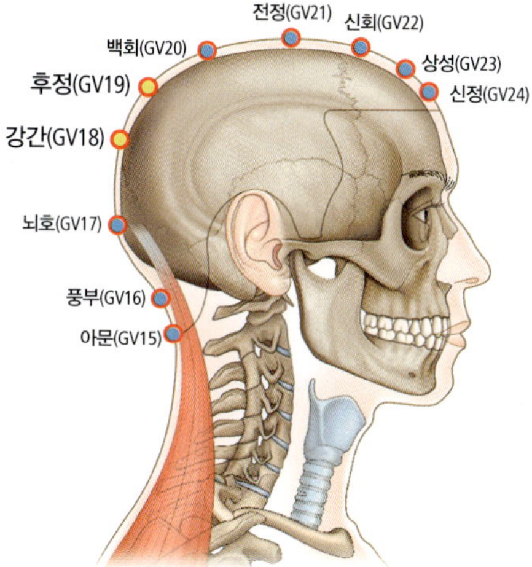
전정(GV21)
신회(GV22)
백회(GV20)
상성(GV23)
후정(GV19)
신정(GV24)
강간(GV18)
뇌호(GV17)
풍부(GV16)
아문(GV15)

百會(GV20, 백회, Baekhoe)

부위: 머리, 앞정중선(anterior median line) 위, 앞 머리카락 경계선(anterior hairline)에서 위쪽으로 5촌

취혈: ① 앞 머리카락 경계선에서 뒤 머리카락 경계선(posterior hairline)까지 연결하는 선의 중점에서 앞쪽으로 1촌 지점의 오목한 곳에서 취혈
② 귀를 접었을 때, 양쪽 귓바퀴 꼭대기(auricular apex)를 연결하는 선의 중점에서 취혈

침법: 직자: 0.2~0.3촌, 횡자: 0.5~1.5촌

특성: 수삼양경 · 족삼양경 · 족궐음간경 · 독맥의 교회혈(交會穴), 삼재혈(三才穴; 천재), 중풍칠처혈(中風七處穴)

前頂(GV21, 전정, Jeonjeong)

부위: 머리, 앞정중선 위, 앞 머리카락 경계선에서 위쪽으로 3.5촌

취혈: 백회(百會, GV20)와 신회(顖會, GV22)를 연결하는 선의 중점에 위치

침법: 직자: 0.2~0.3촌, 사자: 0.5~0.8촌
투자: 승광(承光, BL6)이나 목창(目窓, GB16) 방향으로

顖會(GV22, 신회, Sinhoe)

부위: 머리, 앞정중선 위, 앞 머리카락 경계선에서 위쪽으로 2촌

침법: 직자: 0.2~0.3촌, 사자: 0.5~0.8촌

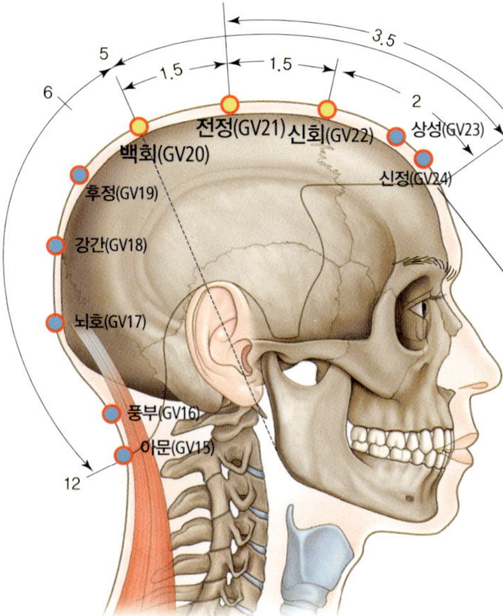
3.5
5
1.5
1.5
6
2
0
전정(GV21)
신회(GV22)
상성(GV23)
백회(GV20)
신정(GV24)
후정(GV19)
강간(GV18)
뇌호(GV17)
앞 머리카락 경계선
(anterior hairline)
풍부(GV16)
아문(GV15)
12

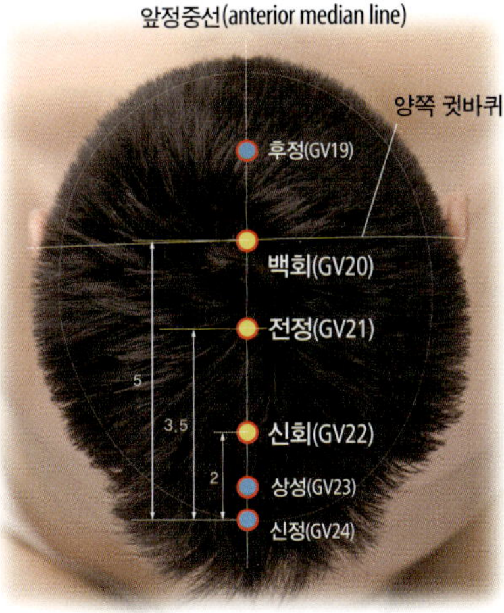
앞정중선(anterior median line)
양쪽 귓바퀴 꼭대기 연결선
후정(GV19)
백회(GV20)
전정(GV21)
5
3.5
신회(GV22)
2
상성(GV23)
신정(GV24)

上星(GV23, 상성, Sangseong)

부위: 머리, 앞정중선(anterior median line) 위, 앞 머리카락 경계선(anterior hairline)에서 위쪽으로 1촌

침법: 직자: 0.2~0.3촌, 사자: 0.5~0.8촌, 삼릉침으로 점자출혈

특성: 십삼귀혈(十三鬼穴; 귀당)

神庭(GV24, 신정, Sinjeong)

부위: 머리, 앞정중선 위, 앞 머리카락 경계선에서 위쪽으로 0.5촌

취혈: 앞 머리카락 경계선가 뚜렷하지 않을 때에는 양쪽 눈썹 안쪽끝(medial ends of eyebrows) 사이의 중점에서 위쪽으로 3.5촌이 되는 지점에서 취혈

침법: 직자: 0.2~0.3촌, 사자: 0.5~0.8촌

특성: 독맥 · 족태양방광경 · 족양명위경과의 교회혈(交會穴)

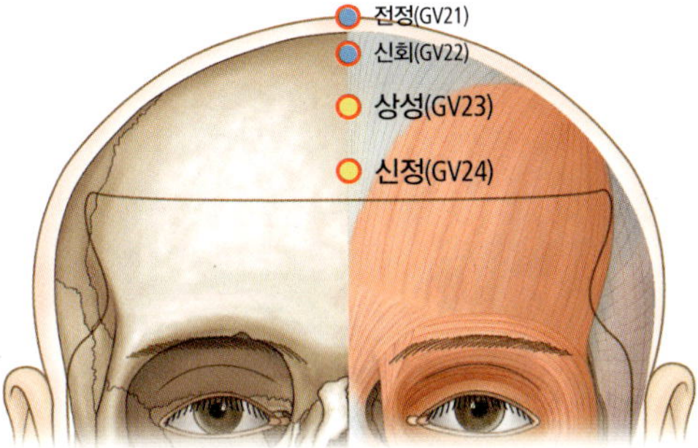
전정(GV21)
신회(GV22)
상성(GV23)
신정(GV24)

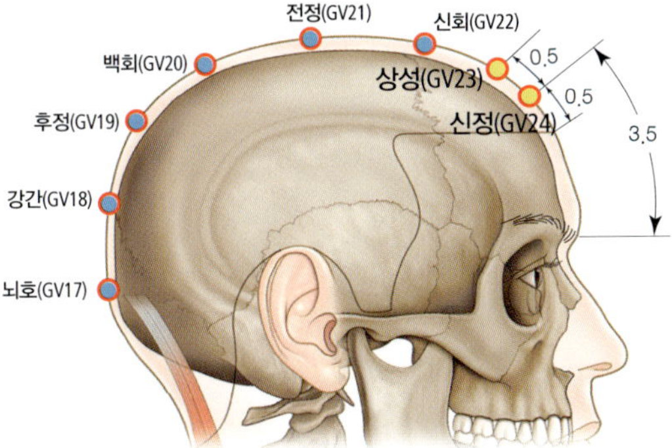
전정(GV21)
신회(GV22)
백회(GV20)
상성(GV23)
0.5
0.5
후정(GV19)
신정(GV24)
3.5
강간(GV18)
뇌호(GV17)

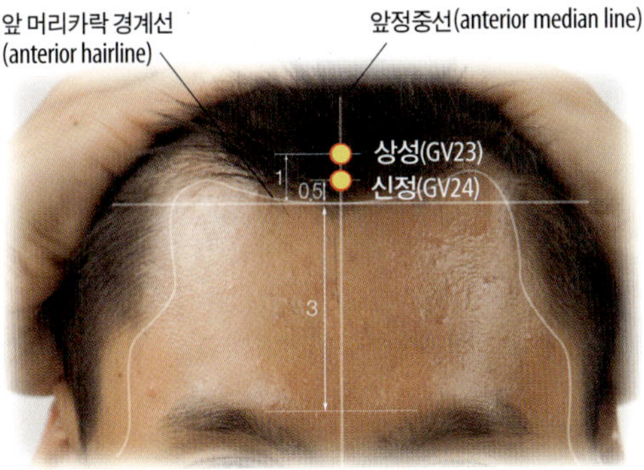
앞 머리카락 경계선
(anterior hairline)
앞정중선(anterior median line)
상성(GV23)
1
0.5
신정(GV24)
3

素髎(GV25, 소료, Soryo)

부위: 얼굴, 코 끝

침법: 직자: 0.1~0.2촌, 사자: 0.1~0.2촌, 삼릉침으로 점자출혈

水溝(GV26, 수구, Sugu)

부위: 얼굴, 인중 정중선(philtrum midline)의 중점

☑ 수구(水溝, GV26)의 부위가 인중 정중선에서 위쪽으로부터 1/3과 아래쪽으로부터 2/3가 되는 지점이라는 의견도 있음

침법: 직자: 0.2~0.3촌, 사자: 0.3~0.5촌(약간 위를 향하여)

兌端(GV27, 태단, Taedan)

부위: 얼굴, 윗입술결절(tubercle of upper lip)의 중점

취혈: 인중 아랫부분과 붉은 입술이 이루는 경계선의 중점에서 취혈

침법: 직자: 0.1~0.3촌, 사자: 0.2~0.3촌

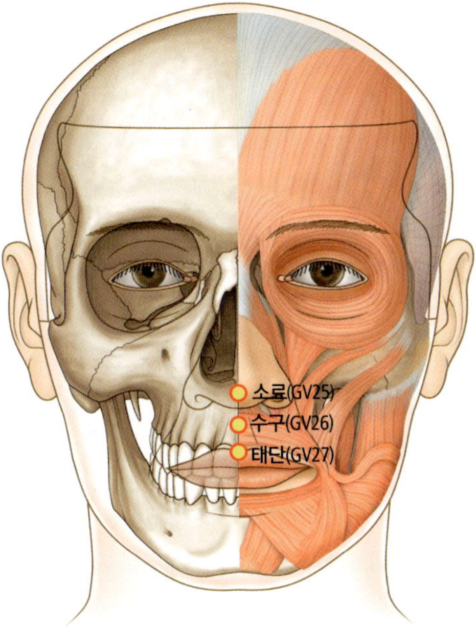
소료(GV25)
수구(GV26)
태단(GV27)

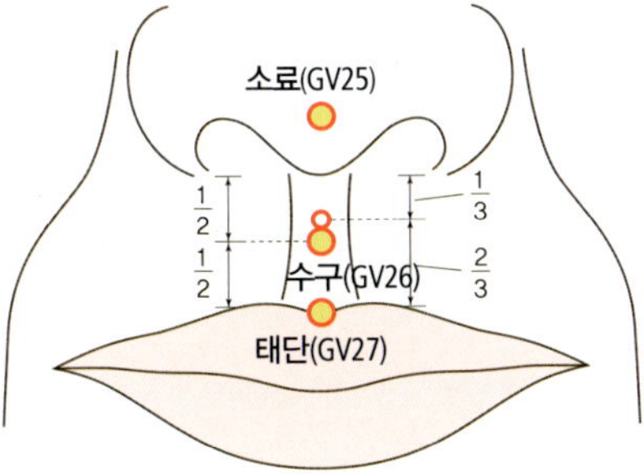
소료(GV25)
1/2
1/2
1/3
2/3
수구(GV26)
태단(GV27)

齦交(GV28, 은교, Eungyo)

부위: 얼굴, 윗입술주름띠(frenulum of upper lip)와 윗잇몸(upper gum)이 만나는 지점

취혈: 앉은 자세에서 머리를 젖히고 윗입술을 들어올려, 윗입술주름띠와 위잇몸이 만나는 지점에서 취혈

침법: 직자: 0.1~0.2촌

특성: 종지혈(終止穴), 임맥 · 독맥 · 족양명위경과의 교회혈(交會穴)

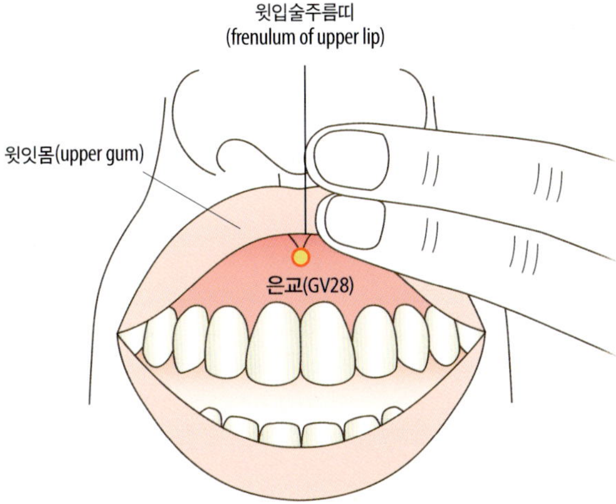
윗입술주름띠
(frenulum of upper lip)
윗잇몸(upper gum)
은교(GV28)

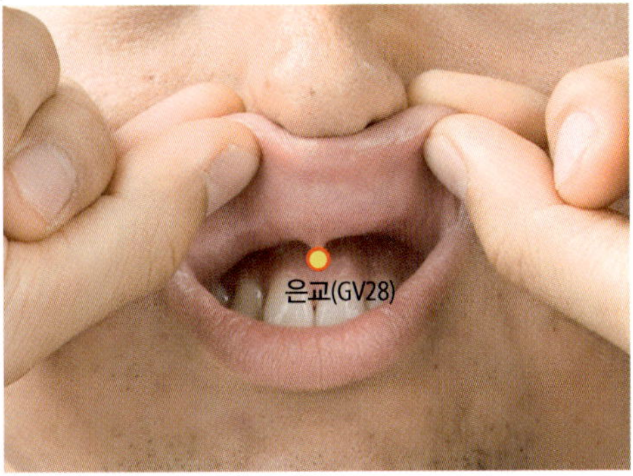
은교(GV28)

임맥(任脈)

Conception Vessel Meridian (CV)

회음	會陰	Hoeeum	CV1
곡골	曲骨	Gokgol	CV2
중극	中極	Junggeuk	CV3
관원	關元	Gwanwon	CV4
석문	石門	Seongmun	CV5
기해	氣海	Gihae	CV6
음교	陰交	Eumgyo	CV7
신궐	神闕	Singwol	CV8
수분	水分	Subun	CV9
하완	下脘	Hawan	CV10
건리	建里	Geolli	CV11
중완	中脘	Jungwan	CV12
상완	上脘	Sangwan	CV13
거궐	巨闕	Geogwol	CV14
구미	鳩尾	Gumi	CV15
중정	中庭	Jungjeong	CV16
단중	膻中	Danjung	CV17
옥당	玉堂	Okdang	CV18
자궁	紫宮	Jagung	CV19
화개	華蓋	Hwagae	CV20
선기	璇璣	Seon-gi	CV21
천돌	天突	Cheondol	CV22
염천	廉泉	Yeomcheon	CV23
승장	承漿	Seungjang	CV24

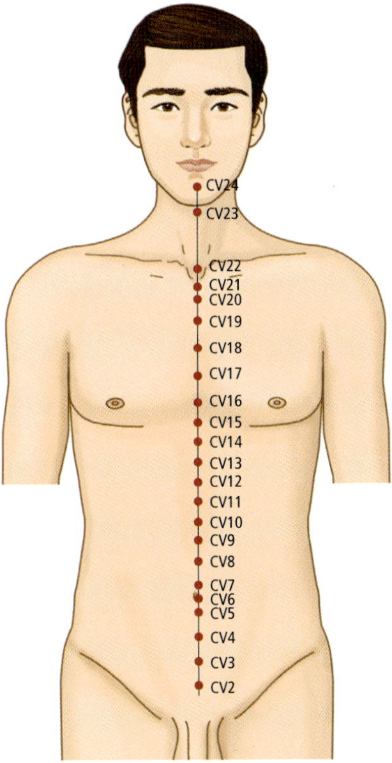

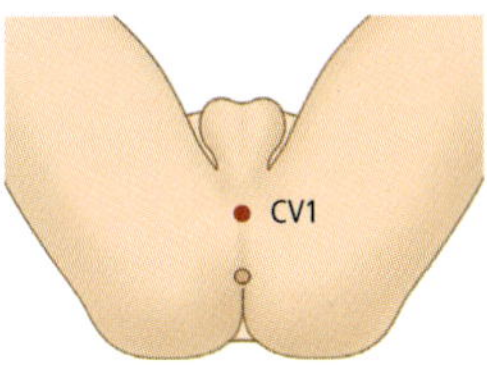

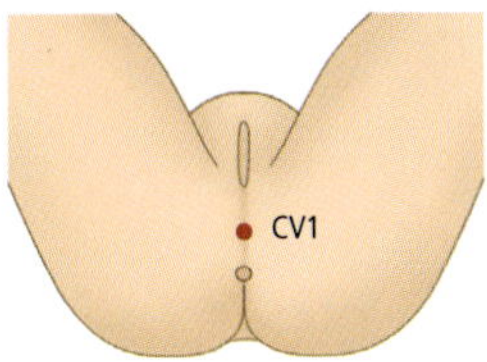

會陰(CV1, 회음, Hoeeum)

부위: 회음부위(perineal region), 남성은 항문(anus)과 음낭 뒤모서리(posterior border of scrotum)를 연결하는 선의 중점, 여성은 항문과 뒤대음순연결(posterior commissure of labium major)을 연결하는 선의 중점

취혈: 옆으로 눕거나, 무릎을 굽혀서 가슴에 댄 자세에서, 항문과 생식기 사이의 중점에서 취혈

침법: 직자: 0.3~1촌

특성: 임맥 · 독맥 · 충맥의 교회혈(交會穴), 십삼귀혈(귀장)

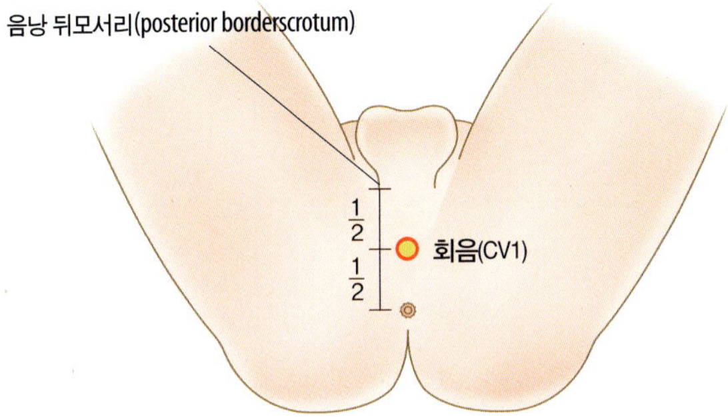
음낭 뒤모서리(posterior borderscrotum)
1/2
1/2
회음(CV1)

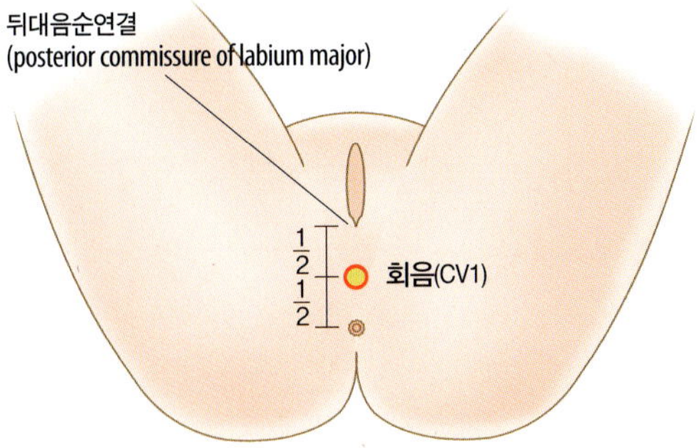
뒤대음순연결
(posterior commissure of labium major)
1/2
1/2
회음(CV1)

曲骨(CV2, 곡골, Gokgol)

부위: 아랫배, 앞정중선(anterior median line)위, 두덩결합(pubic symphysis) 위모서리

취혈: 횡골(横骨, KI11), 기충(氣衝, ST30)과 같은 높이에 위치

침법: 직자: 0.5~1촌(1.5~2촌)

특성: 임맥 · 족궐음간경의 교회혈(交會穴)

中極(CV3, 중극, Junggeuk)

부위: 아랫배, 앞정중선 위, 배꼽 중심에서 아래쪽으로 4촌

취혈: 대혁(大赫, KI12), 귀래(歸來, ST29)와 같은 높이에 위치

침법: 직자: 0.5~1촌, 사자: 0.8~1촌

특성: 방광(膀胱)의 복모혈(腹募穴), 족삼음경 · 임맥의 교회혈(交會穴)

關元(CV4, 관원, Gwanwon)

부위: 아랫배, 앞정중선 위, 배꼽 중심에서 아래쪽으로 3촌

취혈: 기혈(氣穴, KI13), 수도(水道, ST28)와 같은 높이에 위치

침법: 직자: 0.5~1촌, 사자: 0.8~1.2촌.

특성: 소장(小腸)의 복모혈(腹募穴), 족삼음경 · 임맥의 교회혈(交會穴)

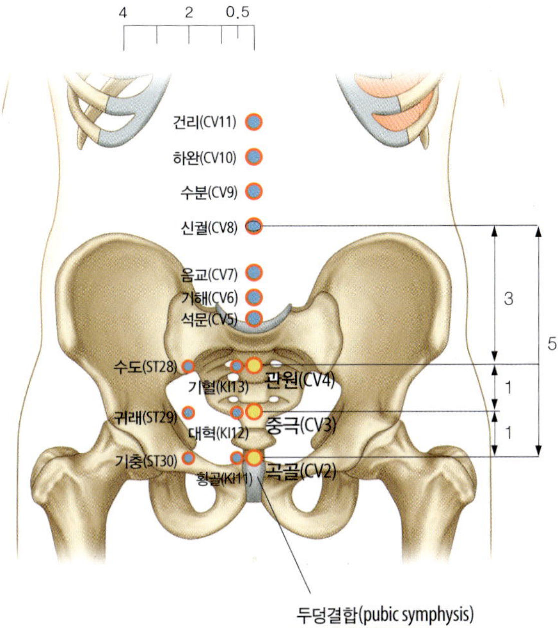
4
2
0.5
건리(CV11)
하완(CV10)
수분(CV9)
신궐(CV8)
음교(CV7)
기해(CV6)
석문(CV5)
수도(ST28)
기혈(KI13)
관원(CV4)
귀래(ST29)
대혁(KI12)
중극(CV3)
기충(ST30)
횡골(KI11)
곡골(CV2)
3
5
1
1
두덩결합(pubic symphysis)

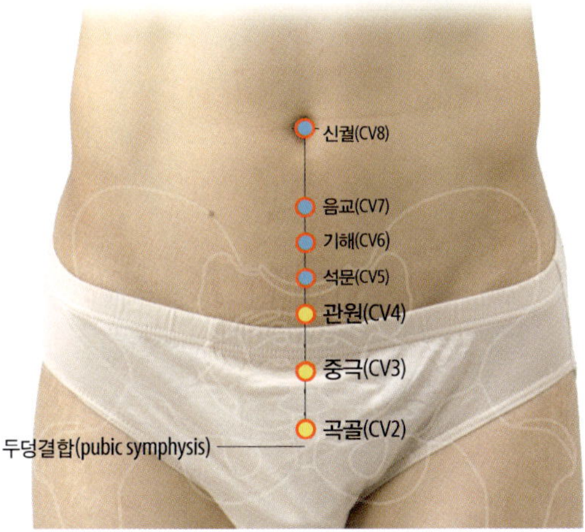
신궐(CV8)
음교(CV7)
기해(CV6)
석문(CV5)
관원(CV4)
중극(CV3)
곡골(CV2)
두덩결합(pubic symphysis)

石門(CV5, 석문, Seongmun)

부위: 아랫배, 앞정중선(anterior median line) 위, 배꼽 중심에서 아래쪽으로 2촌

취혈: 사만(四滿, KI14), 대거(大巨, ST27)와 같은 높이에 위치

침법: 직자: 0.5~1촌, 사자: 0.8~1.2촌

특성: 삼초(三焦)의 복모혈(腹募穴)

氣海(CV6, 기해, Gihae)

부위: 아랫배, 앞정중선 위, 배꼽 중심에서 아래쪽으로 1.5촌

침법: 직자: 1~1.5촌, 사자: 0.8~1.2촌

陰交(CV7, 음교, Eumgyo)

부위: 아랫배, 앞정중선 위, 배꼽 중심에서 아래쪽으로 1촌

취혈: 중주(中注, KI15), 외릉(外陵, ST26)과 같은 높이에 위치

침법: 직자0.5~1촌, 사자: 0.8~1.2촌

특성: 임맥 · 충맥 · 족소음신경의 교회혈(交會穴)

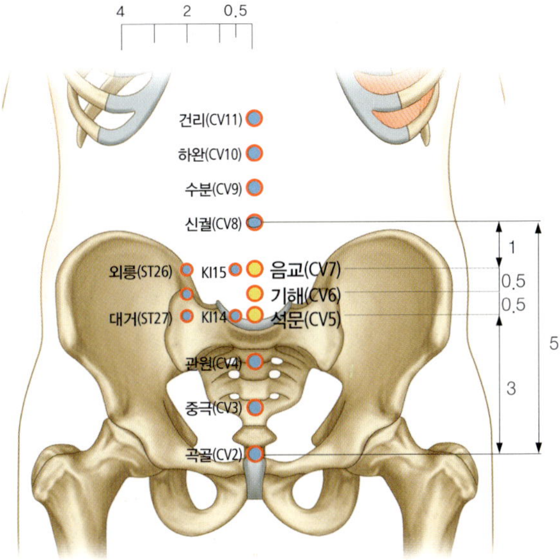
4
2
0.5
건리(CV11)
하완(CV10)
수분(CV9)
신궐(CV8)
외릉(ST26)
KI15
음교(CV7)
기해(CV6)
대거(ST27)
KI14
석문(CV5)
관원(CV4)
중극(CV3)
곡골(CV2)
1
0.5
0.5
5
3

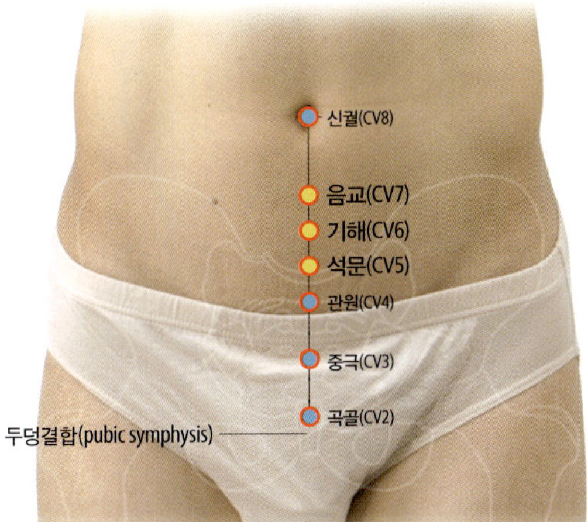
신궐(CV8)
음교(CV7)
기해(CV6)
석문(CV5)
관원(CV4)
중극(CV3)
곡골(CV2)
두덩결합(pubic symphysis)

神闕(CV8, 신궐, Singwol)

부위: 윗배, 배꼽(umbilicus)의 중심

취혈: 황수(肓兪, KI16), 천추(天樞, ST25)와 같은 높이에 위치

침법: 금침혈

水分(CV9, 수분, Subun)

부위: 윗배, 앞정중선 위, 배꼽 중심에서 위쪽으로 1촌

취혈: 활육문(滑肉門, ST24)과 같은 높이에 위치

침법: 직자: 0.5~1촌, 사자: 0.8~1.2촌

下脘(CV10, 하완, Hawan)

부위: 윗배, 앞정중선(anterior median line) 위, 배꼽 중심에서 위쪽으로 2촌

취혈: 상곡(商曲, KI17), 태을(太乙, ST23)과 같은 높이에 위치

침법: 직자: 0.5~1촌, 사자: 0.8~1.2촌

특성: 임맥, 족태음비경의 교회혈(交會穴)

建里(CV11, 건리, Geolli)

부위: 윗배, 앞정중선 위, 배꼽 중심에서 위쪽으로 3寸

취혈: 석관(石關, KI18), 관문(關門, ST22), 복애(腹哀, SP16)와 같은 높이에 위치

침법: 직자: 0.5~1촌, 사자: 0.8~1.2촌

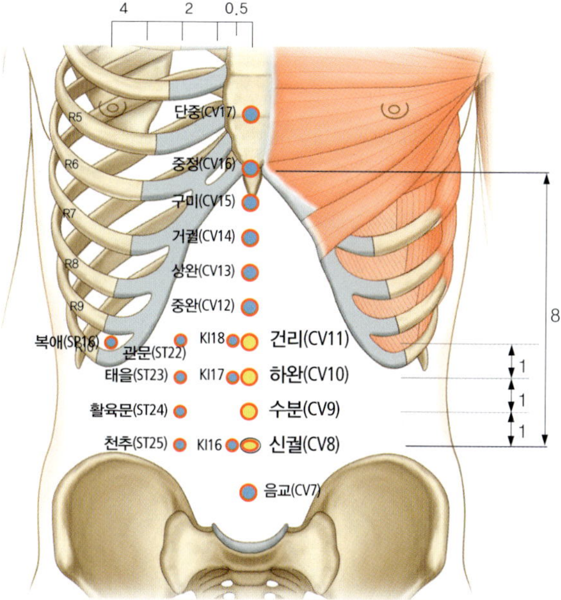
4
2
0.5
단중(CV17)
R5
중정(CV16)
R6
구미(CV15)
R7
거궐(CV14)
R8
상완(CV13)
R9
중완(CV12)
8
복애(SP16)
관문(ST22)
KI18
건리(CV11)
태을(ST23)
KI17
하완(CV10)
1
활육문(ST24)
수분(CV9)
1
천추(ST25)
KI16
신궐(CV8)
1
음교(CV7)

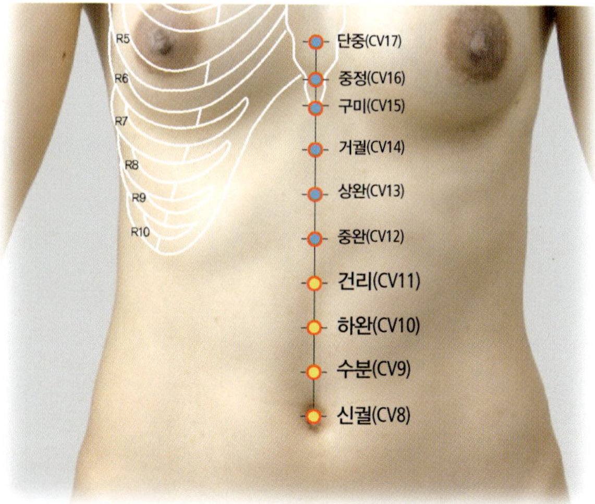
R5
단중(CV17)
R6
중정(CV16)
구미(CV15)
R7
거궐(CV14)
R8
R9
상완(CV13)
R10
중완(CV12)
건리(CV11)
하완(CV10)
수분(CV9)
신궐(CV8)

中脘(CV12, 중완, Jungwan)

부위: 윗배, 앞정중선 위, 배꼽 중심에서 위쪽으로 4촌

취혈: 음도(陰都, KI19), 양문(梁門, ST21)과 같은 높이에 위치

침법: 직자: 0.5~1.5촌, 사자: 1~1.5촌

특성: 위(胃)의 복모혈(腹募穴), 팔회혈(八會穴; 부회), 수태양소장경 · 수소양삼초경 · 임맥의 교회혈(交會穴), 회양구침혈(回陽九針穴)

上脘(CV13, 상완, Sangwan)

부위: 윗배, 앞정중선 위, 배꼽 중심에서 위쪽으로 5촌

취혈: 복통곡(腹通谷, KI20), 승만(承滿, ST20)과 같은 높이에 위치

침법: 직자: 0.5~1촌, 사자: 0.8~1.2촌

특성: 족양명위경 · 수태양소장경 · 임맥의 교회혈(交會穴)

巨闕(CV14, 거궐, Geogwol)

부위: 윗배, 앞정중선 위, 배꼽 중심에서 위쪽으로 6寸

취혈: 유문(幽門, KI21), 불용(不容, ST19)과 같은 높이에 위치

침법: 직자: 4분~8분, 사자: 0.5~1촌
깊이 직자하거나 위를 향하지 않음

특성: 심(心)의 복모혈(腹募穴)

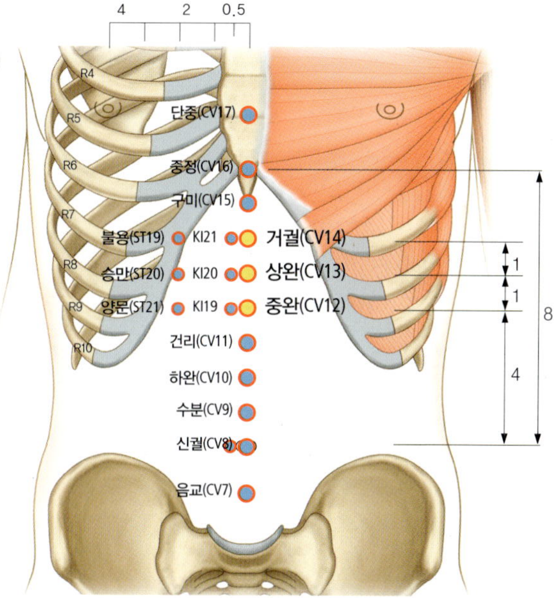
4
2
0.5
R4
R5
R6
R7
R8
R9
R10
단중(CV17)
중정(CV16)
구미(CV15)
불용(ST19)
KI21
거궐(CV14)
승만(ST20)
KI20
상완(CV13)
양문(ST21)
KI19
중완(CV12)
건리(CV11)
하완(CV10)
수분(CV9)
신궐(CV8)
음교(CV7)
1
1
8
4

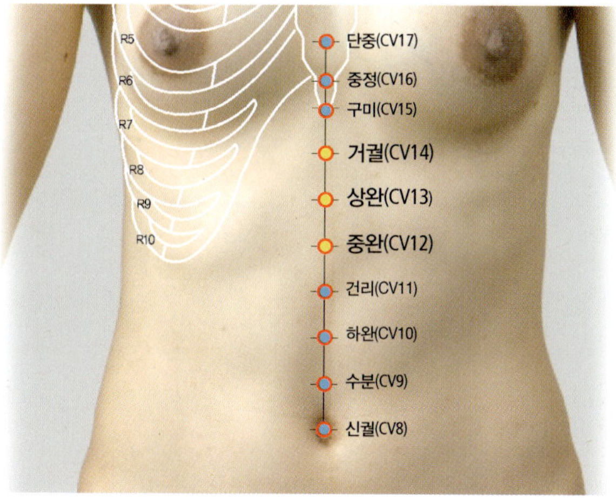
R5
R6
R7
R8
R9
R10
단중(CV17)
중정(CV16)
구미(CV15)
거궐(CV14)
상완(CV13)
중완(CV12)
건리(CV11)
하완(CV10)
수분(CV9)
신궐(CV8)

鳩尾(CV15, 구미, Gumi)

부위: 윗배, 앞정중선 위, 칼몸통결합(xiphisternal junction)에서 아래쪽으로 1촌

침법: 직자: 3~5분, 사자: 0.5~1촌(약간 아래로 향해)

특성: 임맥의 락혈(絡穴)

中庭(CV16, 중정, Jungjeong)

부위: 앞가슴부위, 앞정중선 위, 칼몸통결합의 중점

취혈: 보랑(步廊, KI22), 유근(乳根, ST18)과 같은 높이에 위치

침법: 직자: 2분~3분, 사자: 3~5분(약간 아래로 향해)

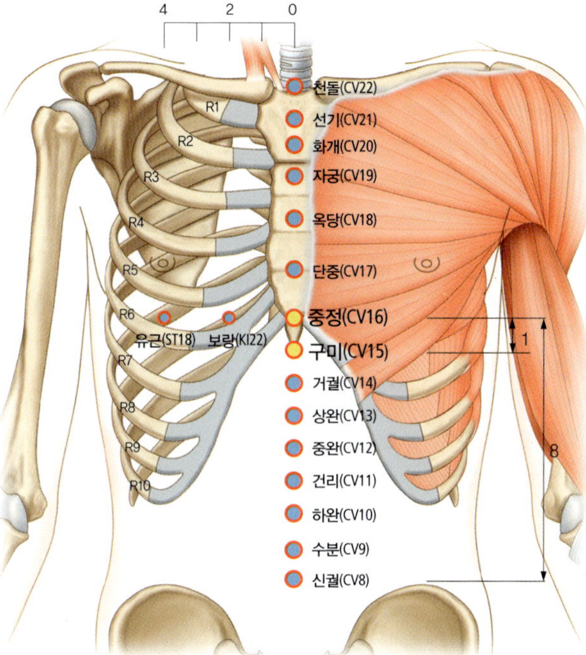
4
2
0
R1
R2
R3
R4
R5
R6
R7
R8
R9
R10
천돌(CV22)
선기(CV21)
화개(CV20)
자궁(CV19)
옥당(CV18)
단중(CV17)
중정(CV16)
구미(CV15)
유근(ST18)
보랑(KI22)
거궐(CV14)
상완(CV13)
중완(CV12)
건리(CV11)
하완(CV10)
수분(CV9)
신궐(CV8)
1
8

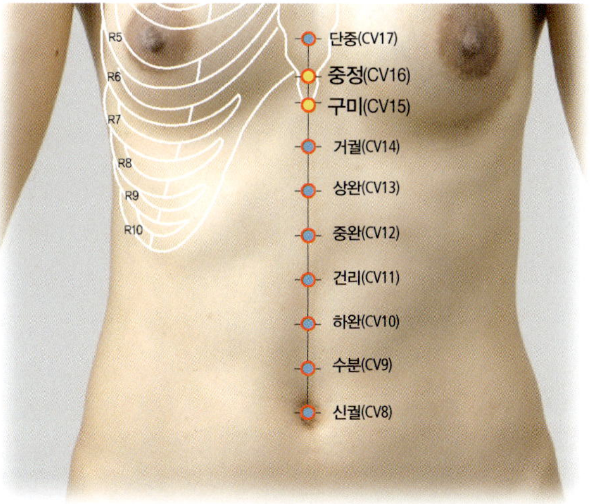
R5
R6
R7
R8
R9
R10
단중(CV17)
중정(CV16)
구미(CV15)
거궐(CV14)
상완(CV13)
중완(CV12)
건리(CV11)
하완(CV10)
수분(CV9)
신궐(CV8)

膻中(CV17, 단중, Danjung)

부위: 앞가슴부위, 앞정중선 위, 넷째 갈비사이공간(intercostal space)과 같은 높이

취혈: 신봉(神封, KI23), 유중(乳中, ST17), 천계(天谿, SP18), 천지(天池, PC1)와 같은 높이에 위치

침법: 직자: 0.3~0.5촌, 사자: 0.5~1촌(아래쪽이나 양쪽 젖꼭지를 향해 자입)

특성: 심포(心包)의 복모혈(腹募穴), 족태음비경 · 족소음신경 · 수태양소장경 · 수소양삼초경 · 임맥의 교회혈(交會穴)

玉堂(CV18, 옥당, Okdang)

부위: 앞가슴부위, 앞정중선 위, 셋째 갈비사이공간과 같은 높이

취혈: 영허(靈墟, KI24), 응창(膺窓, ST16), 흉향(胸鄕, SP19)과 같은 높이에 위치

침법: 직자: 0.2~0.3촌, 사자: 0.3~0.5촌(아래쪽으로)

紫宮(CV19, 자궁, Jagung)

부위: 앞가슴부위, 앞정중선 위, 둘째 갈비사이공간과 같은 높이

취혈: 신장(神藏, KI25), 옥예(屋翳, ST15), 주영(周榮, SP20)과 같은 높이에 위치

침법: 직자: 0.2~0.3촌, 사자: 0.3~0.5촌(아래쪽으로)

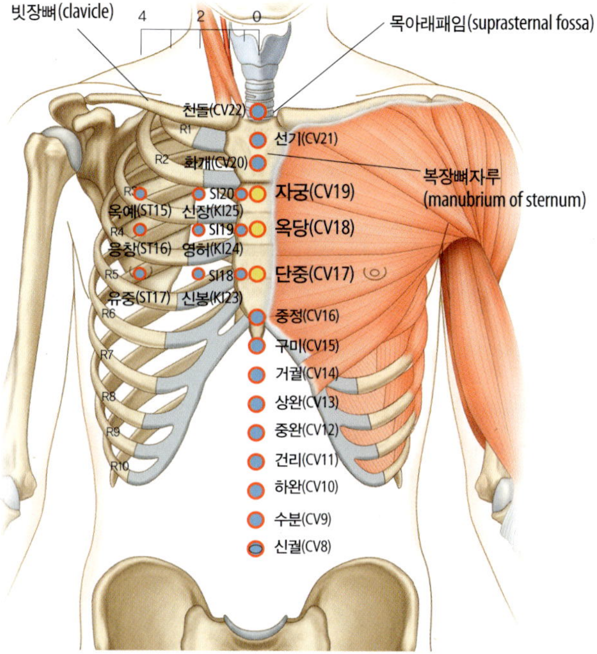
빗장뼈(clavicle)
4
2
0
목아래패임(suprasternal fossa)
천돌(CV22)
R1
선기(CV21)
R2
화개(CV20)
복장뼈자루
(manubrium of sternum)
SI20
자궁(CV19)
옥예(ST15)
신장(KI25)
R4
SI19
옥당(CV18)
응창(ST16)
영허(KI24)
R5
SI18
단중(CV17)
유중(ST17)
신봉(KI23)
R6
중정(CV16)
R7
구미(CV15)
거궐(CV14)
R8
상완(CV13)
R9
중완(CV12)
R10
건리(CV11)
하완(CV10)
수분(CV9)
신궐(CV8)

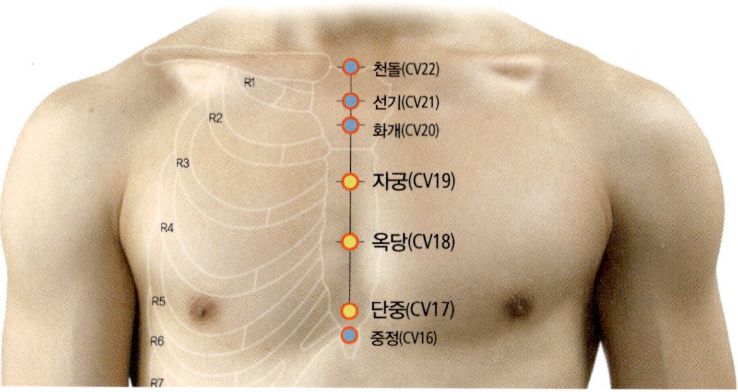
천돌(CV22)
R1
선기(CV21)
R2
화개(CV20)
R3
자궁(CV19)
R4
옥당(CV18)
R5
단중(CV17)
R6
중정(CV16)
R7

華蓋(CV20, 화개, Hwagae)

부위: 앞가슴부위, 앞정중선 위, 첫째 갈비사이공간(the 1st intercostal space)과 같은 높이

취혈: 욱중(彧中, KI26), 고방(庫房, ST14), 중부(中府, LU1)와 첫째 갈비사이공간을 따라 나란히 위치

침법: 직자: 0.2~0.3촌, 사자: 0.3~0.5촌(아래쪽으로)

璇璣(CV21, 선기, Seon-gi)

부위: 앞가슴부위, 앞정중선 위, 목아래패임(suprasternal notch)에서 아래쪽으로 1촌

취혈: 화개(華蓋, CV22) 아래 1촌에 위치

침법: 직자: 0.2~0.3촌, 사자: 0.3~0.5촌(아래쪽으로)

특성: 삼재혈(三才穴; 인재)

天突(CV22, 천돌, Cheondol)

부위: 앞쪽 목 부위, 앞정중선 위, 목아래패임의 가운데

취혈: 천돌(天突, CV22)은 양쪽 빗장뼈 안쪽끝 중점의 오목한 곳에 위치

침법: 직자: 0.3~0.5촌(기관(trachea) 다치지 않도록 주의) 또는 직자로 0.2~0.3촌 자입 후 다시 아래쪽으로 복장뼈자루 뒤 모서리와 기관의 앞쪽을 따라 0.7~1촌 횡자

특성: 음유맥 · 임맥의 교회혈(交會穴)

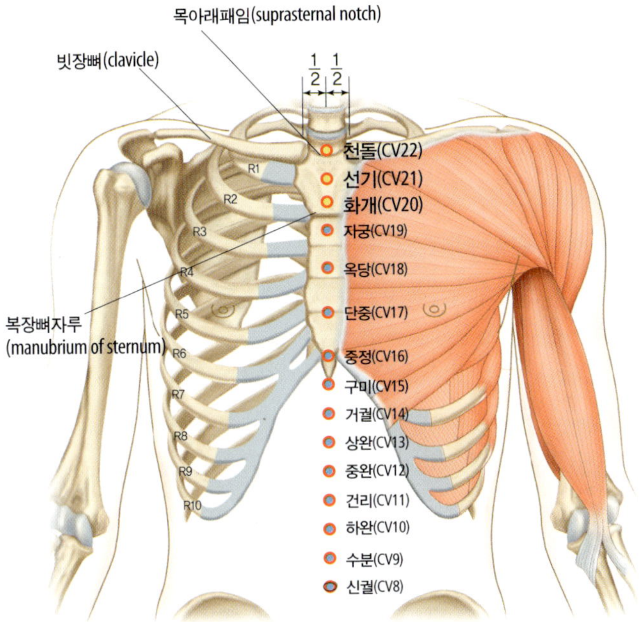
목아래패임(suprasternal notch)
빗장뼈(clavicle)
1/2 1/2
천돌(CV22)
선기(CV21)
화개(CV20)
자궁(CV19)
옥당(CV18)
단중(CV17)
중정(CV16)
구미(CV15)
거궐(CV14)
상완(CV13)
중완(CV12)
건리(CV11)
하완(CV10)
수분(CV9)
신궐(CV8)
복장뼈자루
(manubrium of sternum)
R1
R2
R3
R4
R5
R6
R7
R8
R9
R10

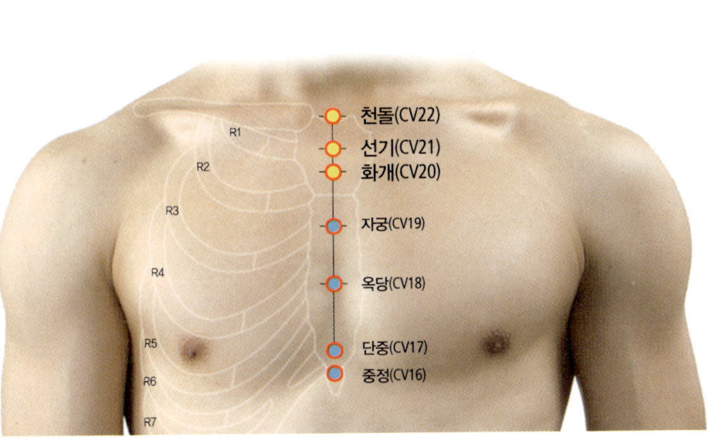
천돌(CV22)
선기(CV21)
화개(CV20)
자궁(CV19)
옥당(CV18)
단중(CV17)
중정(CV16)
R1
R2
R3
R4
R5
R6
R7

廉泉(CV23, 염천, Yeomcheon)

부위: 앞쪽 목부위, 앞정중선 위, 방패연골(thyroid cartilage) 위모서리 위쪽, 목뿔뼈(hyoid bone) 위쪽의 오목한 곳

취혈: 머리를 뒤로 약간 젖히면, 아래턱뼈(mandible)와 방패연골 사이에서 목뿔뼈가 친면이 만져짐

침법: 직자: 0.2~0.3촌, 사자: 0.5~1촌

특성: 음유맥 · 임맥의 교회혈(交會穴)

承漿(CV24, 승장, Seungjang)

부위: 얼굴, 턱끝입술고랑(mentolabial sulcus) 가운데의 오목한 곳

침법: 직자: 0.2~0.3촌, 사자: 0.3~0.5촌

특성: 십삼귀혈(十三鬼穴; 귀시), 임맥의 종지혈(終止穴), 임맥 · 독맥 · 수양명대장경 · 족양명위경의 교회혈(交會穴)

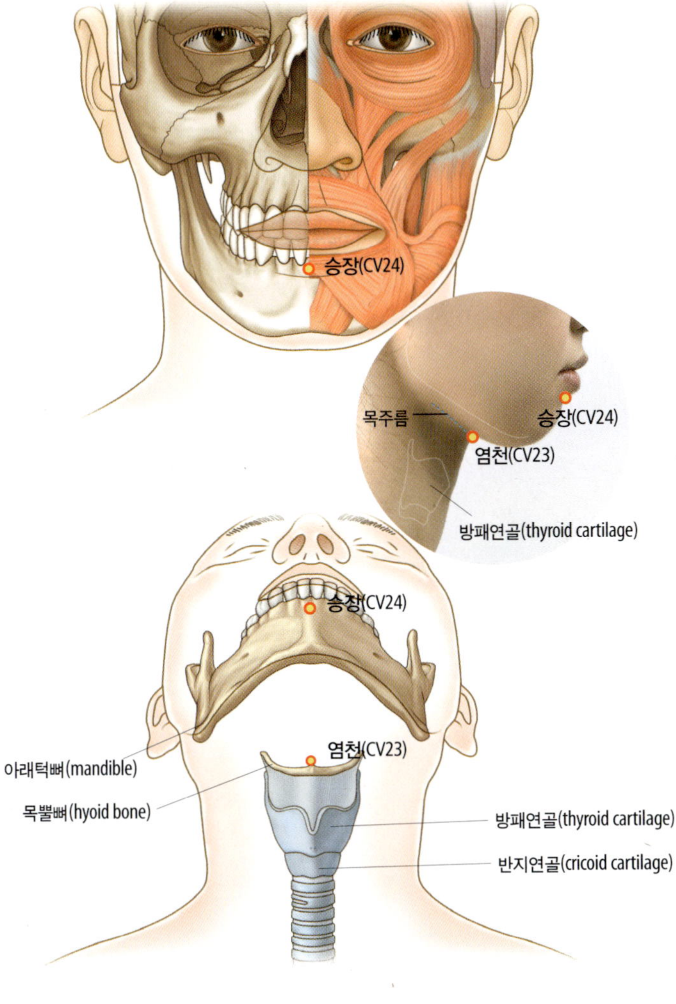
승장(CV24)
목주름
승장(CV24)
염천(CV23)
방패연골(thyroid cartilage)
승장(CV24)
염천(CV23)
아래턱뼈(mandible)
목뿔뼈(hyoid bone)
방패연골(thyroid cartilage)
반지연골(cricoid cartilage)

기혈(奇穴)

Extra Points

사신총	四神聰	Sasinchong	Ex-HN 1
당양	當陽	Dangyang	Ex-HN 2
인당	印堂	Indang	Ex-HN 3
어요	魚腰	Eoyo	Ex-HN 4
태양	太陽	Taeyang	Ex-HN 5
이첨	耳尖	Icheom	Ex-HN 6
구후	球後	Guhu	Ex-HN 7
상영향	上迎香	Sangyeonghyang	Ex-HN 8
내영향	內迎香	Naeyeonghyang	Ex-HN 9
취천	聚泉	Chwicheon	Ex-HN 10
해천	海泉	Haecheon	Ex-HN 11
금진	金津	Geumjin	Ex-HN 12
옥액	玉液	Okaek	Ex-HN 13
예명	翳明	Yemyeong	Ex-HN 14
경백로	頸百勞	Gyeongbaengno	Ex-HN 15
자궁	子宮	Jagung	Ex-CA 1
정천	定喘	Jeongcheon	Ex-B1
협척	夾脊	Hyeopcheok	Ex-B2
위완하수	胃脘下兪	Wiwanhasu	Ex-B3
비근	痞根	Bigeun	Ex-B4
하극수	下極兪	Hageuksu	Ex-B5
요의	腰宜	Youi	Ex-B6
요안	腰眼	Yoan	Ex-B7
십칠추	十七椎	Sipchilchu	Ex-B8
요기	腰奇	Yogi	Ex-B9
주첨	肘尖	Jucheom	Ex-UE1
이백	二白	Ibaek	Ex-UE2
중천	中泉	Jungcheon	Ex-UE3
중괴	中魁	Junggoe	Ex-UE4
대골공	大骨空	Daegolgong	Ex-UE5
소골공	小骨空	Sogolgong	Ex-UE6
요통점	腰痛點	Yotongjeom	Ex-UE7
외로궁	外勞宮	Oerogung	Ex-UE8
팔사	八邪	Palsa	Ex-UE9
사봉	四縫	Sabong	Ex-UE10
십선	十宣	Sipseon	Ex-UE11
관골	髖骨	Gwangol	Ex-LE1
학정	鶴頂	Hakjeong	Ex-LE2
백충와	百蟲窩	Baekchungwa	Ex-LE3
내슬안	內膝眼	Naeseuran	Ex-LE4
슬안	膝眼	Seuran	Ex-LE5
담낭	膽囊	Damnang	Ex-LE6
난미	蘭尾	Nanmi	Ex-LE7
내과첨	內踝尖	Naegwacheom	Ex-LE8
외과첨	外踝尖	Oegwacheom	Ex-LE9
팔풍	八風	Palpung	Ex-LE10
독음	獨陰	Dogeum	Ex-LE11
기단	氣端	Gidan	Ex-LE12

四神聰(Ex-HN 1, 사신총, Sasinchong)

부위: 머리, 백회(百會, GV20) 전후좌우 각 1촌

침법: 횡자

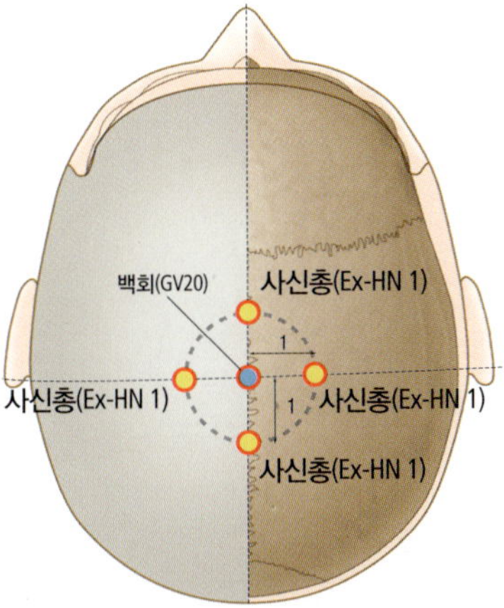
백회(GV20)
사신총(Ex-HN 1)
1
사신총(Ex-HN 1)
사신총(Ex-HN 1)
1
사신총(Ex-HN 1)

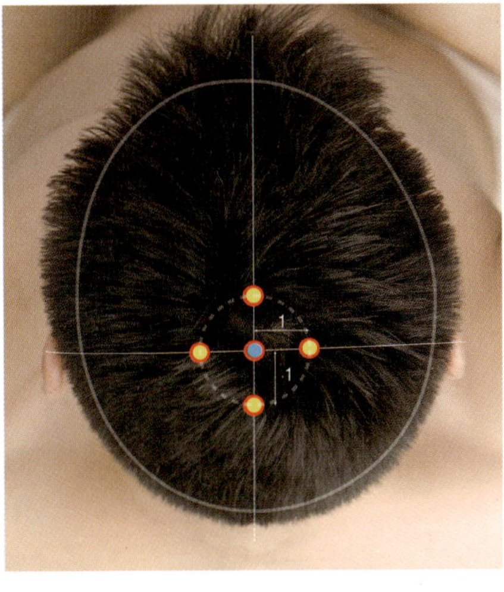
1
1

當陽(Ex-HN 2, 당양, Dangyang)

부위: 머리, 동공(pupil) 중심에서 수직으로 위쪽, 앞머리카락 경계선(anterior hairline)에서 위쪽으로 1촌

침법: 직자: 2~3分

印堂(Ex-HN 3, 인당, Indang)

부위: 얼굴, 앞정중선(anterior median line) 위, 두 눈썹 사이

침법: 횡자: 0.5~1촌이나 점자출혈

魚腰(Ex-HN 4, 어요, Eoyo)

부위: 얼굴, 동공 중심에서 수직으로 위쪽, 눈썹 중앙

침법: 직자: 0.1촌, 횡자: 0.5~0.8촌

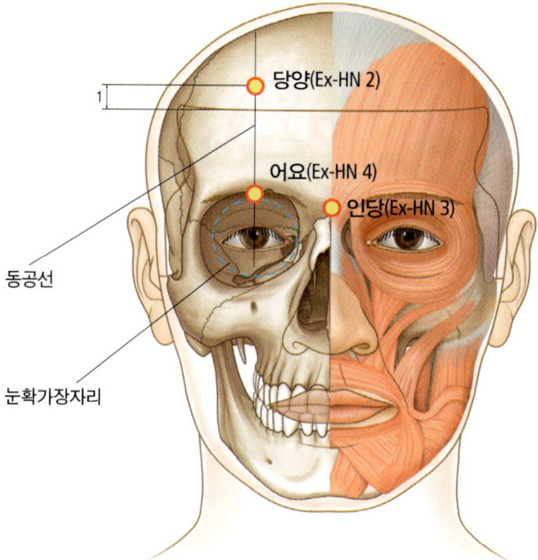
당양(Ex-HN 2)
1
어요(Ex-HN 4)
인당(Ex-HN 3)
동공선
눈확가장자리

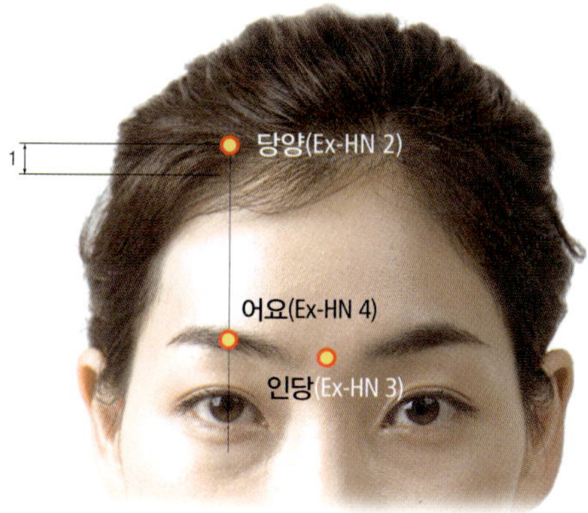
1
당양(Ex-HN 2)
어요(Ex-HN 4)
인당(Ex-HN 3)

太陽(Ex-HN 5, 태양, Taeyang)

부위: 얼굴, 관자놀이, 가쪽 눈구석(lateral canthus)과 눈썹 가쪽 끝(lateral end of eyebrow)을 연결한 선의 중점에서 뒤로 1촌 오목한 곳

침법: 직자: 0.3-0.5촌, 횡자: 1~2촌

耳尖(Ex-HN 6, 이첨, Icheom)

부위: 귀 꼭대기. 귀를 앞으로 접었을 때 그 꼭대기

침법: 직자: 0.3~0.5촌, 점자출혈

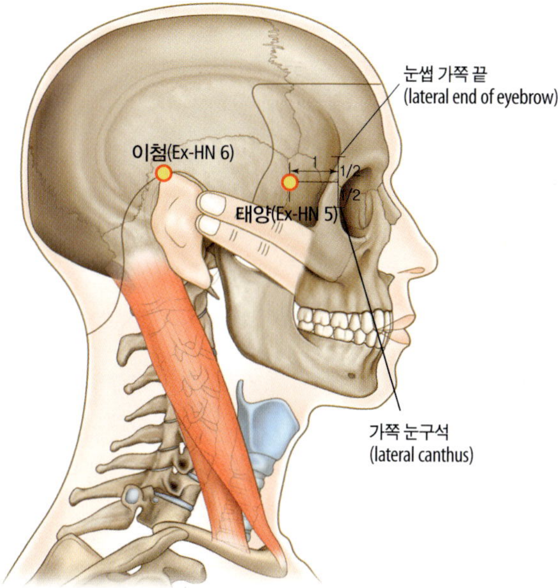
눈썹 가쪽 끝
(lateral end of eyebrow)
이첨(Ex-HN 6)
1
1/2
1/2
태양(Ex-HN 5)
가쪽 눈구석
(lateral canthus)

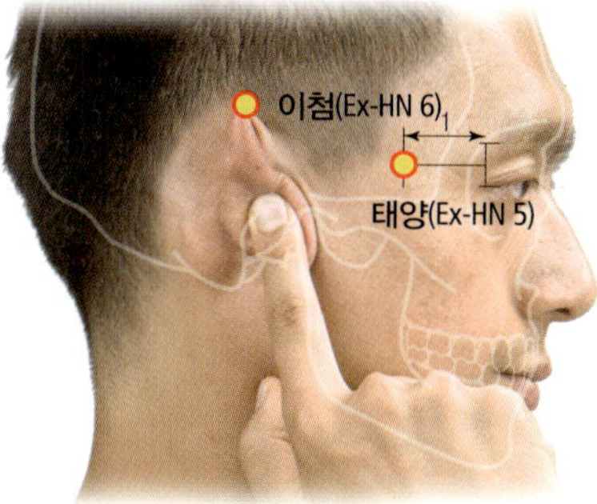
이첨(Ex-HN 6)
1
태양(Ex-HN 5)

球後(Ex-HN 7, 구후, Guhu)

부위: 얼굴, 눈확아래모서리(infraorbital margin) 바깥쪽 4분의 1 지점

침법: 직자 0.5~1촌(눈확아래모서리를 따라)

上迎香(Ex-HN 8, 상영향, Sangyeonghyang)

부위: 얼굴, 콧망울고랑(alar groove of external nose) 위쪽 끝으로 코끝연골(alar cartilage of nose)과 코선반(nasal concha)이 만나는 곳.

침법: 직자: 0.3~0.5촌, 점자출혈

內迎香(Ex-HN 9, 내영향, Naeyeonghyang)

부위: 얼굴, 콧구멍 안쪽에서 코끝연골의 점막과 코선반(nasal concha)이 만나는 곳.

침법: 사자: 0.3~0.5촌(안쪽 위방향으로), 점자출혈

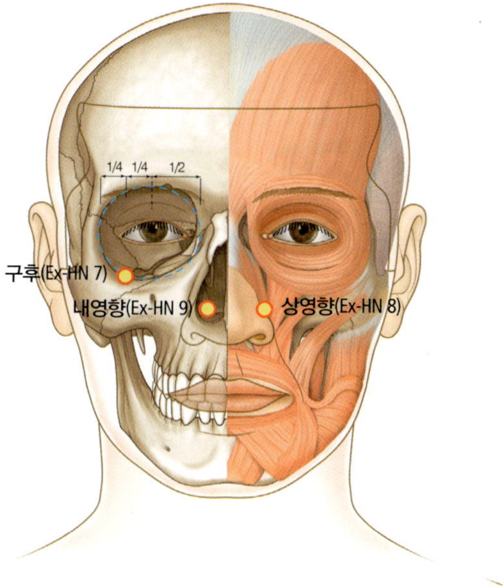
1/4
1/4
1/2
구후(Ex-HN 7)
내영향(Ex-HN 9)
상영향(Ex-HN 8)

聚泉(Ex-HN 10, 취천, Chwicheon)

부위: 혓바닥의 윗면 가운데 점

침법: 직자 0.1~0.2촌, 점자출혈

海泉(Ex-HN 11, 해천, Haecheon)

부위: 혓바닥 밑, 혀주름띠(fenulum of tongue)의 가운데 점

침법: 직자 0.1~0.2촌, 점자출혈

金津(Ex-HN 12, 금진, Geumjin)

부위: 혓바닥 밑, 혀주름띠 왼쪽에 있는 정맥 위

침법: 점자출혈

玉液(Ex-HN 13, 옥액, Okaek)

부위: 혓바닥 밑, 혀주름띠 오른쪽에 있는 정맥 위

침법: 점자출혈

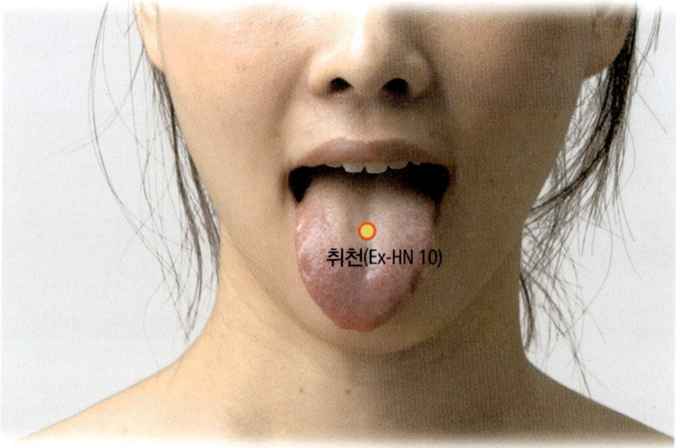
취천(Ex-HN 10)

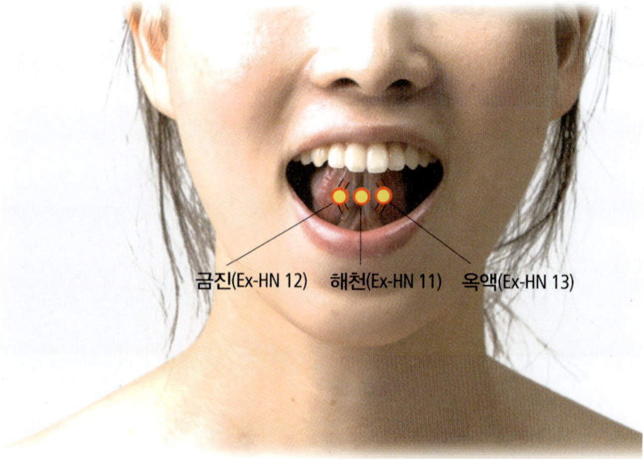
금진(Ex-HN 12)
해천(Ex-HN 11)
옥액(Ex-HN 13)

翳明(Ex-HN 14, 예명, Yemyeong)

부위: 목 앞부위, 귀불(ear lobe)의 뒤쪽, 예풍(翳風, TE17) 뒤쪽 1촌, 목빗근(sterno-cleidomastoid)위

침법: 직자: 1~1.5촌

頸百勞(Ex-HN 15, 경백로, Jingbailao)

부위: 목 뒤부위, 일곱째목뼈가시돌기(spinous process of 7th cervical vertebra) 위로 2촌에서가쪽으로1촌

침법: 직자: 0.5~1촌

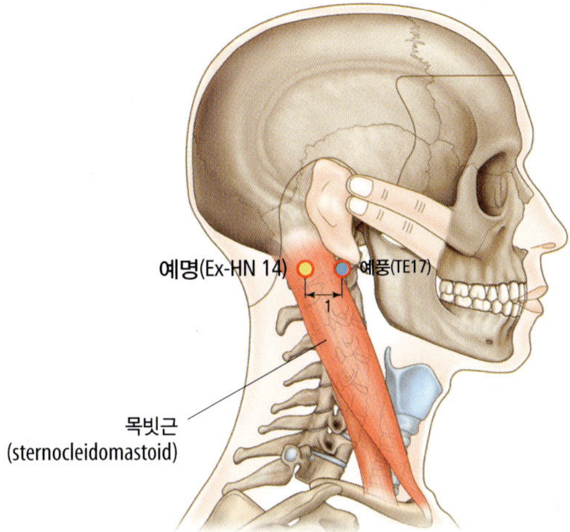

예명(Ex-HN 14)
예풍(TE17)
1
목빗근
(sternocleidomastoid)

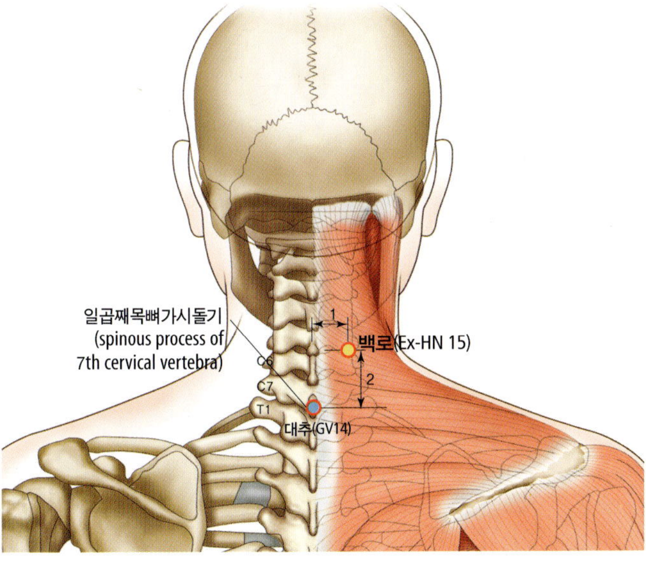

일곱째목뼈가시돌기
(spinous process of
7th cervical vertebra)
1
백로(Ex-HN 15)
2
C6
C7
T1
대추(GV14)

子宮(Ex-CA 1,자궁, Jagung)

부위: 아랫배, 배꼽 중심에서 아래쪽으로 4촌, 앞정중선(anterior median line)에서 가쪽으로 3촌

침법: 직자: 0.5~1촌, 사자: 1~2.5촌(두덩결합 방향으로)

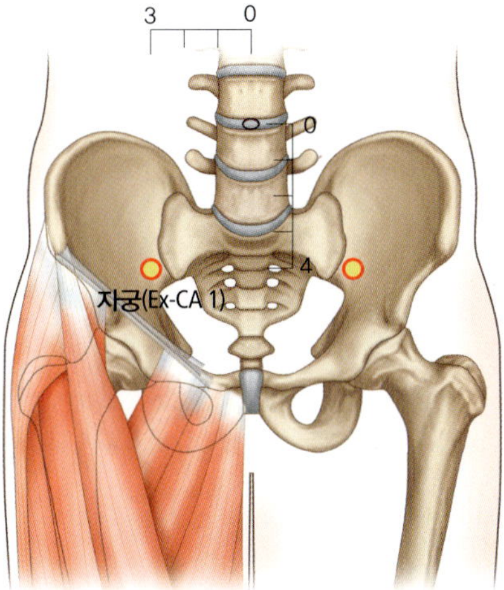
3
0
0
4
자궁(Ex-CA 1)

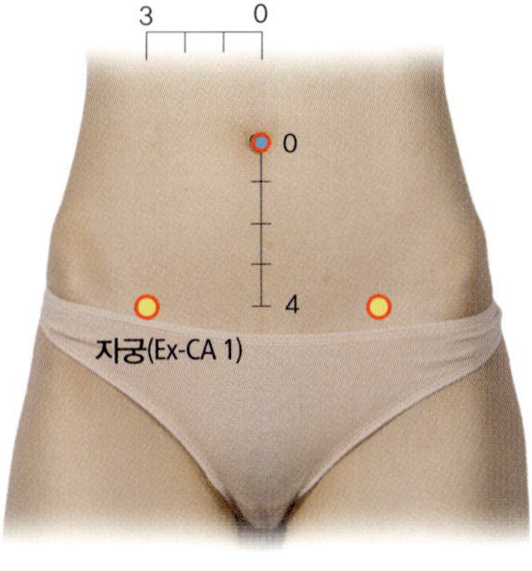
3
0
0
4
자궁(Ex-CA 1)

定喘(Ex-B1, 정천, Jeongcheon)

부위: 위쪽 등부위, 일곱째 목뼈가시돌기(spinous process of 7th cervical vertebra) 아래모서리와 같은 높이. 뒤정중선(posterior median line)에서 가쪽으로 0.5촌

침법: 직자: 0.5~1촌

夾脊(Ex-B2, 협척, Hyeopcheok)

부위: 위쪽 등부위와 허리부위, 첫째 등뼈가시돌기(spinous process of 1st thoracic vertebra) 에서 다섯째 허리뼈가시돌기(spinous process of 5th lumbar vertebra) 아래 오목한 곳에서 가쪽으로 0.5촌. 합 34혈

침법: 직자: 0.5~1촌이나 척주를 향해 1~1.2촌

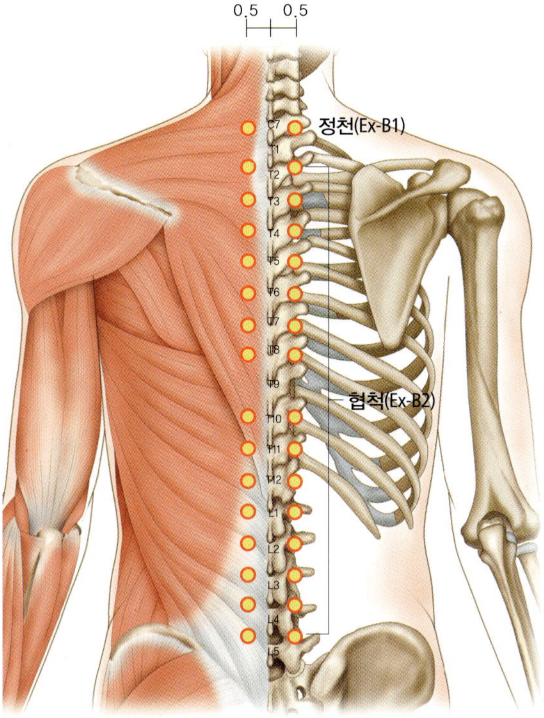
0.5
0.5
C7
T1
T2
T3
T4
T5
T6
T7
T8
T9
T10
T11
T12
L1
L2
L3
L4
L5
정천(Ex-B1)
협척(Ex-B2)

胃脘下兪(Ex-B3, 위완하수, Wiwanhasu)

부위: 위쪽 등부위, 여덟째 등뼈가시돌기(spinous process of 8th thoracic vertebra)아래모서리와 같은 높이, 뒤정중선(posterior median line)에서 가쪽으로 1.5촌

침법: 직자: 0.3~0.5촌

痞根(Ex-B4, 비근, Bigeun)

부위: 허리부위, 첫째 허리뼈가시돌기(spinous process of 1st lumbar vertebra) 아래모서리와 같은 높이, 뒤정중선에서가쪽으로 3.5촌

침법: 직자: 0.5~1촌

下極兪(Ex-B5, 하극수, Hageuksu)

부위: 허리부위, 셋째 허리뼈가시돌기(spinous process of 3rd lumbar vertebra) 아래쪽 오목한 곳

침법: 직자: 0.3~0.5촌, 사자: 0.5~1촌

腰宜(Ex-B6, 요의, Youi)

부위: 허리부위, 넷째 허리뼈가시돌기(spinous process of 4th lumbar vertebra) 아래모서리와 같은 높이, 뒤정중선에서가쪽으로 3촌

침법: 직자: 1~1.2촌

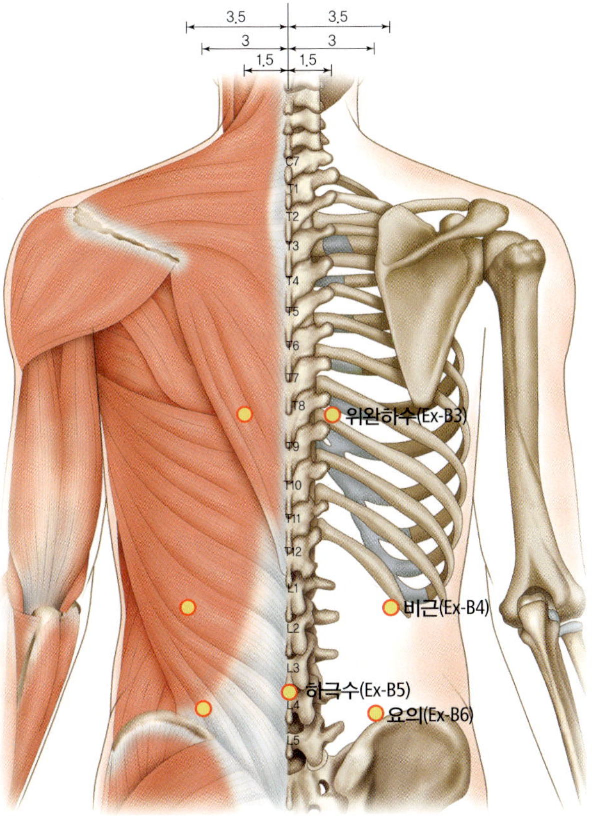
3.5
3.5
3
3
1.5
1.5
C7
T1
T2
T3
T4
T5
T6
T7
T8
T9
T10
T11
T12
L1
L2
L3
L4
L5
위완하수(Ex-B3)
비근(Ex-B4)
하극수(Ex-B5)
요의(Ex-B6)

腰眼(Ex-B7, 요안, Yoan)

부위: 허리부위, 넷째 허리뼈가시돌기(spinous process of 4th lumbar vertebra) 아래 모서리와 같은 높이, 뒤정중선(posterior median line)에서 가쪽으로 3.5~3.8촌, 오목하게 들어간 곳

침법: 직자: 1~1.5촌

十七椎(Ex-B8, 십칠추, Sipchilchu)

부위: 허리부위, 다섯째 허리뼈가시돌기(spinous process of 5th lumbar vertebra) 아래쪽 오목한 곳

침법: 직자: 1~2촌

腰奇(Ex-B9, 요기, Yogi)

부위: 엉치부위, 뒤정중선 위, 꼬리뼈(coccyx)의 끝에서 위쪽으로 2촌, 엉치뼈뿔(sacral horns) 사이의 오목한 곳

침법: 횡자:1.5~2.5촌

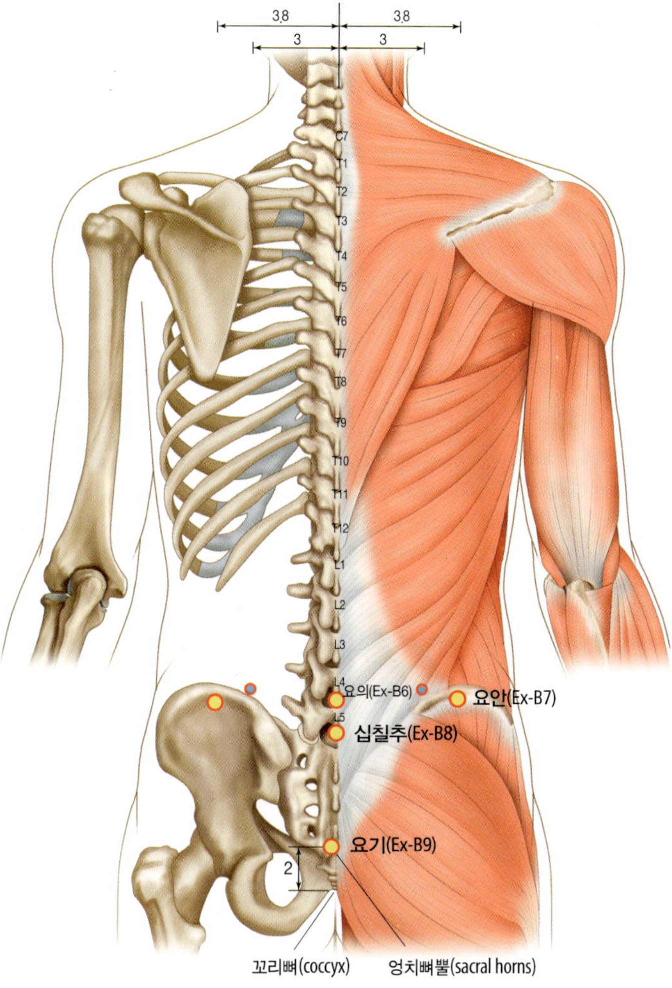

3.8
3.8
3
3
C7
T1
T2
T3
T4
T5
T6
T7
T8
T9
T10
T11
T12
L1
L2
L3
L4
요의(Ex-B6)
요안(Ex-B7)
L5
십칠추(Ex-B8)
요기(Ex-B9)
2
꼬리뼈(coccyx)
엉치뼈뿔(sacral horns)

肘尖(Ex-UE1, 주첨, Jucheom)

부위: 팔꿈치 뒤쪽, 팔꿈치머리 융기 중앙(prominence of olecranon)

침법: 뜸시술 위주

二白(Ex-UE2, 이백, Ibaek)

부위: 아래팔 앞면, 손등쪽 손목주름(dorsal wrist crease) 위로 4촌 부위. 노쪽손목굽힘근힘줄(tendon of radial flexor) 좌우의 2혈

침법: 직자: 0.5~1촌

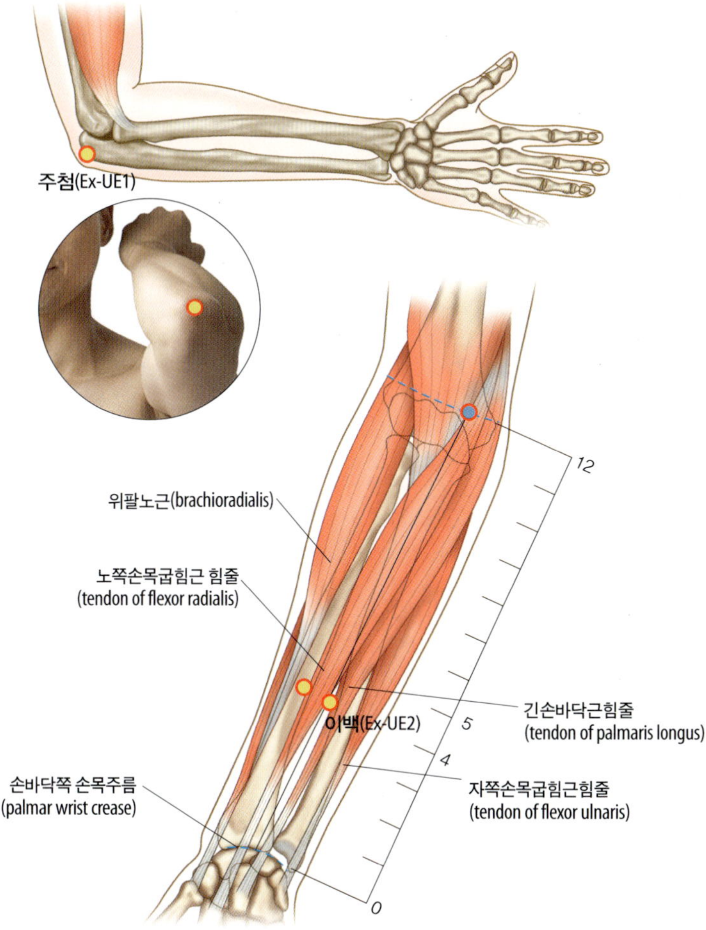
주첨(Ex-UE1)
12
위팔노근(brachioradialis)
노쪽손목굽힘근 힘줄
(tendon of flexor radialis)
이백(Ex-UE2)
5
긴손바닥근힘줄
(tendon of palmaris longus)
4
자쪽손목굽힘근힘줄
(tendon of flexor ulnaris)
손바닥쪽 손목주름
(palmar wrist crease)
0

中泉(Ex-UE3, 중천, Jungcheon)

부위: 손등, 손등쪽 손목주름(dorsal wrist crease) 위, 양지(陽池, TE4)와 양계(陽谿, LI5)의 중간으로 손가락폄근의 노쪽 오목한 곳

침법: 직자: 0.3~0.5촌

中魁(Ex-UE4, 중괴, Junggoe)

부위: 손등, 가운데손가락 몸쪽 손가락뼈사이관절(proximal interphalangeal joint) 중앙

침법: 횡자, 뜸 시술 위주.

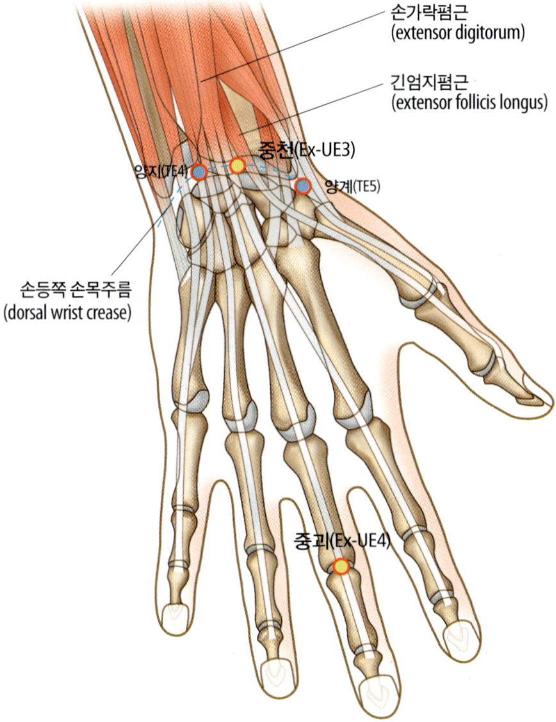
손가락폄근
(extensor digitorum)
긴엄지폄근
(extensor follicis longus)
중천(Ex-UE3)
양지(TE4)
양계(TE5)
손등쪽 손목주름
(dorsal wrist crease)
중괴(Ex-UE4)

大骨空(Ex-UE5, 대골공, Daegolgong)

부위: 손등, 엄지손가락 손가락뼈사이관절(interphalangeal joint) 중앙

침법: 뜸 시술 위주

小骨空(Ex-UE6, 소골공, Sogolgong)

부위: 손등, 새끼손가락 몸쪽손가락뼈사이관절(proximal interphalangeal joint) 중앙

침법: 점자출혈, 뜸시술 위주

腰痛點(Ex-UE7, 요통점, Yotongjeom)

부위: 손등, 둘째와 셋째 손허리뼈바닥(base of metacarpal)이 이루는 둘째손허리뼈사이관절(2nd intermetacarpal joint)에서 먼쪽 오목한 곳과 넷째와 다섯째 손허리뼈바닥이 이루는 네째손허리뼈사이관절(4th intermetacarpal joint)에서 먼쪽 오목한 곳. 좌우 합 4혈

침법: 사자: 0.3~0.5촌

外勞宮(Ex-UE8, 외노궁, Oerogung)

부위: 손등, 둘째와 셋째(또는 셋째와 넷째) 손허리뼈 사이, 손허리손가락관절(metacarpophalangeal joint)의 몸쪽 오목한 곳

침법: 직자: 0.5~0.8촌

八邪(Ex-UE9, 팔사, Palsa)

부위: 손등, 다섯 손가락 사이 손샅 가장자리(web margin) 몸쪽 오목한 곳, 적백육제 좌우 합 8혈

침법: 사자: 0.5~0.8촌(손허리뼈 사이를 향해) 혹은 점자출혈

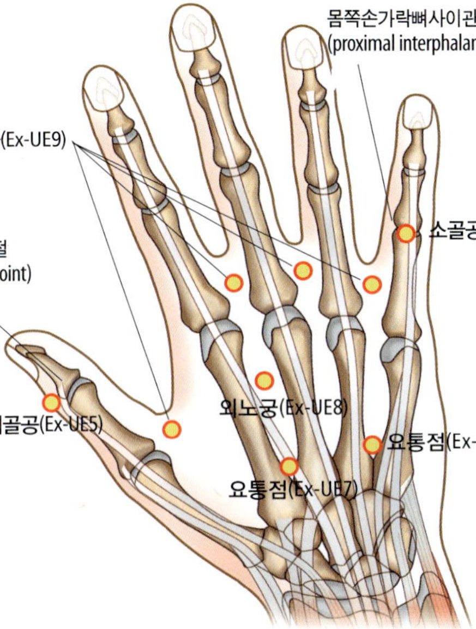
몸쪽손가락뼈사이관절
(proximal interphalangeal joint)
팔사(Ex-UE9)
소골공(Ex-UE6)
손가락뼈사이관절
(interphalangeal joint)
외노궁(Ex-UE8)
대골공(Ex-UE5)
요통점(Ex-UE7)
요통점(Ex-UE7)

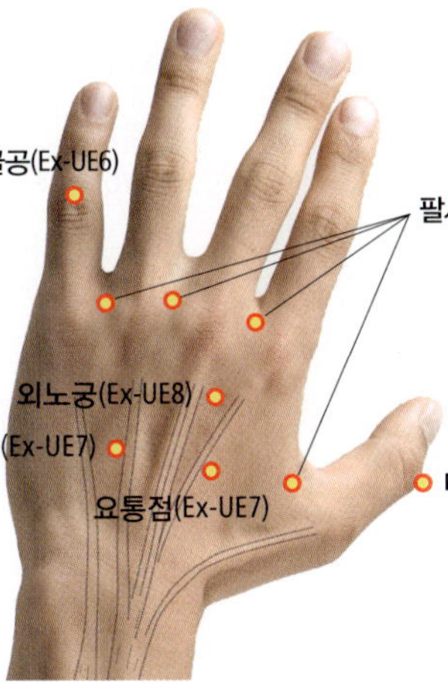
소골공(Ex-UE6)
팔사(Ex-UE9)
외노궁(Ex-UE8)
요통점(Ex-UE7)
요통점(Ex-UE7)
대골공(Ex-UE5)

四縫(Ex-UE10, 사봉, Sabong)

부위: 손바닥, 둘째, 셋째, 넷째, 다섯째 손가락, 몸쪽손가락뼈사이관절(proximal interphalangeal joint) 중앙

침법: 직자: 0.1~0.2촌, 점자출혈

十宣(Ex-UE11, 십선, Sipseon)

부위: 열 손가락 끝, 손톱에서 0.1촌

침법: 직자: 0.1~0.2촌, 점자출혈

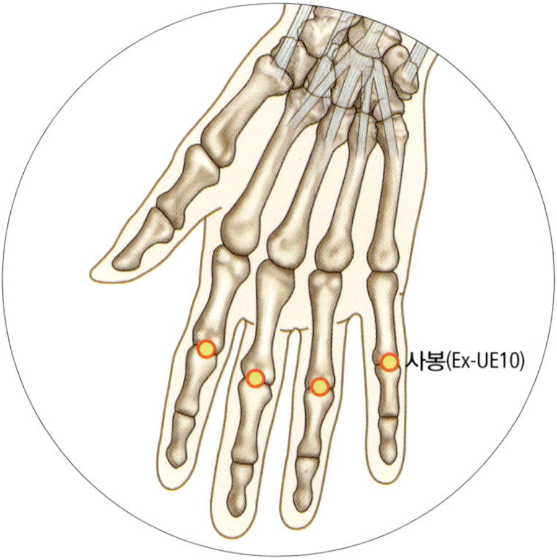
사봉(Ex-UE10)

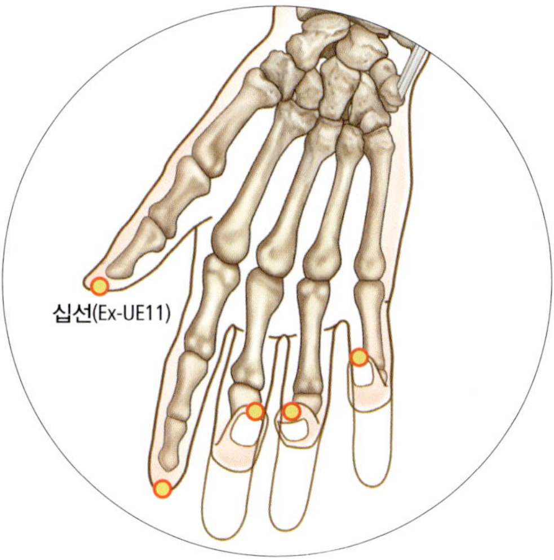
십선(Ex-UE11)

髖骨(Ex-LE1, 관골, Gwangol)

부위: 넙적다리 앞가쪽면, 양구(梁丘, ST34) 양쪽 1.5촌

침법: 직자: 0.5~0.8촌

鶴頂(Ex-LE2, 학정, Hakjeong)

부위: 무릎 위, 무릎뼈바닥(base of patella) 중간 지점 위의 오목한 곳

침법: 직자: 1~1.5촌

百蟲窩(Ex-LE3, 백충와, Baekchungwa)

부위: 넙적다리 앞안쪽면, 무릎뼈바닥(base of patella) 안쪽끝에서 위로 3촌
혈해(血海, SP10)에서 위로 1촌

침법: 직자: 0.5~1촌

內膝眼(Ex-LE4, 내슬안, Naeseuran)

부위: 무릎 앞쪽면, 무릎인대 (patella ligament)의 안쪽 오목한 곳

침법: 사자: 0.5~1촌(무릎중앙을 향해)

膝眼(Ex-LE5, 슬안, Seuran)

부위: 무릎 앞쪽면, 무릎인대 (patella ligament)의 양쪽 오목한 곳

침법: 사자: 0.5~1촌(무릎중앙을 향해)

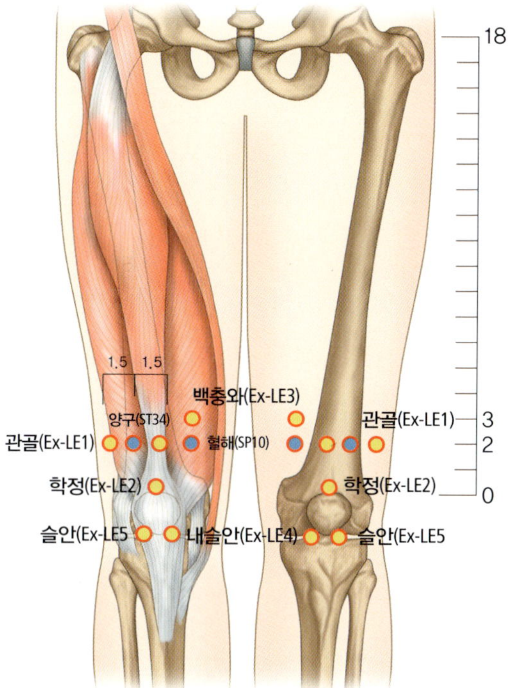
18
1.5 1.5
백충와(Ex-LE3)
양구(ST34)
관골(Ex-LE1)
혈해(SP10)
관골(Ex-LE1)
3
2
학정(Ex-LE2)
학정(Ex-LE2)
0
슬안(Ex-LE5
내슬안(Ex-LE4)
슬안(Ex-LE5

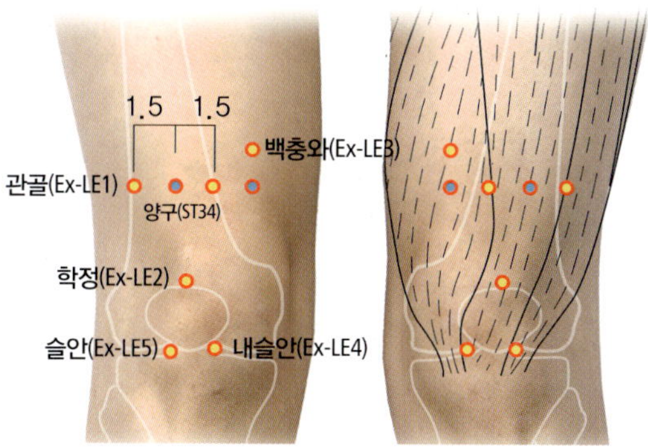
1.5 1.5
백충와(Ex-LE3)
관골(Ex-LE1)
양구(ST34)
학정(Ex-LE2)
슬안(Ex-LE5)
내슬안(Ex-LE4)

膽囊(Ex-LE6, 담낭, Damnang)

부위: 종아리 종아리뼈쪽면, 종아리뼈머리(head of fibula) 앞먼쪽 오목한 곳(양릉천(陽陵泉, GB34))에서 아래로 2촌

침법: 직자: 1~2촌

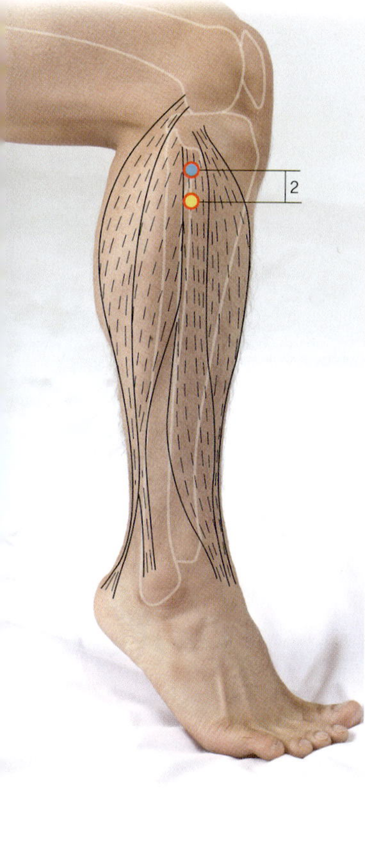
2

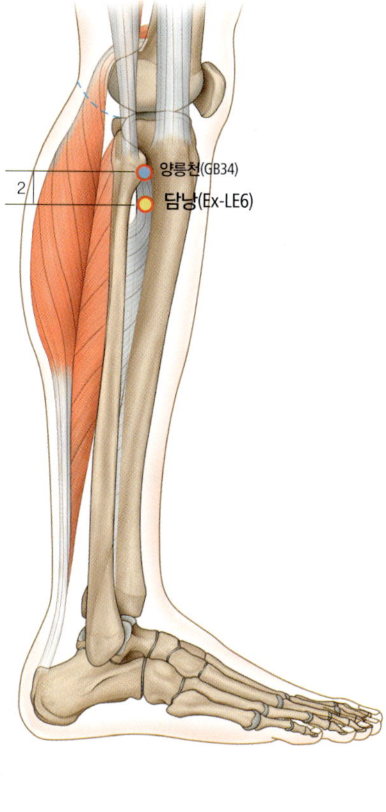
2
양릉천(GB34)
담낭(Ex-LE6)

蘭尾(Ex-LE7, 난미, Nanmi)

부위: 종아리 앞쪽면, 족삼리(足三里, ST36)와 상거허(上巨虛, ST37) 사이의 압통점

침법: 직자:1~2촌

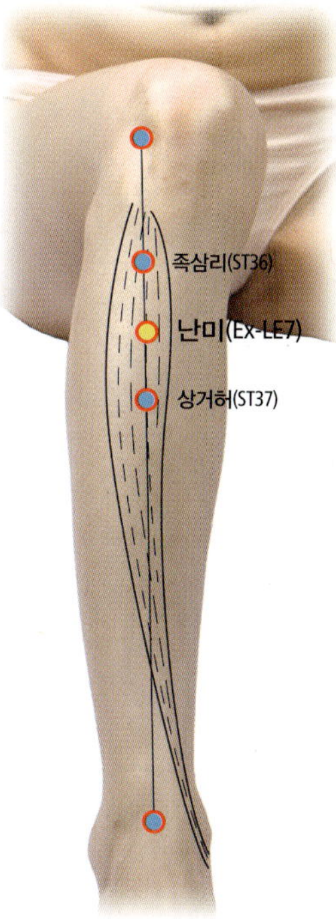
족삼리(ST36)
난미(Ex-LE7)
상거허(ST37)

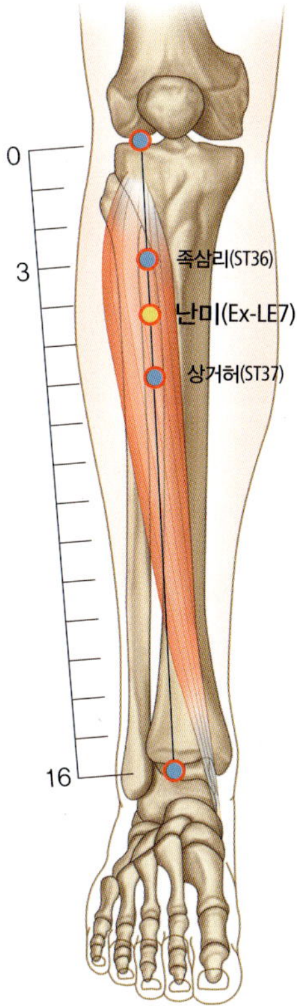
0
3
16
족삼리(ST36)
난미(Ex-LE7)
상거허(ST37)

內踝尖(Ex-LE8, 내과첨, Naegwacheom)

부위: 발목 안쪽면, 안쪽복사 융기(medial malleolus) 지점

침법: 점자출혈

外踝尖(Ex-LE9, 외과첨, Oegwacheom)

부위: 발목 가쪽면, 가쪽복사 융기(lateral malleolus) 지점

침법: 점자출혈

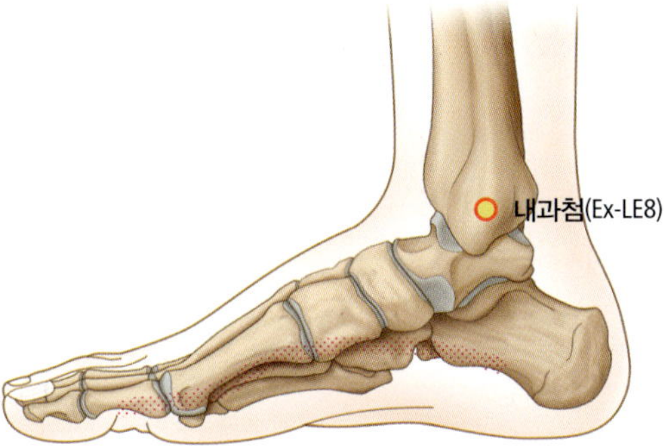
내과첨(Ex-LE8)

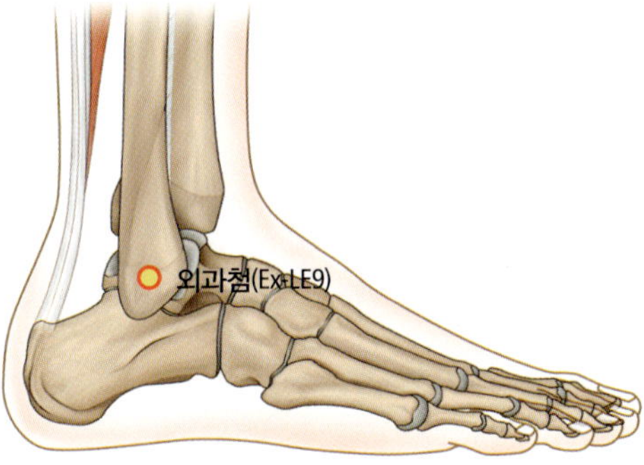
외과첨(Ex-LE9)

八風(Ex-LE10, 팔풍, Palpung)

부위: 발등, 다섯 발가락 사이, 발샅 가장자리(web margin) 몸쪽 오목한 곳, 적백육제. 좌우 총 8혈

침법: 사자: 0.5~0.8촌(발바닥을 향해) 혹은 점자출혈

獨陰(Ex-LE11, 독음, Dogeum)

부위: 둘째 발가락 바닥쪽, 먼쪽발가락뼈사이관절(distal interphalangeal joint) 중앙

침법: 직자: 0.1~0.2촌

氣端(Ex-LE12, 기단, Gidan)

부위: 열 발가락의 발톱 끝, 발톱에서 0.1촌 떨어진 지점

침법: 직자: 0.1~0.2촌 혹은 점자출혈

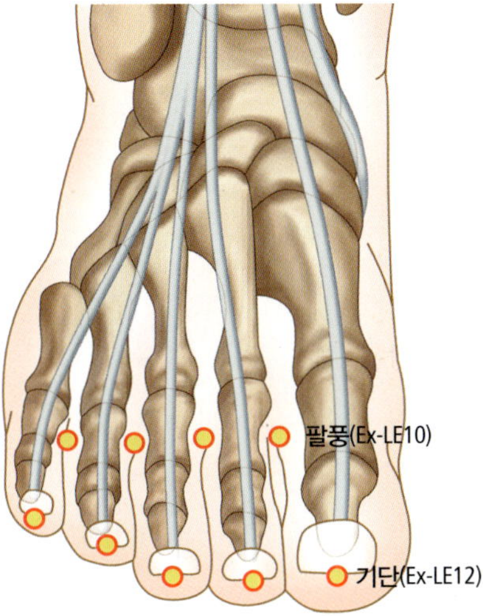
팔풍(Ex-LE10)
기단(Ex-LE12)

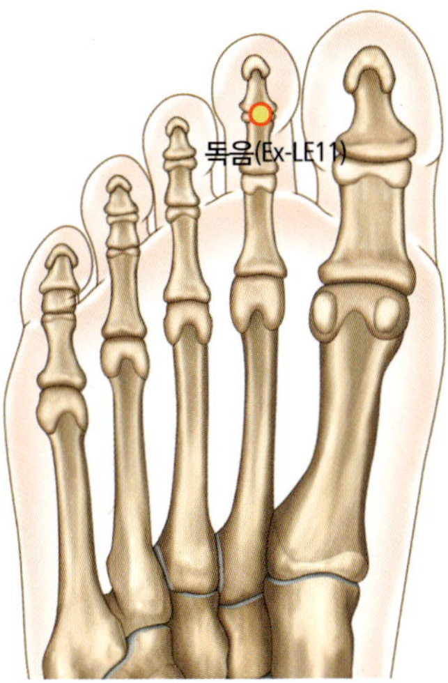
독음(Ex-LE11)

찾아보기(Appindex)

가

나

다

마

바

사